JN322175

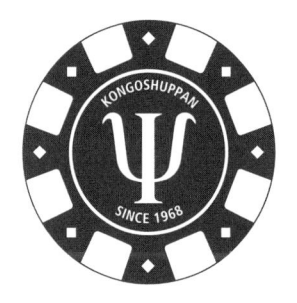

A Cognitive Behavioural Therapy Programme for Problem Gambling
THERAPIST MANUAL
Namrata Raylu and Tian Po Oei

ギャンブル依存のための認知行動療法ワークブック

ナムラタ・レイルー ＋ ティアン・ポー・ウィー 著

原田隆之 監訳

神村栄一 ＋ 横光健吾 ＋ 野村和孝 訳

A Cognitive Behavioural Therapy Programme for Problem Gambling : Therapist Manual
by Namrata Raylu and Tian Po Oei
© 2010 Namrata Raylu and Tian Po Oei

Japanese translation rights arranged directly with the Authors
through Tuttle-Mori Agency, Inc., Tokyo

日本語版への序

　ギャンブルと問題ギャンブルは，アジアを含む世界中の多くの国々で，長い間にわたって認識され，研究されてきた。ギャンブル問題に対するわれわれの理解，予防，治療には相当な進歩があるが，問題ギャンブルはまだ多くのアジア社会が直面する重大な問題である。アジアの多くの国々では，経済が大きな発展を遂げ，いくつかの国は世界で最も影響力のある経済圏になった。

　一般的に，アジア諸国においてはギャンブルは厳しく統制され，非合法でもある。しかし，近年アジアでは，多くの国の政府がギャンブル，特にカジノを合法化している。ギャンブル施設の存在とギャンブル問題との間に強い正の相関があることは，広く認められている。したがって，問題ギャンブルの予防と治療は，差し迫った関心事となっている。認知行動療法（CBT）は，今や西洋では問題ギャンブルを含む多くの心理的障害に対するエビデンスに基づく効果的な精神療法として受け入れられている。

　2010年，われわれの著書，ナムラタ・レイルー，ティアン・ポー・ウィー著『ギャンブル依存のための認知行動療法ワークブック』（ロンドン，ルートリッジ，全253ページ）が出版された。われわれは，東京の金剛出版から，われわれの著書が日本語に翻訳され，出版されるとの報を2012年に受けた。原田隆之准教授と彼の同僚が，本書を翻訳してくださるとのことであった。他の翻訳者は，神村栄一教授，横光健吾氏，野村和孝氏である。

　2013年，ウィー教授は，東京での第4回アジア認知行動療法学会に参加し，会議の際に原田准教授と他の翻訳メンバーにお目にかかった。原田准教授は，アディクション問題のエキスパートであり，アルコール依存症患者，薬物使用者，性犯罪者，問題ギャンブラーの治療において，エビデンスに基づく精神療法を用いて長年にわたって精力的に仕事をされている。彼らとともに日本の問題ギャンブラーのために，このCBT治療マニュアルの日本語版を提供できることは，われわれにとって大変な喜びである。また，この翻訳されたCBTマニュアルが，日本初のCBTによるエビデンスに基づくギャンブル依存の治療マニュアルだと聞かされたことも，喜びであった。

　本書が，日本において問題ギャンブラーの治療に携わっておられるメンタルヘルスの専門家の力となり，問題ギャンブラーのお役に立てることが，われわれの願いである。

ナムラタ・レイルー
ティアン・ポー・ウィー
2014年5月30日，ブリスベーン

目　　次

日本語版への序 ——————————————————————— 3

第Ⅰ部　導入 ——————————————————————— 9

第1章　本書の概要 ——————————————————————— 11
1　プログラムの内容と目標 11
2　プログラムとセッションの構造 13
3　治療プログラムの活用に関するガイドライン 14

第2章　問題ギャンブルの治療に関する文献レビュー ——————————————————————— 18
1　はじめに 18
2　問題ギャンブルの発展と維持に影響を及ぼす要因 19
3　問題ギャンブルの治療に関する文献の概観 26
4　問題ギャンブルの治療に関する文献と本書で紹介する認知行動療法プログラムの理論的背景 39

第Ⅱ部　治療プログラム ——————————————————————— 41

パート1
セッション1　アセスメント ——————————————————————— 43
1　セッションのねらいと理論的背景について話し合う 43
2　アセスメントを実施する 44
3　ケース・フォーミュレーションを行ない，治療計画を作成する 55
4　治療の理論的背景と治療計画を提示する 60
5　宿題の説明をする 62

パート2
セッション2　ギャンブル行動を沈静化させるための心理教育とセルフ・マネジメント方策 ——————————————————————— 65
1　セッションのねらいと理論的背景について話し合う 65
2　心理教育を行なう 67
3　ギャンブル行動を沈静化させるためのセルフ・マネジメント方策について話し合う 70
4　宿題の説明をする 77

パート3
セッション3　認知再構成法①　ギャンブルに特有の思考の誤りを特定する ——————————————————————— 81
1　宿題の振り返りをする 81
2　認知再構成法のセッションのねらいと理論的背景について話し合う 82
3　ギャンブルに特有の思考の誤りを特定することについて話し合う 83
4　ギャンブルに特有の思考の誤りを特定する 86
5　宿題の説明をする 86

セッション4　認知再構成法②　ギャンブルに特有の思考の誤りを修正する ——————————————————————— 90
1　宿題の振り返りをする 90
2　セッションのねらいと理論的背景について話し合う 90

3 ギャンブルに特有の思考の誤りを修正することについて話し合う 91
　　4 ギャンブルに特有の思考の誤りを修正する 93
　　5 合理的な考え方を書き出す 93
　　6 宿題の説明をする 94

セッション5　認知再構成法③　その他の一般的な思考の誤りを特定し修正する ── 99
　　1 宿題の振り返りをする 99
　　2 セッションのねらいと理論的背景を話し合う 99
　　3 その他の一般的な思考の誤りを特定することについて話し合う 100
　　4 その他の一般的な思考の誤りを特定するための練習をする 103
　　5 その他の一般的な思考の誤りを修正することについて話し合う 103
　　6 その他の一般的な思考の誤りを修正するための練習をする 105
　　7 宿題の説明をする 105

セッション6　リラクセーションと想像エクスポージャー ── 118
　　1 宿題の振り返りをする 118
　　2 セッションのねらいと理論的背景を話し合う 118
　　3 リラクセーション技法について話し合う 120
　　4 想像エクスポージャーについて話し合う 121
　　5 リラクセーションおよび想像エクスポージャーの練習 122
　　6 宿題の説明をする 122

セッション7　問題解決と目標設定のスキル訓練 ── 126
　　1 宿題の振り返りをする 126
　　2 セッションのねらいと理論的背景を話し合う 126
　　3 問題解決法について話し合う 127
　　4 目標設定について話し合う 130
　　5 問題解決と目標設定スキルの練習 131
　　6 宿題の説明をする 131

セッション8　陰性感情への対処 ── 135
　　1 宿題の振り返りをする 135
　　2 セッションのねらいと理論的背景を話し合う 135
　　3 問題ギャンブラーに共通する陰性感情について話し合う 136
　　4 クライエントの陰性感情を入念に調べる 138
　　5 陰性感情に対処するための方策を話し合う 139
　　6 宿題の説明をする 143

パート4
セッション9　リラプス・プリベンションと治療成果の維持①
　　　　　　　　ライフスタイルのバランス ── 146
　　1 宿題の振り返りをする 146
　　2 セッションのねらいと理論的背景を話し合う 146
　　3 生活のどの部分を変えることが必要かをアセスメントするために，バランスの取れたライフスタイルとはどのようなものかを話し合う 147
　　4 クライエントが生活のなかでバランスの取れていない領域を変える援助をする 151
　　5 宿題の説明をする 151

セッション10　リラプス・プリベンションと治療成果の維持②
　　　　　　　ハイリスク状況への対処 ―――――――――――――― 154
　1 宿題の振り返りをする 154
　2 セッションのねらいと理論的背景を話し合う 154
　3 プログラム終了にあたって，クライエントが抱く不安について話し合う 155
　4 ラプスやリラプスにつながるハイリスク状況について話し合う 156
　5 ラプスやリラプスを避けるための方策について話し合う 157
　6 ラプスに対処する方策について話し合う 158

選択セッション1　アサーション・スキル訓練 ―――――――――――― 164
　1 宿題の振り返りをする 164
　2 セッションのねらいと理論的背景について話し合う 164
　3 アサーティブであることについて話し合う 165
　4 よりアサーティブになるための方法を話し合う 166

選択セッション2　借金の返済 ――――――――――――――――― 174
　1 宿題の振り返りをする 174
　2 セッションのねらいと理論的背景について話し合う 174
　3 借金返済までのステップについて話し合う 175

選択セッション3　ギャンブラーの問題行動への対処を重要な他者に助言する ― 178
　1 セッションのねらいと理論的背景について話し合う 178
　2 クライエントと家族の振る舞いが相互に及ぼす影響をアセスメントする 180
　3 心理教育を行なう 182
　4 問題行動が消失するまでの段階について話し合う 183
　5 クライエントの変化への準備を促し，回復までを支える方策について話し合う 184
　6 クライエントの行動がもたらしたネガティブな結果に対処する方策について話し合う 187
　7 家族とセルフケアの方策について話し合う 189

附録

附録A	宿題のガイドライン ――――――――――――――――― 195
附録B	ロールプレイ・行動リハーサルに関するガイドライン ――――― 198
附録C	自殺の危険性のあるクライエントをアセスメントし，対処する ― 199
附録D	変化の段階 ――――――――――――――――――― 202
附録E	動機づけ面接法 ――――――――――――――――― 205
附録F	ギャンブルの制限 ――――――――――――――――― 209
附録G	ケース・フォーミュレーションと治療計画シート ――――――― 211
附録H	治療プログラムを完了するための契約書 ―――――――― 213
附録I	ギャンブル行動モニタリング・シート ―――――――――― 214
附録J	ギャンブルへの動機づけワークシート ―――――――――― 215
附録K	ギャンブルの引き金の特定と防御手段の設定ワークシート ― 216
附録L	スケジュール・シート ――――――――――――――― 218
附録M	代替活動ワークシート ――――――――――――――― 219

附録N	STARTテクニック・シート	222
附録O	非合理的思考記録A	223
附録P	非合理的思考記録B	224
附録Q	リラクセーション・テクニック	225
附録R	想像エクスポージャー・ワークシート	229
附録S	問題解決ワークシート	230
附録T	目標設定ワークシート	232
附録U	陰性感情ワークシート	234
附録V	バランスの取れたライフスタイルのためのワークシート	236
附録W	返済ワークシート	238

監訳者あとがき ― 239
文　献 ― 241
索　引 ― 252

第I部　導入

第1章
本書の概要

1 プログラムの内容と目標

　本マニュアルは，ギャンブル行動に関する問題を経験している人々に対して，治療を提供することに焦点を当てている。治療プログラムでは，認知行動療法的な治療アプローチが用いられている。このプログラムは，問題ギャンブルおよび病的ギャンブルの発展と維持には，基本的な条件付けの原理が役割を果たしているという考えに基づいている。また，われわれの思考（物事を解釈する方法）が行動に影響を与えているということを重視し，ギャンブル行動の頻度と重症度を減少させるうえで，ゆがんだ信念・思考と行動を変容することが重要であると強調している。本プログラムはまた，問題ギャンブルの発展と維持を理解するための実践的な情報を提供するものである。また，非機能的なギャンブル行動や，それに関連する問題を変容することに役立つ一連の対処スキル・方策を提供する。

　このマニュアルが提供している治療プログラムは，主に，(1) 問題ギャンブルの発展と維持において役割を担うと考えられている要因，および (2) 問題ギャンブルの治療に関する包括的なレビューを基盤としている。このレビューは，第2章で紹介する。レビューで取り扱われている内容の一部は，"Clinical Psychology Review"誌に掲載されたものであることをお断りしておく（Raylu & Oei, 2002）。

　現在，行動療法，認知療法，および認知行動療法には，多くの治療アウトカム研究があり，ギャンブル問題の治療において，最も効果的な心理療法であると考えられている（Grant & Potenza, 2007; Toneatto & Ladouceur, 2003; Toneatto & Millar, 2004）。いくつかの対照研究では（Ladouceur & Sylvain, 1999; Petry et al., 2006; Sylvain, Ladouceur, & Boisvert, 1997），認知行動療法は，ギャンブル問題に対して効果的な治療であることが示されている。行動療法と認知行動療法には，費用対効果，長期的な治療効果，ブースター・セッションの実現可能性といった複数の利点がある。

　治療プログラムの主要な部分は，クライエントが，ギャンブル問題の維持に関連する要因に対処できるよう支援することをねらいとしている。そして，クライエントがラプスとリラプス[訳注1]

訳注1　ラプス（lapse）とは，ギャンブル行動をやめていたにもかかわらず，再びギャンブルを行なってしまうこと（スリップとも言う）を指し，リラプス（relapse）とは，そこから発展して以前のようにギャンブル行動が習慣化した状態に戻ってしまうことを言う。依存症の治療では，この両者を区別し，治療過程においてラプスは現実的にしばしば生じるものであるが，それをもってただちに治療の失敗とはせず，そこからリラプスへと進展してしまうのを防止することが重要であるとする。

に責任を持つことを可能にする。このように，治療プログラムでは，クライエントに社会的スキルや日常生活スキルを含め，さまざまな認知行動的対処スキルを教えていく。これらのスキルには，問題行動を減少させる，解決する，そして長期間にわたって治療効果を維持する，といった3つの重要な点があると考えられている。この治療プログラムはまた，問題ギャンブルの治療における重要なテクニックとして，第2章の文献レビューで強調される2つの付加的な認知行動療法的治療要素を取り入れている。1つ目はリラプス・プリベンション方策であり，これは，物質使用障害の治療において用いられているだけでなく（Rawson & Obert, 2002; Witkiewitz & Marlatt, 2009），問題ギャンブルの治療に対して効果的であることが示されている（Echeburúa, Fernández-Montalvo, & Báez, 1999; 2000）。治療効果を維持し，将来の（すなわち，クライエントがプログラムを終了した後）リラプスの可能性を最小限にするためのテクニックをクライエントに教えることは，長期間の治療の成功と回復にとってきわめて重要である（Echeburúa et al., 2000）。もしクライエントが，ラプスとリラプスにつながる可能性のある対処困難なハイリスク状況を特定し，それに対処するためのテクニックを持っていれば，将来のギャンブル行動を回避しやすくなる。2つ目は動機づけ面接方略であり，これは，問題ギャンブラーを対象とした多くの認知行動療法に関する研究（Milton, Crino, Hunt, & Prosser, 2002; Wulfert, Blanchard, Freidenberg, & Martell, 2006; Wulfert, Blanchard, & Martell, 2003）において，治療プログラムへのコンプライアンスを改善することができると示されている。これらの研究については，第2章で詳細に述べる。このように，本書で解説する治療プログラムには，問題ギャンブラーの治療に関する2つの付加的治療要素が取り入れられている。

　本プログラムは，4つの部分から構成されている。

- パート1（セッション1）のねらいは，クライエントの問題やニーズのアセスメントである。また，ここではクライエントが，非機能的行動と態度を機能的なものに変えていく後押しをするために，心理教育（問題ギャンブル行動の再認識やギャンブル行動パターンのモニタリング）と動機づけ面接方略を活用することもねらいとしている。
- パート2（セッション2）では，クライエントが，過度のギャンブル行動を沈静化させるうえで役立つ基本的な認知的，行動的自己管理・対処方策を提供することをねらいとしている。また，ギャンブル衝動やラプスが生じた場合のネガティブな結果を最小限にするため，基本的な認知的，行動的方策を提供することも目的である。さらに，身体活動，楽しい活動，およびリラクセーション活動などを実行するといった日常生活のスキルを教え，これを促す。パート2の全体的なねらいは，クライエントがうまくギャンブル行動をやめる，あるいはコントロールする（節度のあるギャンブルをする）ことができるように支援すること，そしてプログラムをきちんと終了できるように動機づけやエフィカシーを高めていくことである。
- パート3（セッション3～8）では，ギャンブル行動だけでなく，日常生活の他の領域で達成したポジティブな変化を維持するために役立つ一連の対処スキルを教える。クライエントは，ギャンブル行動の維持に関連している思考，感情，および身体感覚を自覚しなければな

らない（そしてそれに対処しなければならない）(Sharpe, 1998)。そのためには，非機能的な思考を修正し，陰性感情に対処するためのテクニックを教える必要がある。リラクセーション訓練や想像エクスポージャーは，ギャンブルの引き金やギャンブル衝動がある際にしばしば体験される高いレベルの覚醒を，クライエントがコントロールし，それに慣れていくことに役立つ。さらに，陰性感情（抑うつ，不安，怒りなど）やストレスを自己統制するスキルも含まれる。問題ギャンブラーには，自分の行動の長期的な結果を考慮し，即時的な満足を先送りする能力がしばしば不足していることから，問題解決法と目標設定スキル訓練も有益であろう。

- 最後に，パート4（セッション9～10）では，リラプス・プリベンション方策（すなわち，ギャンブル行動につながる可能性のあるハイリスク状況を特定し，対処する方策）によって，治療効果を維持し，今後のリラプスを最小限にする方策をクライエントに教えることをねらいとする。

2 プログラムとセッションの構造

　プログラムは，10の中核セッションと3つの選択セッションから構成されている。セッション1では，ケース・フォーミュレーションや個人に合わせた治療プランを考案するために，クライエントの問題に関する徹底的なアセスメントを行なう。治療に対するクライエントのモチベーションのアセスメントが，この時点では最も重要である。動機づけ面接方略は，自分を変えていくことに対するクライエントの取り組みを促進させるのに役立つ。セッション2では，クライエントにギャンブルに関連する問題についての心理教育を提供し，ギャンブル行動を沈静化させるのに役立ついくつかのスキル（行動的スキルと認知的スキルの双方）を教える。セッション3では，重大な損失があってもなおギャンブル行動を続けるに至った，ギャンブル特有の思考の誤りを特定させる。セッション4では，こうしたギャンブル特有の思考の誤りを修正することを教える。セッション5では，クライエントがギャンブル行動に関連する他の思考の誤りを特定し，修正することを教える。そのような思考の誤りには，自分のギャンブル行動の受け止め方や，ギャンブル問題が引き起こす結果に関する思考の誤りなどがある。セッション6では，リラクセーションや想像エクスポージャー訓練を行なう。セッション7は，問題解決法と目標設定スキル訓練に焦点を当てている。セッション8では，問題ギャンブラーに共通する罪悪感や怒りなどの陰性感情を検討し，それらに効果的に対処する方策をクライエントに提供する。最後の2セッションは，治療効果を最大限にし，今後のリラプスを抑制することをねらいとしている。セッション9では，バランスの取れたライフスタイルの重要性をクライエントと話し合い，自分の生活のなかで変えなければならない領域を特定し，その変化を達成するために目標を設定することを促す。最後のセッション10では，クライエントがプログラムを離れることについて抱く不安に対処することを支援し，ギャンブル行動につながる可能性のあるハイリスク状況への対処の仕方を教える。

プログラムには3つの選択セッションがある。1つ目の選択セッションでは，クライエントに対人関係を改善する方策を教える。問題ギャンブラーのなかには，基本的な社会的コミュニケーション・スキル訓練とアサーション・スキル訓練が有益な者もいると考えられている。2つ目の選択セッションでは，ギャンブル行動が原因の金銭的な問題に対処することを支援する（たとえば，借金返済や生活費の使用計画）。3つ目の選択セッションは，とりわけクライエントにとっての重要な他者のために準備されている。クライエントや家族（重要な他者）の行動が，互いにどう影響しているかを話し合い，アセスメントする。また，問題ギャンブルの性質や，その問題の発展と維持に関連する要因について，家族教育をすることをねらいとしている。さらに，家族に対しては，クライエントの変化に対する意欲を高め，回復過程のなかでクライエントを援助し，クライエントの行動のネガティブな結果に対処するための方策を教える。選択セッションを行なう時期は，プログラムのパート3（セッション3～8）が望ましい。さらに，それぞれの選択セッションは，複数回にわたって実施してもよい。

　選択セッションでこれらのスキルを教えることには，いくつかの理由がある。まず，問題ギャンブラーは，金銭的な問題に直面しており，その程度は収入レベルや社会経済的地位などによって異なっている。すべての問題ギャンブラーが，治療参加時に借金を抱えているとは限らない。さらに，借金を抱えている多くの問題ギャンブラーが，さまざまな金銭的な問題のために債務相談を必要としている。したがって，この選択セッションが有益であるのは，さほど深刻ではない借金問題を抱えている問題ギャンブラーに限られる。同様に，問題ギャンブラーは，重要な他者との人間関係に関してさまざまな問題を抱えたまま治療に参加している。クライエントのなかには，人間関係の問題に取り組むために，対人関係に関するより徹底的なカウンセリングを必要としている人もいる。また，クライエントが日常生活において重要な他者と関わる程度や，重要な他者がクライエントのギャンブル行動から影響を受けている程度はさまざまである。したがって，治療を受けているすべての問題ギャンブラーにとって，上記の3つの選択セッションが有益とは限らない。それゆえ，セラピストは，クライエントにとって3つの選択セッションが有益であるのかどうか，あるいは特定の領域（人間関係相談や債務相談）に関するより専門的なカウンセリングを受ける必要があるのかどうかを査定する必要がある。

　図1.1は，プログラムの構造に関するフローチャートである。

3 治療プログラムの活用に関するガイドライン

　単独の治療プログラムが，ギャンブル問題を抱えているすべての人に役立つわけではないので，本マニュアルに詳しく述べられた治療プログラムも1つの指針にすぎない。徹底的なアセスメントや個人に合わせた治療プランこそが，それぞれのクライエントにとって重要である。問題ギャンブラーはしばしば，不安障害やうつ病性障害など，複数の問題を抱えている。本マニュアルは，主たる問題がギャンブル問題であるクライエントにのみ有効である。

パート 1（セッション 1）

```
アセスメント（変化への動機づけのアセスメントも含む——変化に取り組む姿勢があるか？）
```

　　　　　はい　　　　　　　　　　　　　　いいえ

パート 2
（セッション 2-A）

```
ギャンブル行動を変える日を決める
心理教育
セルフモニタリング
```

```
動機づけ面接（ギャンブル行動の利益と不利益について
話し合い，ギャンブル行動と今後の目標との間に矛盾を
作り出す）
```

パート 2
（セッション 2-B）

```
ギャンブル行動を沈静化させる方策
　－環境統制，刺激統制
　－随伴性契約による強化（罰），随伴性マネジメント
　－ギャンブル衝動への対処方策
　－自己教示訓練
```

パート 3
（セッション 3 〜 8）
（選択セッション 1 〜 3）

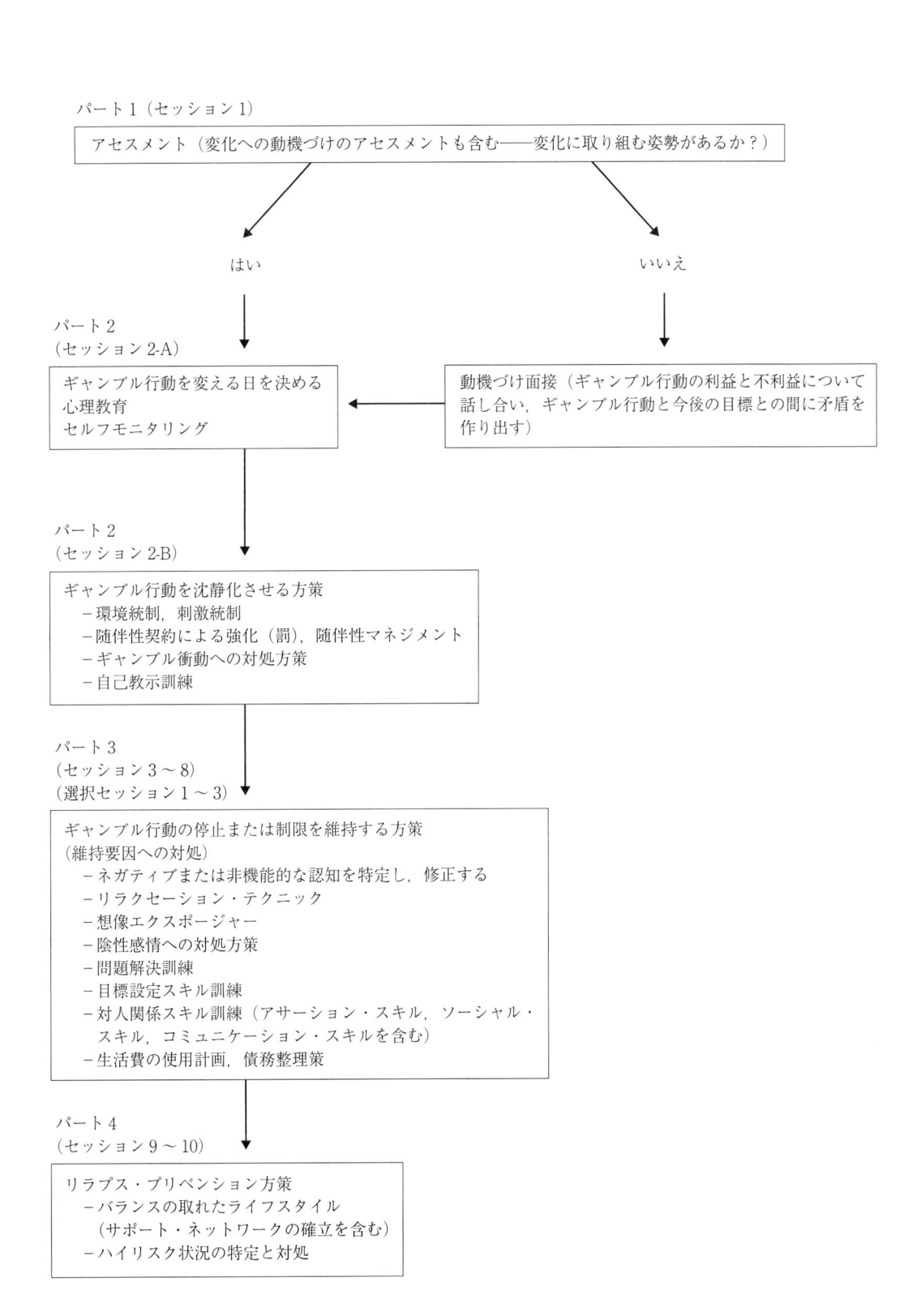

```
ギャンブル行動の停止または制限を維持する方策
（維持要因への対処）
　－ネガティブまたは非機能的な認知を特定し，修正する
　－リラクセーション・テクニック
　－想像エクスポージャー
　－陰性感情への対処方策
　－問題解決訓練
　－目標設定スキル訓練
　－対人関係スキル訓練（アサーション・スキル，ソーシャル・
　　スキル，コミュニケーション・スキルを含む）
　－生活費の使用計画，債務整理策
```

パート 4
（セッション 9 〜 10）

```
リラプス・プリベンション方策
　－バランスの取れたライフスタイル
　　（サポート・ネットワークの確立を含む）
　－ハイリスク状況の特定と対処
```

図 1.1　プログラム構成のフローチャート

本マニュアルは，さまざまなタイプのギャンブル行動（たとえば，テーブルゲーム賭博，マシン・ギャンブル，スポーツ賭博，競馬，インターネット・ギャンブル）に関する問題に直面している問題ギャンブラーを治療するために使用することが可能である。さらに，ギャンブル行動をやめたいと思っている人々だけでなく，やめるつもりはないがギャンブル行動を制限したいと思っている人々にも有益である。

　本マニュアルは，健康科学や社会科学の基礎的な訓練を受け，認知行動療法に関してもいくらか知識のあるヘルスケアの専門家を対象として書かれている。ギャンブル行動や問題ギャンブルに関する研究について，すでに多くの知識を有しているセラピストは，いくつかのセッション（たとえば，アセスメントや教育に関するセッション）が詳細すぎると感じるかもしれない。しかしながら，われわれは，認知行動療法の訓練を受けたさまざまなバックグラウンドを持つセラピストが，支障なく確実にギャンブル問題を有するクライエントの治療にあたるには，そのような詳細な説明が必要であると考えた。

　また，この認知行動療法プログラムは，他の治療法を補完する形で使用することも可能である。本マニュアルに記述されている実践的なスキルとテクニック（リラクセーション訓練，ネガティブまたは非機能的な思考の特定や修正）には，さまざまなものがある。これらのテクニックのうちの1つ，あるいはいくつかは，認知行動療法以外の介入（たとえば，精神力動療法や薬物療法）と組み合わせることも可能である。多くの外来患者や入院患者を対象として，複数の治療形式を組み合わせた治療研究（Taber, McCormick, Russo, Adkins, & Ramirez, 1987; Russo, Taber, McCormick, & Ramirez, 1984）は，治療プログラムの構成要素として認知行動療法を取り入れており，望ましい結果を報告している。

　認知行動療法は，問題ギャンブラーに対する他の治療アプローチの効果を高めることができる。近年，Ravindran et al. (2006) は，薬物療法（パロキセチン）と認知行動療法の組み合わせが，どちらか一方だけの治療と比較して優れていることを実証した。組み合わせた治療を受けたグループは，パロキセチン投与のみのグループに比べて，治療終結時のギャンブル行動が有意に低減された。この研究では，認知行動療法は，問題ギャンブルに対する治療のうち，最も効果的な治療形態であると述べられている。しかしながら，認知行動療法にパロキセチンを加えることで，より治療効果が高まる人々が問題ギャンブラーのなかにはいるかもしれない。

　セラピストは，それぞれのクライエントが多種多様であり，さまざまなニーズを抱えていることを心にとどめておかなければならない。したがって，本書で述べるセッションの期間，頻度，セッションとセッションの間隔は，1つの提案にすぎず，クライエントに応じて変更すべきである。セッションのなかには1時間半かかるものもあれば，1時間しかかからないものもある。クライエントにとっての重要な他者は，どのセッションにも参加しない，数セッションに参加する，全セッションに参加する，といった3つの形を取ることが可能である。セラピストは，いくつかのセッションを組み合わせたり，同時に行なったりしてもよい（たとえば，認知を特定したり，修正したりすることに関連するセッション）。クライエントのニーズに応じて，後半のセッションで解説する方策・スキルを，前半のセッションに組み込んでもよい（たとえば，不安の高い人々

に対するリラクセーション訓練）。セラピストはまた，クライエントのニーズに応じて，複数のセッションにわたって，特定のセッションのトピック（たとえば，第4章で紹介するギャンブル行動を沈静化させるための方策を話し合うセッション2）を継続的に取り扱ってもよい。セッション1とセッション2の組み合わせは，とりわけ勧められる。セッション1（アセスメント面接）の最後に，ギャンブル行動をコントロールする方策について簡単に話し合う（これは第4章で行なう）こともクライエントにとって有益であり，これによってクライエントは，自身のギャンブル行動をコントロールする方策をすぐに活用できるようになる。小さな成功であっても，クライエントに達成感を抱かせ，治療を継続するモチベーションを向上させることがある。したがって，セッション1（アセスメント面接）は，最初の2セッションにわたって行なってもよい。同様に，セッション2（ギャンブル行動をコントロールするための自己管理方策）も，最初の2セッションにわたって行なってよい。

　セッションの前に，セラピストは関連するセッションのマニュアルを読み，それぞれのセッションで取り扱う重要なポイントを確認することが推奨される。いくつかのセッションの前には，「クライエント用情報シート」や関連するモニタリング・シートをコピーする必要がある。「クライエント用情報シート」は，ほとんどのセッションの末尾に用意されている。クライエントに配布する資料は，これまでのセッションで学んだ重要な点と中心的なテクニックをまとめたものである。したがって，クライエントにはこのような資料を管理するためのフォルダーを買うことを勧めたい。プログラム終了後でも，これらの資料はクライエントにとって有用だからである。

　セッションはたいてい，前セッションで学んだスキルの復習と宿題の振り返りから始まる。クライエントが宿題を実施していない場合は，（必要であれば）その理由を話し合うようにし，次回は確実に宿題を実施できるようにする。セラピストは宿題へのコンプライアンスを高めるために，褒めたり叱ったりすること以外の随伴性を使用してもよい (Kadden et al., 1995)。附録Aには，宿題についてのいくつかのガイドラインを記載してある。新しい内容を紹介する前には，セッションのねらいと理論的背景について解説するようにする。

　セラピストは，予定通りにプログラムを進めることにのみとらわれているという印象をクライエントに与えないように注意したい。重要なポイントをきちんと取り上げているならば，セラピスト自身の自然な進行スタイルを取るほうがよい。さらに，クライエントへの解説だけでセッションが終わってしまわないようにすることも重要である。

　長期にわたる変化をもたらすためには，セラピストが適切にスキルのモデルを示し，クライエントには建設的なフィードバックを行なうことが非常に大切である。クライエントには積極的に回復に努め，問題解決，ロールプレイ（行動リハーサル），宿題を実行するように勧め，治療セッション外でも学んだスキルを適用できるようにさせるのである。附録AとBには，宿題とロールプレイや行動リハーサルに関するガイドラインの概要を示してある。

第**2**章

問題ギャンブルの治療に関する文献レビュー

1 はじめに

　病的ギャンブルは，ギャンブル衝動に抵抗することができないということで特徴づけられる持続的で慢性的な障害であり，この「不適応的な行動は，本人，家族，または職業の遂行を破綻させたり，危険にさらしたりする」とされる（American Psychiatric Association, 1994, p.615）。研究によると，一般人口における病的ギャンブルの有病率は，1〜2％の範囲であると見積もられている（Shaffer, Hall, & Vander Bilt, 1997; Stucki & Rihs-Middel, 2007）。一方，国際的には病的ギャンブルの有病率は，0.8〜5％の範囲であると見積もられている（Molde et al., 2004）。問題ギャンブルの有病率（つまり，『精神疾患の分類と診断と統計の手引き　第4版』（DSM-IV）が定める「病的賭博」[訳注2]の基準は満たさないがギャンブル問題を抱えている人々と，DSMの診断基準を満たしている人々を併せた場合）は，上記の数字を超えている。

　ギャンブルの合法化によって，ギャンブルの種類の多様性，利用のしやすさ，アクセスしやすさが高まることになり，ギャンブル産業の成長に影響を与えてきた（Productivity Commission Report, 1999）。ギャンブルにアクセスしやすくなれば，人々がギャンブル行動に費やす金額と「習慣的なギャンブラー」とみなされる人々が増加し，ギャンブル問題を抱える人々が増加することとなる（Campbell & Lester, 1999; Dickson-Gillespie, Rugle, Rosenthal, & Fong, 2008; Jacques, Ladouceur, & Ferland, 2000）。

　ギャンブラー本人やその家族，そして一般社会に対して，多くの望ましくない社会的な問題がもたらされた結果，問題ギャンブルは多くの注目を集めるようになった。問題ギャンブルに共通する社会的な問題には，ギャンブラーの身体的・精神的健康，職務遂行への望ましくない影響などがある（Productivity Commission Report, 1999）。金銭的な問題（金銭の貸し借り，資産の喪失）は，破産，借金，あるいは金銭目的の犯罪といった法的な問題につながることもある（Grant, Schreiber, Odlaug, & Kim, 2010; Ladouceur, Boisvert, Pepin, Loranger, & Sylvain, 1994）。ギャンブラーとその家族との間の対人関係上の問題としては，家庭内暴力，人間関係の破綻，家族のネグレクト，家族の身体的・精神的健康への望ましくない影響などがある（Kalischuk, Nowatzki, Cardwell, Klein, & Solowoniuk, 2006; Korman, Collins, Dutton, Dhayananthan, Littman-Sharp, &

訳注2　DSM-IVでは，問題ギャンブルが「病的賭博」（Pathological Gambling）として1つの独立した疾患単位とされていたが，2013年に改訂されたDSM-5では，「物質関連障害および嗜癖性障害群」（Substance-Related and Addictive Disorders）のなかに，「ギャンブル障害」（Gambling Disorder）として組み込まれることとなった。

Skinner, 2008)。また，問題ギャンブルは，一部のギャンブラーによる犯罪の増加との関連や，治療に要する金銭的なコストといったように，社会全体に対しても，望ましくない影響を与えている（Productivity Commission Report, 1999）。

問題ギャンブルに関連する多くの望ましくない影響を考慮すると，このような問題を抱えている人々が，有効な治療プログラムを受けられることが重要である。本章では，問題ギャンブルやその治療に関する文献を検討することで，問題ギャンブラーを対象に実施された治療の状況を概観する。そのため，PsycINFO と MEDLINE のデータベース（2009 年 8 月までの全年）をレビューした。本レビューのねらいは，以下の 4 点である。

- 問題ギャンブルの発展と維持に影響を及ぼす要因の概要
- 問題ギャンブルに対する現行の治療についての概要
- 問題ギャンブルに対する認知行動療法の有効性に関するエビデンス
- 本書に掲載した認知行動療法プログラムの有効性に関する理論的背景とエビデンス

2 問題ギャンブルの発展と維持に影響を及ぼす要因

文献からは，ギャンブルを行なう「動機づけ」に関連するものとして，いくつかの要因を見出すことができた。たとえば，以下のようなことを達成するための手段として，ギャンブル行動が行なわれていると考えられる。

- 自分に価値があることを示す。
- 他者から賞賛され，周囲から受け入れられる。
- 反抗する。
- 困難や苦痛を伴うできごとや感情（例：怒り，抑うつ，欲求不満，不安）からの解放。
- 勝利を味わう。
- 社交的になる。
- 大当たりをつかむ。
- 興奮を経験する。
- 退屈さを紛らわす。
- 時間をつぶして楽しみを得る（Raylu & Oei, 2002）。

動機づけ要因のうち，いつもどれか 1 つの要因が特定されるというわけではなく，問題ギャンブルの発展と維持には，さまざまな要因が関連している。これらの要因には，家族的，個人的，社会学的要因がある。以下に，それぞれの要因について概説する。

2-1 家族的要因

研究では,環境的要因(例:社会的学習の役割)と遺伝的要因が,問題ギャンブルのリスク要因であることが支持されている(Oei & Raylu, 2003; 2004; Scherrer, Xian, Shah, Volberg, Slutske, & Eisen, 2005; Xian, Scherrer, Slustske, Shah, Volberg, & Eisen, 2007)。社会的学習理論では,人間は観察可能でかつ強化を受ける行動を学習し,模倣し,維持することが主張されている。したがって,家族や友人は,しばしばギャンブル行動のモデルとなる。研究では,問題なくギャンブルをしている人と比較して,問題ギャンブラーは家族(特に両親)にギャンブルの問題を抱えている人が多いことが報告されている(Grant & Kim, 2001; Black, Monahan, Temkit, & Shaw, 2006; Black, Moyer, & Schlosser, 2003)。

また,問題ギャンブルが遺伝によって伝達されるというエビデンスも存在する(たとえば, Shah, Eisen, Xian, & Potenza, 2005; Winters & Rich, 1998)。ギャンブル問題の発展リスクの約40〜54%は,遺伝によって説明されることが示されている(Eisen et al., 1998; 2001)。Williams & Potenza(2008)は,問題ギャンブルを生じやすくなる遺伝的メカニズムをまとめている。そのなかには,セロトニン・トランスポーター遺伝子(Perez de Castro, Ibáñez, Saiz-Ruiz, & Fernandez-Piqueras, 1999),モノアミン酸化酵素A遺伝子のDNA多型(Ibáñez, Perez de Castro, Fernandez-Piqueras, Blanco, & Saiz-Ruiz, 2000),ドーパミン1,2,4,受容体遺伝子(Comings et al., 1996; de Silva Lobo et al., 2007; Perez de Castro, Ibáñez, Torres, Saiz-Ruiz, & Fernandez-Piqueras, 1997)などがある。

2-2 個人的要因

いくつかの個人的要因が,問題ギャンブルの発展と維持に関係している。そのなかには,パーソナリティ,認知,心理状態,生物学・生化学的要因などが含まれる。それぞれ以下に述べる。

2-2-1 パーソナリティ

問題ギャンブラーは,いくつかのパーソナリティ特性において非ギャンブラーとは異なっている。問題ギャンブラーを対象として,いくつものパーソナリティ特性が調査されてきているが,なかでも衝動性と刺激希求性に関する研究が最も多い。衝動性(すなわち,よく考えずに行動する傾向)は,今のところ問題ギャンブルと最も強く関連するパーソナリティ特性である。衝動性は,一貫して問題ギャンブルを予測することが明らかになっている(たとえば, Myrseth, Pallesen, Molde, Johnsen, & Lorvik, 2009)。

問題ギャンブラーは,非ギャンブラー,娯楽的ギャンブラー,低頻度ギャンブラーと比較して,衝動性を測定できる指標において高い得点を示す(Bagby, Vachon, Bulmash, Toneatto, Quilty, & Costa, 2007; Carlton & Manowitz, 1994; Loxton, Nguyen, Casey, & Dawe, 2008; Steel & Blaszczynski, 1998)。衝動性はまた,治療からのドロップアウト(Leblond, Ladouceur, & Blaszczynski, 2003),問題ギャンブルの重症度(Steel & Blaszczynski, 1996),治療への反応の乏しさ(Maccallum, Blaszczynski, Ladouceur, & Nower, 2007)と関連している。

研究者のなかには，問題ギャンブルの発展に関するリスク要因として，刺激希求性を挙げる者もいる（Ledgerwood & Petry, 2006; Slutske, Caspi, Moffitt, & Poulton, 2005）。しかしながら，このような関連が見出されなかった研究もある（Coventry & Constable, 1999; Clarke, 2004）。また別の研究では，刺激希求性は，ある特定の問題ギャンブラーに見られる要因にすぎないという可能性が示されている。そのなかには，若年のギャンブラー（Powell, Hardoon, Derevensky, & Gupta, 1999），特定のギャンブルを好む人々（例：カジノや違法ギャンブルを行なう者）（Coventry & Brown, 1993; Dickerson, 1993），あるいは治療を受けないギャンブラー（Blanco, Orensanz-Munoz, Blanco-Jerez, & Saiz-Ruiz, 1996）などが含まれる。

　刺激希求性と衝動性は，それぞれ問題ギャンブルの2つの異なる段階において影響している可能性がある。刺激希求性は，ある種のギャンブラー（特に，若年ギャンブラー）にさまざまな形態のギャンブル行動への動機づけを高める一方，衝動性は，莫大あるいは継続的な損失にもかかわらずギャンブル行動を続けさせようと駆り立てるものかもしれない（Zuckerman, 1999）。

　また，刺激希求性はギャンブル行動の覚醒仮説と関連しているが，それは，問題ギャンブラーにとって，お金よりもむしろギャンブル行動に伴う興奮が報酬として機能することを示している（Anderson & Brown, 1984）。Dickerson（1984）は，ギャンブルを行なっている状況では，興奮や覚醒をもたらすことで強化子となるさまざまな刺激（例：ルーレット台の回転ホイール，カジノディーラーの呼びかけ，ギャンブル・マシンの光や音，テーブルゲームでの賭博行為）があることを明らかにしている。習慣的なギャンブラーがギャンブル中に覚醒状態になることを示す実証的なエビデンスはかなり多く，覚醒は心拍測定，自己報告，質問紙によって測定されている（Raylu & Oei, 2002）。さらに，この覚醒効果はさまざまな種類のギャンブルにおいても明らかになっている（Raylu & Oei, 2002）。

　問題ギャンブルと多くのパーソナリティ特性が関連していることを考慮すると，問題ギャンブラーにはしばしばパーソナリティ障害が併存することも驚くには当たらない。Blaszczynski & Steel（1998）は，ギャンブル問題で治療プログラムを受けている者の93％が，少なくとも1つ以上のパーソナリティ障害の診断基準を満たすことや，ギャンブラー1人当たり平均で4.6のパーソナリティ障害が併存していることを明らかにした。高い衝動性と情動の不安定性に関連するクラスターBのパーソナリティ障害（反社会性，境界性，演技性，自己愛性パーソナリティ障害など，大げさで，感情的で，風変わりに見えるタイプのパーソナリティ障害）が，問題ギャンブラーのなかに高い割合で見出されることを明らかにした研究者もいる（Bagby, Vachon, Bulmash, & Quilty, 2008; Blaszczynski & Steel, 1998; Fernández-Montalvo & Echeburúa, 2004）。他方，問題ギャンブラーのなかに，クラスターA（奇妙で異様な行動によって特徴づけられるパーソナリティ障害）や，クラスターC（不安が高く，おびえたような行動によって特徴づけられるパーソナリティ障害）のパーソナリティ障害を高い割合で見出している者もいる（Black & Moyer, 1998; Specker, Carlson, Edmonson, Johnson, & Marcotte, 1996）。しかし，Bagby et al.（2007）は，問題ギャンブラーに見られる特定のパーソナリティ障害は，使用された測定尺度に依存していると述べている。

2-2-2 認知

エビデンスによると，非合理的で否定的な思考が，問題ギャンブルの発展と維持（Gaboury & Ladouceur, 1989; Oei, Lin, & Raylu, 2007a; 2008; Raylu & Oei, 2004b; Zuckerman, 1999），およびリラプス（Hodgins & El-Guebaly, 2004）に重要な役割を担っているとされる。つまり，ギャンブラーはギャンブルに関するさまざまな誤った信念を持ち続けており，それは莫大で継続的な損失をしているにもかかわらず，ギャンブル行動を続けてしまう原因の1つとなっている。このような誤った信念には，自分は直接的ないし間接的にギャンブルの勝敗を左右できるという信念，当たり外れを正確に予測できるという信念，ギャンブルの結果に関する誤った解釈などがある（Toneatto, 1999）。いくつかの研究では，日常的なギャンブラーや問題ギャンブラーは，非問題ギャンブラーと比較して，このような誤った信念を有する割合が高いことが報告されている。また，当たる回数の違い，賭け金の限度の有無，日常的なギャンブルか機会的なギャンブルかの違い，ゲームの種類の違いなど，さまざまな条件下でも同様の結果が確認されている（Raylu & Oei, 2002）。

ギャンブル認知に影響を与えるいくつかの要因も明らかになっている。ギャンブル状況における選択の余地が増えれば増えるほど（例：ルーレットでは数字や色を選択できる），あるいはなじみの度合い（例：好みの機械があること）や関与の度合い（例：クラップス[訳注3]において自分がサイコロを振らせてもらえること）が高まるほど，コントロール可能性の錯覚が生じやすくなる（Langer, 1975）。さらに，スキルを必要とする，あるいはスキルが必要であると感じられるギャンブル（例：競馬，カード，スポーツ賭博）では，宝くじのように運が必要と感じられるギャンブルと比較すると，コントロール可能性の錯覚がもたらされやすく，損失があってもなおギャンブル行動を継続しやすくなる（Dickerson, 1993; Langer, 1975; Toneatto, Blitz-Miller, Calderwood, Dragonetti, & Tsanos, 1997）。Dickerson（1993）は，それぞれのギャンブルには多くの面で違いがあることから，ギャンブル形態の差異によって，コントロール可能性の錯覚を引き起こす心理的プロセスにも違いがある可能性があると述べている。ギャンブルによっては，ギャンブル・マシンのように連続的な性質のもの（賭けた直後に結果が出る）もあれば，宝くじのように非連続的なもの（賭けて結果がわかるまでに時間がかかる）もある。結果がすぐにわかるギャンブルは，結果がわかるまでに時間がかかるギャンブルと比較して，コントロール可能性の錯覚を生み出しやすく，それゆえに莫大な損失にもかかわらずギャンブルを続けてしまいやすい。賭ける頻度が多く払い戻しも即時になされるギャンブル（例：スロットマシン）は，ギャンブラーにとって他のギャンブルよりも魅力的である。それは，賭ける頻度が少なく払い戻しまでに時間がかかるギャンブル（例：宝くじ）と比較して，即時的な満足や興奮，および覚醒の度合いが大きいからである。Walker（1992）は，ギャンブル・マシンを使用してギャンブルを行なうギャ

訳注3　クラップスとは，サイコロの出る目（2つのサイコロの目の合計）を当てるゲームである。勝負は，サイコロの目を当てたプレーヤーに対して主催者側が配当金を支払うという，ルーレットに似たスタイルで行なわれる。サイコロを投げる人のことを「シューター」と呼ぶが，シューター役はゲームに参加しているプレーヤーが順番で引き受ける。

ンブラーは，他の形態のギャンブルを行なうギャンブラーと比較して，問題ギャンブルに関連する非合理的な思考を有しやすいことを明らかにしている。問題ギャンブラーのコントロール可能性の錯覚と重要な関連を持つ他の要因には，アルコール（Baron & Dickerson, 1999; Kyngdon & Dickerson, 1999），ストレス（Friedland, Keinan, & Regev, 1992）や抑うつなどの対処の難しい感情（Dickerson, 1993）がある。

ギャンブラーの認知が，身体的覚醒のような生理学的要因とともに，問題ギャンブルの維持を説明することに一役買っていることを示唆する研究もある（Griffiths, 1991; Ladouceur, Sévigny, Blaszczynski, O'Connor, & Lavoie, 2003; Oei, Lin, & Raylu, 2007a; 2007b; Raylu & Oei, 2004c）。また，ギャンブル行為そのものよりも，金銭を増やせるという期待が，身体的覚醒に影響を与える（Ladouceur, Sylvain, Boutin, Lachance, Doucet, & Leblond, 2003）。さらに，ギャンブラーは勝ちに近づくと，生理学的に覚醒の高まった状態となり，「いつものように負けた」ではなく，「あと少しで勝っていた」という認知になりやすい。そして，このような認知がさらなるプレイへと駆り立てる（Griffiths, 1991）。

2-2-3 ネガティブな心理状態

不安，抑うつ，ストレスのようなネガティブな心理状態は，しばしばギャンブル行動の開始と継続（Coman, Burrows, & Evans, 1997; Friedland et al., 1992; Henry, 1996; Oei, Lin, & Raylu, 2008），ギャンブル問題の重症度（Oei & Raylu, 2009），ギャンブル行動のリラプス（Hodgins & El-Guebaly, 2004）と関連する。しかし，そのようなネガティブな気分が問題ギャンブルの結果であるのか原因であるのかは，まだ明らかにされていない。

自殺企図は，問題ギャンブラーに非常に多い（Blaszczynski & Farrell, 1998; Ledgerwood, Steinberg, Wu, & Potenza, 2005; Newman & Thompson, 2007）。問題ギャンブラーの12～24％が自殺企図歴を有していると推測されている（Raylu & Oei, 2002）。問題ギャンブラーの自殺は，ギャンブル問題の重症度（Hodgins, Mansley, & Thygesen, 2006），負債（Blaszczynski & Farrell, 1998; Yip, Yang, Ip, Law, & Watson, 2007），メンタルヘルスや物質乱用問題（Blaszczynski & Farrell, 1998; Hodgins et al., 2006），対人関係問題（Blaszczynski & Farrell, 1998; Maccallum & Blaszczynski, 2003），違法行為（Maccallum & Blaszczynski, 2003）とも関連している。

いくつかの研究では，他の心理学的問題があると，問題ギャンブルが発展する可能性が高まり，問題ギャンブルの維持につながることが示唆されている（Langenbucher, Bavly, Labouvie, Sanjuan, & Martin, 2001; Maccallum & Blaszczynski, 2002; Specker et al., 1996）。Specker et al.（1996）は，ギャンブル行動に対する外来治療を求めている問題ギャンブラーを対象に，精神医学的問題を調査し，対照群と比較した結果，Ⅰ軸疾患の生涯有病率は高いが（92％），Ⅱ軸疾患は低いこと（25％）を報告している。ギャンブル問題は，しばしば，物質使用問題，気分障害，不安障害，パーソナリティ障害，注意欠如多動性障害（ADHD），他の衝動制御障害といった問題と関連している（Black & Moyer, 1998; Brewer, Grant, & Potenza, 2008; Iancu, Lowengrub, Dembinsky, Kotler, & Dannon, 2008; Petry, Stinson, & Grant, 2005）。

2-2-4 生物学・生化学要因

ギャンブル問題に関する生物学領域の研究はまだ揺籃期にあるが，前頭葉の欠陥，化学的な不均衡，神経伝達物質システムの機能不全，生理学的覚醒といったいくつかの生化学的・生物学的要因が，問題ギャンブルと関連している（Iancu et al., 2008; Raylu & Oei, 2002）。問題ギャンブルの神経病理学に関する現在の理論では，動機づけ，報酬，記憶，学習，統制，意思決定，衝動性に関連する脳の経路との関連が指摘されている（Iancu et al., 2008）。

多くの研究は，特定の脳部位の欠陥や損傷が，問題ギャンブルと関連していることを示している。また，問題ギャンブラーに意思決定や脱抑制課題の欠陥を見出し，問題ギャンブルの病態生理学所見において，前頭葉の損傷が関与していることを示唆した研究もある（Cavedini, Riboldi, Keller, D'Annucci, & Bellodi, 2002; Kalechstein, Fong, Rosenthal, Davis, Vanyo, & Newton, 2007; Marazziti et al., 2008a; Roca, Torralva, Lopez, Cetkovich, Clark, & Manes, 2008）。このような研究は，実行機能の障害が問題ギャンブルの発展に重要な役割を担っている可能性があることを示唆している。Reuter, Raedler, Rose, Hand, Gläscher, & Büchel（2005）は，前頭前野の活性がギャンブル問題の重症度と負の関連があることを見出した。Goldstein, Manowitz, Nora, Swartzburg, & Carlton（1985）は，対照群と比較して，ギャンブラーは注意走査測定[訳注4]の結果が悪いことを示し，注意欠如に当たる児童期の行動が報告されることが多いとしている。このことから，問題ギャンブラーは，ADHDと同様，注意力に関する問題によって特徴づけられることが示唆される。このような知見は，問題ギャンブラーにおいてADHD症状が報告される割合が多いことを報告している研究を支持するものでもある（Rugle & Melamed, 1993）。

また，問題ギャンブルに関する文献では，問題ギャンブラーには生化学的な不均衡や，神経伝達物質システムの機能不全があることが示されてきている。いくつかの研究では，問題ギャンブラーにおけるセロトニン・システムの機能不全が示されている（たとえば，Blanco et al., 1996; Ibáñez et al., 2000; Marazziti et al., 2008b; Perez de Castro et al., 1999）。これらの研究では，問題ギャンブラーにおいて，シナプス後のセロトニン受容体の過敏性を伴ったセロトニン作用性の活動の低下を示すエビデンスが示されている（Blanco, Ibáñez, Saiz-Ruiz, Blanco-Jerez, & Nunes, 2000）。セロトニン機能不全は，行動の開始，脱抑制，衝動制御欠如と関連しており（Hollander, Buchalter, & DeCaria, 2000），それらはまたギャンブルの悪循環の開始や，ギャンブルを断つこととの困難さと関連するものである（Raylu & Oei, 2002）。

また，問題ギャンブラーには，脳の中枢のノルアドレナリン系に障害があることを示唆するエビデンスもある（Bergh, Eklund, Soedersten, & Nordin, 1997; DeCaria, Hollander, Nora, Stein, Simeon, & Cohen, 1997; Roy et al., 1988）。ノルアドレナリンは，覚醒や衝動制御と関連している（Siever, 1987）。これらの研究は，ノルアドレナリン系は問題ギャンブラーに見られる選択的注意を説明できる可能性があり，より高い覚醒（おそらく刺激希求性と関連している），問題ギャ

訳注4 Nora et al.（1985）は，図形をグループ分けする課題，アルファベットを並び変えて言葉を使う課題を行なわせることによって注意力を測定している。

ンブラーの「ギャンブル行動に対するレディネス」，あるいはリスクテイキングと関連していることを示唆するものである（Blanco et al., 2000）。

　ドーパミンに関するエビデンスでは，問題ギャンブラーには，正・負双方の報酬・強化と関連するドーパミン作動性経路の過覚醒があることが示されている（Bergh et al., 1997; Blanco et al., 2000）。遺伝的，環境的要因によって，脳内の報酬系におけるドーパミンの量が少ないか不十分である人々は，不安が高く，渇望的で，健康的でない傾向がある。こういった感情を置き換えるために，ギャンブラーはこうした欠乏を直ちに打ち消してくれるような行動を行なうのである（Sunderwirth & Milkman, 1991）。ドーパミン作動性経路の活動の増加は，ギャンブラーがギャンブル行動によって得る正の強化（例：覚醒の高まり）と関連していると言える。それはまた，負の報酬とも関連しており，ギャンブル行動が増加すると，オピエイト離脱と類似した脳内の刺激報酬閾の上昇が見られ，それを反映して離脱症状が生じる可能性がある（Bergh et al., 1997）。これによって問題ギャンブラーには，ギャンブル行動からの離脱症状として，行動的症状（不安など）や認知的症状（非合理的な思考など）が生じているのだと言えよう。

　心拍測定指標に着目した生理学的研究では，問題ギャンブラーの覚醒水準が高いことが示唆されている（Anderson & Brown, 1984; Leary & Dickerson, 1985）。また，ギャンブル問題を有する人々において，高まった覚醒が果たす役割を支持する生物学的なエビデンスも存在する。血漿エンドルフィン（脳や下垂体に見られるペプチドの1つ）は，「心理状態に伴う気分の変調やアディクションのプロセスに関わっており，後者はオペラント条件づけや古典的条件づけの原理に従って，それが有する報酬伝達特性を通して影響を及ぼしている」と言われている（Blaszczynski, Winters, & McConaghy, 1986, p.3）。このように，ギャンブル行動の発展と維持は，エンドルフィンの活動と関連している可能性がある。Manowitz, Amorosa, Goldstein, & Carlton（1993）は，尿酸値の血漿レベルがギャンブル行動中に増加していることを見出し，尿酸値の上昇がギャンブル行動中に生じる心理学的活性化（覚醒や活性水準）と関連することを示唆している。

2-3 社会学的要因

　多くの社会学的要因も，ギャンブル行動に関連することが明らかにされつつある。問題ギャンブラーはかなり多様な集団であるが，ある特定の集団には他の集団と比較してより高い割合でギャンブラーが存在する（Raylu & Oei, 2002）。その集団とは，無職の人々，社会経済的地位の低い人々，学歴の低い人々などである。また，ギャンブル行動，併存する問題，治療場面に持ち込まれる問題，および治療結果には明らかな性差がある（Crisp et al., 2000; Dannon et al., 2006; Welte, Barnes, Wieczorek, Tidwell, & Parker, 2002）。さらに，Dickson, Derevensky, & Gupta（2008）は，2,179名の青年（11～19歳）を対象にリスク要因と保護要因を調査し，学校とのつながり（例：学校への所属感や，学校で尊重され配慮されているという信念）や家族とのつながりが薄いことが，問題ギャンブルと関連することを明らかにした。文化もまた，問題ギャンブルの発展と維持に関する重要な要因であることが明らかにされている（Raylu & Oei, 2004a; Oei & Raylu, 2007）。ある文化的集団は，他の集団と比較してギャンブルに触れる機会が多く，結

果として問題ギャンブルの割合が高くなる（Loo, Raylu, & Oei, 2008; Raylu & Oei, 2004a; Oei & Raylu, 2010）。

この他にも問題ギャンブルと関連する多くの社会学的要因が見出されており，それには経済的に恵まれない地区に住んでいること（Welte, Wieczorek, Barnes, & Tidwell, 2006），家族に問題が存在すること（Hardoon, Gupta, & Derevensky, 2004）などがある。幼少期に両親の監督や教育が不十分であったこと（Vachon, Vitaro, Wanner, & Tremblay, 2004; Vitaro, Brendgen, Ladouceur, & Tremblay, 2001），不適切なしつけを受けたこと（Vachon et al., 2004）なども，問題ギャンブルに関連している。また，ギャンブル行動への敷居の低さとアクセスのよさが，問題ギャンブルの有病率の高さと関連していることを示唆するエビデンスもある（Ladouceur, Jacques, Ferland, & Giroux, 1999; Productivity Commission Report, 1999）。

3 問題ギャンブルの治療に関する文献の概観

さまざまなタイプの薬物療法や心理療法をはじめとする数多くの治療アプローチが，問題ギャンブルの治療に用いられている。

3-1 薬物療法

問題ギャンブルに対する現在の薬物療法には，選択的セロトニン再取り込み阻害薬（SSRI），オピオイド受容体拮抗薬，気分安定薬，抗けいれん薬，ブプロピオンなどがある（Iancu et al., 2008）。

3-1-1 SSRI

問題ギャンブルの治療におけるSSRI（フルボキサミン，パロキセチン，セルトラリン）の有効性を検討した二重盲検研究では，一貫した結果は示されていない（Iancu et al., 2008）。いくつかの研究では，SSRIがギャンブル衝動とギャンブル行動（Hollander, DeCaria, Finkell, Begaz, Wong, & Cartwright, 2000; Kim, Grant, Adson, Shin, & Zaninelli, 2002）の減少に効果的であることが示されているが，一方で効果が示されなかった研究もある（Blanco, Petkova, Ibáñez, & Saiz-Ruiz, 2002; Grant et al., 2003; Saiz-Ruiz et al., 2005）。非盲検研究であるが，SSRI（エシタロプラムやシタロプラム）の有効性を検討した研究（Black, Shaw, Forbush, & Allen, 2007; Grant & Potenza, 2006; Zimmerman, Breen, & Posternak, 2002）では，これらの薬物によってギャンブル衝動とギャンブル行動，そして不安のような併存する症状の減少が示されている。8週間の非盲検試験において，Pallanti, Rossi, Sood, & Hollander（2002）は，経口ネファゾドン（抗うつ薬）が，ギャンブル衝動とギャンブル行動を減少させ，気分を改善させることを明らかにした。

3-1-2 オピオイド受容体拮抗薬

ナルトレキソンは，しばしばアヘン剤やアルコール使用者の渇望を減少させるために用いられるオピオイド受容体拮抗薬である。問題ギャンブルと物質使用障害が共通の特性を有することを考慮して，研究者は問題ギャンブラーの治療にナルトレキソンを使用してきた（Iancu et al., 2008）。ナルトレキソンは，ギャンブル衝動とギャンブル行動に関連する興奮の抑制に関して，SSRI と比較してより一貫した効果があることが示されている（Kim & Grant, 2001; Kim, Grant, Adson, & Shin, 2001）。ナルトレキソンには，通常大きな副作用はない（Korn & Shaffer, 2004）。

Grant et al.（2006）は，病的ギャンブルの治療において，長時間作用性オピオイド受容体拮抗薬であるナルメフェンの効果を検討するために，207 名の問題ギャンブラーを対象に，16 週間の二重盲検ランダム化プラセボ対照研究を行なった。その結果，ナルメフェンがギャンブル問題の重症度を減少させることが明らかとなった。低用量（25mg/日）の場合は，ほとんど副作用がなかった。しかし，大量投与（50mg/日や100mg/日）の場合は，嘔気，めまい，不眠などの大きな副作用を引き起こす結果となった。

3-1-3 気分安定薬・抗けいれん薬

気分安定薬は，問題ギャンブルと関連する衝動的な行動を標的としている。Moskowitz（1980）は，非盲検研究において双極性障害を併存している 3 名の病的ギャンブラーに炭酸リチウムを使用した結果，ギャンブル行動をやめ，躁症状も収束したことを報告した。Hollander, Pallanti, Allen, Sood, & Rossi（2005）は，10 週間の二重盲検ランダム化プラセボ対照研究において，双極性障害を併存する 40 名の病的ギャンブラーに対して，徐放性炭酸リチウムがギャンブル行動，ギャンブル衝動，重症度，躁症状を減少させたことを明らかにした。

またわずかだが，問題ギャンブルの治療における抗けいれん薬（しばしば気分安定作用を持つ）の効果を検討している研究もある。トピラメートは，他の衝動制御障害に対する有効性が示されている抗けいれん薬の 1 つであるが，問題ギャンブルの治療においても有効であった（Dannon, Lowengrub, Gonopolski, Musin, & Kotler, 2005a）。Black, Shaw, & Allen（2008）は，10 週間の非盲検試験において，抑うつ症状を呈していない 8 名の病的ギャンブラーの治療として，徐放性カルバマゼピン（おもにてんかんや双極性障害の治療に用いられる抗けいれん薬であり，気分安定薬）の効果を検討した。その結果，徐放性カルバマゼピンは，ギャンブル行動とギャンブル衝動の減少に効果的であることが示された。しかし，この研究では，数人の参加者が副作用（眠気や下痢など）のためにドロップアウトしている。

Pallanti, Quercioli, Sood, & Hollander（2002）は，14 週間のランダム化一重盲検研究において，双極性障害を有さない 42 名の病的ギャンブラーの治療としてリチウム（n=23）とバルプロエート（抗けいれん薬）（n=19）の有効性を比較し，双方ともに問題ギャンブルの治療に効果的であることを明らかにした。

Fong, Kalechstein, Bernhard, Rosenthal, & Rugle（2008）は，ビデオ・ポーカーに関連した問題を抱えている 21 名の病的ギャンブラーを治療するため，オランザピン（ギャンブル行動以外

の精神医学的問題における衝動性を抑制する非定形抗精神病薬）について，7週間の二重盲検プラセボ対照試験を行なった。その結果，すべての参加者のギャンブル衝動とギャンブル行動，そして気分症状と不安症状が減少した。

3-1-4 ブプロピオン

抗うつ薬の1つである徐放性ブプロピオンは，ニコチン離脱や衝動を抑えるためにしばしば用いられる選択的ドーパミン・ノルアドレナリン再取り込み阻害薬である。（徐放性）ブプロピオンは，問題ギャンブラーの衝動と快感に関して重要な働きをする脳内システムに作用する（Iancu et al., 2008）。研究では，ブプロピオンはギャンブル行動を減少させることが示されている（Black, 2004; Dannon, Lowengrub, Musin, Gonopolski, & Kotler, 2005; Donald et al., 2007）。

3-1-5 比較試験

ギャンブル問題の治療において，異なる薬物療法を比較した研究はわずかしかない。Dannnon et al.（2005a）は，31名の男性問題ギャンブラーの治療において，12週間にわたるトピラメート（n=15）とフルボキサミン（n=16）の有効性を比較した。トピラメート群の参加者は，治療終了後のギャンブル行動の有意な減少を示したが，フルボキサミン群は改善を示さなかった。また Dannon et al.（2005b）は，36名の男性の病的ギャンブラーの治療において，12週間にわたる徐放性ブプロピオン（n=17）とナルトレキソン（n=19）の有効性を比較した。その結果，双方の薬物療法は，ギャンブル行動の減少に同等に効果的であることが示された。Pallesen et al.（2007）は，ギャンブル問題に関する130の薬物療法研究の量的レビューを行ない，抗うつ薬，オピエイト拮抗薬，および気分安定剤の3つの間には，治療アウトカムに有意差が認められないことを明らかにした。

3-1-6 要約

薬物療法は，問題ギャンブルに対する適切な治療であると考えられる。Pallesen et al.（2007）のメタアナリシスでは，薬物療法が治療後において，無治療あるいはプラセボ対照治療よりも効果的であることが示されている。研究者は，衝動性や気分障害のような二次的な問題を抱えたクライエントに対して，薬物療法がより効果的であることを示唆している（Fong, Kalechstein, Bernhard, Rosentha, & Rugle, 2008; Iancu et al., 2008）。どの薬物を使用するのが最適であるかは，二次的に存在する精神病理によると言える（Dell'Osso, Allen, & Hollander, 2005）。薬物療法研究では，結果の一般化可能性に影響を及ぼすいくつかの限界が報告されている。そのなかには，サンプルサイズが小さいこと，結果が追試されていないこと，ドロップアウト率が高いこと，男性のサンプルに対する研究が多いこと，試験間におけるプラセボ反応のばらつきが大きいこと，二次的な問題のある参加者を除外していることなどが挙げられる（Brewer et al., 2008; Iancu et al., 2008; Grant, Kim, & Potenza, 2008; Pallesen et al., 2007）。

3-2 心理学的治療

　精神力動・精神分析療法，多面的アプローチ，ギャンブラーズ・アノニマス，認知療法，行動療法，そして認知行動療法など，さまざまな心理学的治療が，病的ギャンブルに対して実施されている。本項では，これらの治療アプローチについて概観する。病的ギャンブルに対する認知行動療法に関する文献は，本書が紹介する認知行動療法プログラムへの理論的背景を提供するものであるため，より詳細にレビューする。効果が評価されておらず，ただ文献のなかに取り上げられているだけの心理学的治療には，家族・夫婦療法，支持的療法，EMDR，催眠，バイオフィードバック，鍼治療などがある（Korn & Shaffer, 2004）。このようなアプローチは，ギャンブル行動に関連する文献において効果が検討されておらず，問題ギャンブルに対する治療の選択肢として広く認識されていないことから，本項では取り上げない。

3-2-1 精神力動・精神分析療法

　問題ギャンブルに関する精神分析理論には，おもに3つの立場がある。つまり，ギャンブル行動を「エディプス・コンプレックスの葛藤と関連する前性器期のリビドーと攻撃性のはけ口を無意識に代替したもの」と見る立場，「罪悪感への反応としての罰に対する欲望によるもの」と見る立場，そして「葛藤の解決ではなく再現として繰り返される手段」として見る立場である（Allcock, 1986, p.262）。精神力動・精神分析的療法では，自己愛的パーソナリティ特性や関連する防衛機制に対処することに焦点を当てる。また，人々の感情や行動の潜在的源泉や意味への洞察を提供しようとする。

　いくつかの単一事例研究では，問題ギャンブラーの治療とケース・フォーミュレーションに関する精神分析の適用が報告されている（Galdston, 1960; Greenson, 1948; Harris, 1964; Lindner, 1950）。精神分析的治療を受けたギャンブラーの治療成功率は，一般的に低い（Greenberg, 1980）。Bergler (1957) の研究（問題ギャンブラーを精神分析的に集団で治療した結果を示した唯一の研究）は，75％の治療成功率（すなわち，ギャンブル行動をやめた，あるいは中心的な葛藤に対処し，自己破壊的行動をやめた者の割合）を示した。しかしこの数値は，治療を求めた集団全体のうち，わずか30％の者のデータに基づいた値である（つまり，ドロップアウトした人々の結果を無視している）。また，この研究のフォローアップ・データは公開されていない。

　一般的に，問題ギャンブラーに対して精神力動・精神分析的療法を適用したギャンブル行動に関連する文献の多くは，ケーススタディであり，対照群を有していなかった。さらに，これらの研究には，選択バイアス，十分なアウトカム基準の欠如，不十分なフォローアップ・データなど，方法論上の欠陥が大きく，得られた知見の妥当性を損なうこととなっている（Allcock, 1986）。しかし，精神分析による治療が長期間を要することを考慮すると，パーソナリティ障害を併存している問題ギャンブラーにとっては有益であるかもしれない（Korn & Shaffer, 2004）。さらに，問題ギャンブラーに，幼少期の性的ないし身体的トラウマが高い割合で認められるというエビデンスを考慮すると（たとえば，Kausch, Rugle, & Rowland, 2006），精神力動・精神分析的療法は，このような人々の治療においてはいくらかの期待が持てるかもしれない。

3-2-2 多面的治療

　問題ギャンブラーに対する多面的治療アプローチは，入院場面と外来場面の双方で評価されている。これらの治療には，12ステップ・アプローチ^{訳注5}，心理教育，認知行動療法，家族・夫婦療法，リラプス・プリベンション^{訳注6}，債務相談，精神力動療法が含まれている。多面的治療プログラムでは，治療終了後の6～24か月後のフォローアップ時において，患者の55～71％がギャンブルをやめていることが明らかにされている（Lesieur & Blume, 1991; Russo et al., 1984; Schwarz & Lindener, 1992; Taber, McCormick, Russo, Adkins, & Ramirez, 1987）。このうち入院患者を対象とした研究では，ギャンブル行動をやめることによって，心理社会的機能の改善につながったことが示されている（Lesieur & Blume, 1991; Taber et al., 1987）。これらの研究のおもな限界は，対象者がほぼ男性であること，そして治療が入院場面で行なわれていることである（Petry, 2003）。

　Stinchfield & Winters（1996）は，ミネソタにおいて，問題ギャンブルに対する6つの外来多面的治療プログラム（n=1,342）の有効性を評価した。治療を終了した人々は，治療後および1年後のフォローアップ時において，ギャンブル行動と心理社会的問題が有意に改善していた。また，6か月後のフォローアップ時においては参加者の43％，そして12か月後のフォローアップ時においては42％が，ギャンブル行動をやめていたことをそれぞれ報告している。さらに，6か月後のフォローアップ時においては参加者の29％，12か月後のフォローアップ時においては24％が，多くても月1回しかギャンブル行動に至っていないと報告している。また，Stinchfield & Winters（2001）は，1996年に行なった研究で評価した6つの外来多面的治療プログラムのうち，4つのプログラム（n=568）に関する結果をまとめている。2つのプログラムは，他の4つのプログラムと比較して，明らかに異なる治療方法であったため，この研究に含まれなかった。多面的治療には，12ステップ治療アプローチ，個人療法，集団療法，家族療法，教育相談，および債務相談が含まれていた。フォローアップを実施した参加者のうち退院後6か月の時点で28％が，そして12か月の時点で18％が，ギャンブル行動をやめていることが報告されている。また，退院後6か月の時点で参加者の20％が，12か月の時点で18％が，多くても月1回しかギャンブルをしていないことが報告されている。参加者の半数近くは，6か月フォローアップ時においてギャンブル行動の頻度が有意に改善された。さらに，治療前からフォローアップまでの間に，ギャンブル行動の頻度，ギャンブル問題の重症度得点，ギャンブル行動に費やされた時間，ギャンブルをしている友人の数，心理社会的問題，および金銭的な問題の数について，有意な改善が認めら

訳注5　12ステップ・アプローチは，元来アルコール依存症の自助グループである「アルコホリックス・アノニマス」（匿名断酒会）において活用された12個の原理を用いたミーティング形式の治療法である。アルコールに対して自分が無力であることを認めることが，12ステップの始まりである。現在では，アルコール依存症のみならず，ギャンブル問題を含むさまざまな依存症の自助グループにおいて活用が広まっている。

訳注6　リラプス・プリベンションは，当初はアルコール依存症に対する認知行動療法的治療モデルとして開発されたものであり，現在はさまざまな依存症治療における中核的治療モデルとして活用されている。その治療は主として2つの段階からなり，リラプスへの引き金を特定する段階と，引き金への対処方法を学習する段階がある。

れた。多面的治療研究の限界として，12か月後のフォローアップ時におけるドロップアウト率の高さ，非治療対照群の欠如，およびクライエントの自己報告に頼っていることなどが挙げられる。多面的治療プログラムにおいては，組み合わせて用いられる治療構成要素が多様であるため，個々の治療構成要素がどの程度効果的であるかを決定づけることは難しい。さらに，多面的治療研究は自然な状況で行なわれていることから，対照群が用いられていないことも限界の1つである。

3-2-3 ギャンブラーズ・アノニマス

　ギャンブラーズ・アノニマス（Gamblers Anonymous：GA）は，ギャンブル問題を経験している人々を対象とする12ステップに基づいた自助グループである。現在までのところ，GAの有効性を検討している研究はない（Oei & Gordon, 2008）。初期の研究では，GAではドロップアウト率が高い傾向にある（70〜90％）ことが示されている（Rosecrance, 1988; Stewart & Brown, 1988）。Stewart & Brown（1988）は，20名のGAのメンバーを追跡調査し，9名が最初のミーティング以降，再びグループに参加しなかったことを明らかにした。さらに，GAは，ある一握りのギャンブラーにしか有益でない傾向がある。Stewart & Brown（1988）は，GAのメンバーのうち，最初のミーティングに参加した後，1年後の時点でギャンブルをやめたことを報告した者はわずか7％，2年後では8％であることを報告している（Stewart & Brown, 1988）。

　しかし，GAのミーティングへの参加を含めた多面的治療に関する研究（たとえば，Russo et al., 1984; Taber et al., 1987）では，そのようなサポート・グループに参加することによって治療効果が向上することが示されている。多面的治療を受けた入院中の問題ギャンブラーに関するTaber et al.（1987）の研究では，調査前1か月間に少なくとも3回GAのミーティングに出席したと報告した人々の74％が，ギャンブル行動をやめていたことを明らかにしている。その一方で，ギャンブル行動を続けたギャンブラーでは，そのようなミーティングへの参加を報告したのは，42％しかなかった。Petry（2003）は，専門的なギャンブル治療プログラムに参加中の問題ギャンブラー342名を対象として，過去のGAへの参加歴を調査した。その結果，過去にGAに参加した人々は，参加しなかった人に比べて，認知行動療法プログラムを受けている2か月間において，ギャンブル行動をしない傾向が高いことがわかった（48％対36％）。さらに，GAへの出席回数と認知行動療法の治療参加回数は，ギャンブル行動をやめることと正の相関があった（Petry, 2003）。GAに出席し，かつ多面的・専門的治療にも参加した人々は，多面的・専門的治療にのみ参加している人々と比較して，ギャンブル行動をやめる傾向にあった。しかし，この研究はランダム化試験ではないため，GAへの参加が問題ギャンブル行動を減少させたと結論づけることはできない（Petry, 2003）。

　ランダム化比較試験として，Petry et al.（2006）は，231名の問題ギャンブラーを対象に，GAにのみ出席する群，GAに出席しかつ認知行動療法ワークブックを使用する群，GAに出席しかつセラピストとの8セッションの個人形式の認知行動療法に参加する群の比較を行なった。その結果，すべての群の参加者がギャンブル行動の減少を示したものの，GAのミーティングに参加して8セッションの認知行動療法を受けた人々は，GAのみに参加した人々よりもギャンブ

ル行動の頻度が減少した。

3-2-4 行動療法

問題ギャンブルに関する行動理論では，ギャンブル行動は強化の過程を通して，学習によって獲得された行動であると主張されている。強化随伴性としては，金銭の獲得（Custer, 1982; Moran, 1970），覚醒あるいは興奮（Brown, 1986），望ましくない心理学的状態の回避（Blaszczynski et al., 1986; McConaghy, Armstrong, Blaszczynski, & Allcock, 1988）などが特定されている。

行動療法的治療に関する研究は，問題ギャンブルに関して最も包括的な治療文献を提供している。学習理論に基づいた初期の行動的介入（例：行動変容法）には，ギャンブル行動に関連する正の強化を減らし，罰を増やすために，物理的あるいはイメージによる刺激を用いた嫌悪療法（Barker & Miller, 1968; Goorney, 1968; Seager, 1970）などがある（Petry, 2002）。問題ギャンブルを治療した後の行動的介入として文献で報告されているものには，ギャンブル行動のコントロールや行動カウンセリング（Dickerson & Weeks, 1979; Rankin, 1982），ギャンブル行動を断つことへの正の強化と随伴性契約（Cotler, 1971），逆説志向（Victor & Krug, 1967），内潜感作（Bannister, 1977; Cotler, 1971），系統的脱感作（Kraft, 1970）などがある。しかし，これらの研究のほとんどは，サンプルサイズが小さく，対照群を欠いている（Brewer et al., 2008）。

より大きなサンプルサイズで検討されている行動的アプローチもある。McConaghy, Armstrong, Blaszczynski, & Allcock（1983）は，20名の参加者を嫌悪療法かイメージによる脱感作のいずれかにランダムに割り当てた。イメージによる脱感作群の参加者は，嫌悪療法群と比較して，1か月後のフォローアップにおいて，ギャンブル衝動とギャンブル行動が少なく，状態不安も低かった。彼らはまた，1年後のフォローアップにおいて，状態不安と特性不安がより低くなっていた。McConaghy et al.（1988）は，イメージを用いたリラクセーション（n=10）と比較して，イメージによる脱感作（n=10）の効果を検討するランダム化比較試験を行なった。両群において，1か月後フォローアップにおける状態不安と1年後フォローアップにおける特性不安が，治療前と比較して有意に減少していることが示された。また，両群ともに状態不安の低い参加者は，ギャンブル行動が減少した。McConaghy, Blaszczynski, & Frankova（1991）は，120名の問題ギャンブラーを，イメージによる脱感作（n=60），他の行動的手続き（すなわち，イメージを用いたリラクセーション（n=20），嫌悪療法（n=20），短期間の現実刺激エクスポージャー（n=10），長期間の現実刺激エクスポージャー（n=10））のいずれかにランダムに割り当てた。2年後と9年後のフォローアップでは，63名の参加者に対して追跡調査をすることができた。イメージによる脱感作を完了した33名のうち26名が，ギャンブル行動の減少あるいは停止を報告したが，他の行動的治療アプローチでは30名のうち16名であった。

より最近の行動療法研究では，問題ギャンブルの治療における暴露療法の有効性が評価されている。Echeburúa et al.（2000）は，69名（男性60名，女性9名）の治療を求めているスロットマシンの問題ギャンブラーを対象に，2つの形態（個人と集団）で行なわれる刺激制御と暴露反応妨害法との組み合わせの効果を，無治療対照群と比較して検討した。その結果，治療群の

どちらも，対照群と比較して，治療成功率（中程度のギャンブル・エピソードが2回以下）が高かったことを明らかにした。このことは，問題ギャンブルの治療において，刺激制御と暴露反応妨害法を使用することが有益であることを示す多くの単一事例研究によっても支持されている（Amor & Echeburúa, 2002; Echeburúa & Fernández-Montalvo, 2002）。Symes, & Nicki(1997)は，病的ギャンブラーとみなされた2名を対象に，手がかりエクスポージャーと暴露反応妨害法を実施し，ギャンブル行動とギャンブル衝動の有意な減少につながったことを明らかにした。

　自主的立入制限は，単独で用いられるのではなく，しばしば他の治療形態と組み合わせて使用される行動的治療の1つである。それは，ギャンブラーがあらかじめ選択したギャンブル場への入場を自主的に禁止するというものである。Ladouceur, Jacques, Giroux, Ferland, & Leblond (2000) は，カナダにおいて，カジノへの自身の立入を制限した220名のギャンブラーの特徴を検討した。ほとんどの参加者は，自主的立入制限によってカジノへの入場を防ぐことができると確信していることを報告したが，結果的にギャンブル行動をやめたのは，参加者の3分の1（30％）にすぎなかった。そして参加者の36％は，プログラム中でもなお平均6回カジノに行っていたことを報告した。さらに，半数近くが他のギャンブルも行なったと報告した。O'Neil et al. (2003) は，1996年～2002年の間に，オーストラリアのさまざまなギャンブル場への自身の立入を禁止した933名のギャンブラーのうち，15％が平均3.2回禁止されたギャンブル場に入場していたことを明らかにした。しかし，方法論的な問題のために，これらの結果の一般化可能性は限られている（Blaszczynski, Ladouceur, & Nower, 2007）。Ladouceur, Sylvain, & Gosselin (2007) は，161名を対象に自主的立入制限の有効性を検討する2年間のフォローアップ研究を行なった。すべての参加者がフォローアップ時において，ギャンブル衝動の減少とコントロール感の増加を報告した。また，ギャンブル行動に関する望ましくない結果（例：ネガティブな気分や雇用に関連する問題）と問題ギャンブル行動の改善も報告された。より最近では，Tremblay, Boutin, & Ladouceur (2008) が，116名の参加者を対象に，改良された自主的立入制限プログラムの有効性を検討した。このプログラムでは，自主的立入制限期間が終わるときに，「自主的な自己評価，電話サポート，義務的なミーティング」を行なうこととなっている（p.505）。治療開始前と治療終了後を比較すると，ギャンブル行動に費やした時間と金額，ギャンブル行動による望ましくない結果，問題ギャンブル行動，心理学的苦痛が改善されたことが示された。これらの研究では，現存するエビデンスは限られているが，自主的立入制限プログラムが効果的である問題ギャンブラーもいるという可能性を示唆している。

　問題ギャンブルに関する行動的治療は有意な改善を示しているが，いくつかの方法論的な問題を抱えている。このような研究（特に初期の研究）のほとんどは，サンプルサイズが小さく，フォローアップ期間が短く，他の治療法との比較がなされていない。また，効果的であるとみなされる結果あるいは治療目標に対して，独立変数とその基準が十分に定義されていなかったり，操作的に定義されないまま研究が行なわれている（Allcock, 1986）。また，1つの治療に対して他の治療やプラセボとの比較対照をしていないことや，同時に用いられる複数の技法の組み合わせを比較していないことがほとんどであり，どの治療要素が効果を示しているかの特定が不可能であ

る（Blaszczynski & Silove, 1995）。近年では，問題ギャンブルを治療するために，行動的治療は認知療法と組み合わされている。結果として，問題ギャンブルに対する行動的治療単独の効果を評価している最近の研究は，文献上ではあまり見られない。

3-2-5 認知療法

問題ギャンブルに関する認知理論では，ギャンブルの結果をコントロールし予測する能力に関する非合理的な思考が，ギャンブル問題の発展と維持の根底にあることが示唆されている。問題ギャンブルに対する認知療法では，クライエントにランダム性や確率の概念，さらには不合理性に関する概念について，説明・教育を行なう。また，クライエントが非合理的な認知（すなわち，ランダム性の概念や賭け方に関する誤った知覚，ギャンブル行動に関連する迷信的信念，記憶バイアス，原因帰属や因果関係に関連する誤り）を特定し，再体制化することに加え，合理的な認知を形成することを援助する（Korn & Shaffer, 2004）。

問題ギャンブルの治療に認知療法を用いると有効であるというエビデンスを示した最初の研究は，4名の男性のビデオポーカー・プレイヤーに対して行なわれたものである（Ladouceur, Sylvain, Duval, & Gaboury, 1989）。その後，Gaboury & Ladouceur（1990）は，60名のルーレット・プレイヤーに対して，認知再構成の効果を検証する研究を行なった。その結果，治療群は非合理的な言語表現とリスクテイキング行動が有意に減少し，合理的な言語表現が有意に増加した。Ladouceur, Sylvain, Letarte, Giroux, & Jacques（1998）は，5名の病的ギャンブラーを対象に，認知再構成法の効果を検討した。そのうち4名の病的ギャンブラーが，ギャンブル衝動とギャンブル行動の減少，およびギャンブルに対するコントロール感の増加を報告した。治療終了後の結果は，6か月後のフォローアップにおいても維持されていた。

Ladouceur et al.（2001）は，66名のギャンブラーを認知療法群（n=35）か治療待機対照群（n=29）に割り当てたランダム化比較試験を行なった。その結果，治療終了後において，認知療法群の参加者は，該当する診断基準の項目数が少なく，ギャンブル衝動が低いことを示し，ギャンブルに対するコントロール感や自己効力感（自信）が高まったことを報告した。さらにはギャンブル行動の頻度とギャンブルに費やされた金額が少ないこともわかった。これらの改善は，全般的に6か月後と12か月後のフォローアップにおいても維持されていた。最近では，Ladouceur, Sylvain, Boutin, Lachance, Doucet, & Leblond（2003）が，治療待機対照群（n=24）と比較して，問題ギャンブルに対する集団認知療法（n=34）の有効性を検討した。治療終了後の結果では，認知療法を受けた参加者の88％がDSM-IVの病的賭博の診断基準を満たさなくなったことが示されたが，一方，対照群では診断基準を満たさなかった者はわずか20％にすぎなかった。そして治療の効果は，6か月，12か月，24か月後のフォローアップにおいても維持されていた。

行動療法と同様に，認知療法は問題ギャンブルの治療において，通常単独で用いられるわけではなく，むしろ行動療法と組み合わせて用いられる（次項参照）。

3-2-6 認知行動療法

問題ギャンブルに関する認知行動理論は，これまでの2セクションで述べられた認知理論と行動理論を組み合わせたものである。認知行動理論では，問題ギャンブルの発展と維持において，コーピングスキル不足に着目することが多い。ギャンブルに関する先行研究では，いくつかの問題ギャンブルに関する認知行動モデルが提示されている（たとえば，Blaszczynski & Nower, 2002; Raylu & Oei, 2009; Sharpe, 2002; Sharpe & Tarrier, 1993）。

認知行動療法は，問題を維持している非機能的な思考や行動を変容することに焦点を当てる。認知行動療法のアプローチには，認知療法，現実刺激エクスポージャー，イメージによる脱感作，リラプス・プリベンション，問題解決法，社会的スキル訓練，コーピングスキル訓練などの治療テクニックがある（Tavares, Zilberman, & El-Guebaly, 2003）。問題ギャンブルを治療するために認知的，行動的テクニックの双方を使用し，良好な結果を示した最初の研究は，単一事例研究である（Bannister, 1977; Toneatto & Sobell, 1990）。これらの研究では，認知行動療法に参加することによって，ギャンブル行動の重症度と頻度，そしてギャンブル衝動の改善が示された。Bujold, Ladouceur, Sylvain, & Boisvert（1994）は，3名の男性の病的ギャンブラーに対する認知行動療法プログラム（認知療法，問題解決法，リラプス・プリベンションを含む介入）の効果を検証した。治療終了時において，すべての参加者がギャンブル行動をやめていることを報告したほか，ギャンブル行動に対するコントロール感が増加したことや，自分のギャンブル問題の重症度が減少したと認識していることを報告した。治療効果は，9か月後のフォローアップにおいても維持されていた。Arribas & Martinez（1991）は，4名の病的ギャンブラーに対する認知行動療法プログラム（認知療法，リラプス・プリベンション，刺激制御と反応制止，家族療法，暴露療法）の効果を検証した。その結果，すべての参加者について治療後の改善が報告された。

問題ギャンブラーに対する認知行動療法を実施した初期の研究のほとんどは，サンプルサイズが小さく，ランダム割り付けが行なわれておらず，対照群が設定されていないほか，おもに男性のサンプルを対象に行なわれていた。その後，認知行動療法を治療待機対照群あるいは治療開始前の結果とを比較した研究が行なわれた。Sylvain et al.（1997）は，29名の問題ギャンブラーを，治療待機対照群か認知行動療法プログラム（認知療法，問題解決訓練，社会的スキル訓練，リラプス・プリベンションから構成される）のいずれかにランダムに割り付けた。その結果，認知行動療法プログラムによって，ギャンブル・エピソードの頻度とギャンブル行動に費やされる金額の減少だけでなく，ギャンブル行動に対するコントロール感の増加につながることがわかった。さらに，6か月と12か月後のフォローアップにおいて，治療を受けた参加者の85％に治療効果が維持されていた。また，Ladouceur & Sylvain（1999）は，問題ギャンブラーに対する認知行動療法プログラムの効果を検討した。ギャンブラーは，治療群か治療待機対照群にランダムに割り付けられた。治療プログラムには，Sylvain et al.（1997）の研究で用いられた4つの治療構成要素が含まれていた。その結果，治療群においてすべてのアウトカム指標（ギャンブル行動の頻度，ギャンブル欲求，ギャンブル行動に対するコントロール感と自己効力感の増加）に有意な変化が見られた。6か月後と12か月後のフォローアップ・データから，治療効果は維持されてい

ることがわかった。

　Echeburúa, Báez, & Fernández-Montalvo（1996）は，64名の問題ギャンブラーに対して，認知行動療法における1つ1つの構成要素の効果を比較した。参加者は，4つの治療群のうちの1つにランダムに割り付けられた。4つの治療群は，刺激制御と暴露反応妨害法を個人形式で行なう群，認知再構成法を集団形式で行なう群，上記の個人療法と集団療法の双方を組み合わせた群，治療待機対照群であった。刺激制御と暴露反応妨害法を個人形式で行なう群は，アウトカム指標に関して個人療法と集団療法を組み合わせて行なった群よりも望ましい結果を示したが，集団療法群および対照群と比較した場合に，差異は認められなかった。個人療法群のクライエントは，対照群と比較して，治療終了後におけるギャンブル行動による日常生活の支障が有意に少なかったことを報告した。また各治療群は，対照群と比較して抑うつ症状が有意に減少した。6か月後のフォローアップにおける治療成功率（すなわち，ギャンブル行動の停止，あるいは治療開始1週間前のギャンブル行動に費やされた金額を超えない程度の1，2回のギャンブル・エピソードにとどまっていること）は，個人療法（75％）と集団療法（62.5％）の間に有意差は認められなかった。

　問題ギャンブルに対する認知行動療法の効果を検証した研究のほとんどは，個人療法形式で行なわれている。Jiménez-Murcia et al.（2007）は，290名の問題ギャンブラーを対象に，16セッションのマニュアル化された外来集団認知行動療法プログラムの効果を検討した。その結果，参加者の約4分の3が治療終了後にギャンブル行動をやめ，6か月後のフォローアップにおいても，参加者の約80％がギャンブル行動をやめていたことが報告された。Dowling, Smith, & Thomas（2007）は，電子ゲーム機でのギャンブル問題を抱えている女性56名に対し，個人療法か集団療法かのいずれかの形式で12セッションの認知行動療法プログラムを行ない，その効果を比較した。参加者は，ランダムに治療待機対照群，集団認知行動療法群，個人認知行動療法群に割り付けられた。その結果，両治療群の治療アウトカムにはおおむね差異はないことがわかった。しかし，集団療法群の参加者は，対照群と比較して，状態不安と自尊心について治療成績が悪かった。さらに，6か月後のフォローアップでは，個人認知行動療法群（8％）と比較して集団認知行動療法群（40％）の参加者の多くが，依然としてDSM-IVの病的賭博の診断基準を満たしていた。

　問題ギャンブルに対する認知行動療法による治療と，GAのミーティングへの出席とを比較した研究は一握りほどしかないが，相反する知見が見出されている。先述のように，Petry et al.（2006）は，GA参加のみの群と比較して，個人形式の認知行動療法群の参加者は，ギャンブル行動が減少したことを明らかにしている。この研究はまた，個人形式の認知行動療法群の参加者は，他の群と比較して心理社会的症状がより改善されたことや，6か月後と12か月後のフォローアップでも治療効果が維持されていたことを示した。一方，Toneatto & Dragonetti（2008）は，8セッションの認知行動療法（n=65）と8セッションのGAのミーティング（n=61）を比較した。12か月後のフォローアップにおいて，ギャンブル頻度，ギャンブル行動をやめた者の割合，ギャンブルに費やされた金額について，両群間に有意差は認められなかった。

　また，認知行動療法が他の治療アプローチの効果を高めうるというエビデンスも存在する。最近のエビデンスは，薬物療法と認知行動療法の組み合わせが，どちらかを単独で使用する場

合より優れていることを示している。Ravindran et al.（2006）は，16 週間の前向き研究において，病的ギャンブルに対する3種類の治療の効果を比較した。3種類の治療は，パロキセチン群（n=12），認知行動療法＋パロキセチン群（n=10），認知行動療法＋プラセボ群（n=12）であった。19 名の参加者が治療を終了した。認知行動療法＋パロキセチン群の参加者は，他の2群と比較してギャンブル症状（「ギャンブル症状アセスメント尺度」（Kim et al., 2001）で測定）の減少が，最も早く認められた。さらに，認知行動療法＋パロキセチン群の参加者は，パロキセチン群と比較して治療後のギャンブル行動が有意に少なかった。このことから，認知行動療法は，問題ギャンブルに対する最も効果的な治療であるという可能性が示唆された。しかし，認知行動療法にパロキセチンを加えることによって効果が上がるのは，問題ギャンブラーのうちの一部でしかない可能性もある。

　ドロップアウト率やリラプス率が高いことから示唆されるように，問題ギャンブラーは，治療に対する動機づけが乏しい傾向にあることをさまざまな研究者が指摘している（Bolen & Boyd, 1968; Greenberg, 1980）。そのため多くの研究において，治療アウトカムの改善のために，認知行動療法とあわせて治療への動機づけとコンプライアンスを向上させるテクニックの効果が検証されている。Wulfert et al.（2006）は，地域の治療センターで治療を受けている重症の9名の病的ギャンブラー（ほとんどが競馬をしていた）に対して，認知行動療法と動機づけ強化療法から構成される治療プログラムの有効性を検討した。治療群のドロップアウト率は，同センターで通常の治療を受けた 12 名のギャンブラーから成る対照群よりも有意に低かった。また，治療群の参加者は，ギャンブル行動とライフスタイルに有意な改善を報告した。Milton et al.（2002）は，大学の外来ギャンブル治療クリニックにおいて，40 名の病的ギャンブラー（男性 29 名，女性 11 名）を，認知行動療法のみの群（心理教育，認知再構成，問題解決法，リラプス・プリベンション）か，動機づけとコンプライアンス（すなわち，すべての治療セッションへ参加すること）を高めるようにデザインされた治療を加えた認知行動療法群のいずれかにランダムに割り付けた。動機づけとコンプライアンスを高めるためにデザインされた治療では，リクルートや治療のさまざまな段階で励ましや賞賛によって強化する，予約確認の手紙を送付する，アセスメント結果を参加者に提示する，最初にセッションを休んでしまった後に参加者に連絡する，治療アウトカムに出席が及ぼすポジティブな影響を強調する，などを行なった。また，参加者にはセッションとセッションの間に，意思決定バランスシートを完成するように求めた。治療を通して参加者には，問題解決スキルを使用して，変化への障壁を特定し，それを取り除くよう援助し，彼らの治療を達成する能力を強化した。その結果，治療後のコンプライアンスを改善するための動機づけ強化療法を含んだ認知行動療法群では，治療終了後の段階でドロップアウトした参加者の数が，認知行動療法のみの群よりも有意に少なかった（35% vs 65%）。しかし，9か月後のフォローアップにおいては，「病的賭博のための構造化臨床面接」（Anjoul, Milton, & Roberts, 2000; Walker, Milton, & Anjoul, 1999; Walker et al., 1999）による病的ギャンブルの診断基準への該当，ギャンブルに費やされた金額の収入に対する割合，「サウスオークス・ギャンブル診断テスト」（SOGS; Lesieur & Blume, 1987）の得点といった治療アウトカムについて，2群の間に差異は認められなかった。

Hodgins, Currie, & El-Guebaly（2001）は，121名を対象に，治療待機対照群，電話を用いた動機づけ強化療法に加え，目標設定スキル訓練，コーピングスキル，メールによるリラプス・プリベンションから構成される認知行動療法の自習ワークブックを受ける群，そして認知行動療法の自習ワークブックのみの群という3群にランダムに割り付けた。その結果，電話による動機づけ強化療法と自習ワークブックの群は，3か月後と6か月後のフォローアップにおいて，自習ワークブックのみの群と比較して，より良好な治療アウトカムを示した。12か月後のフォローアップでは，ギャンブル問題がより軽症である者に限り，群間の差は有意であった。Hodgins, Currie, El-Guebaly, & Peden（2004）は，Hodgins et al.（2001）の研究における2つの治療群の参加者について，2年間にわたるフォローアップ研究を行なった。このうち52名の参加者が2年間のフォローアップを終了した。その結果，6か月間ギャンブル行動をやめていたことを報告した人数について，2群に有意差は認められなかった。しかし，電話による動機づけ強化療法と認知行動療法の自習ワークブックを受けた群は，自習ワークブックのみの群と比較して，ギャンブル日数や失った金額が少なく，問題ギャンブル症状（SOGSによって測定）が少なかった。

　最近では，Oei, Raylu, & Casey（in press）が，本書で紹介する認知行動療法プログラムを個人療法と集団療法の場合とで比較した。参加者（n=102）は，メディアへの公表や，さまざまなサーチエンジンのインターネットリンクや健康に関連するウェブサイトや新聞に載せられた広告によって，自発的に集まった病的ギャンブラーであった。すべての参加者が，病的ギャンブラーとみなされた（DSM-IVの診断基準を満たし，SOGSで5点以上であった）。参加者のほとんどが，ギャンブル・マシンでギャンブルをしていると報告していたが，さまざまなギャンブル問題を抱えている者から構成されていた。

　参加者は，本書で紹介する認知行動療法プログラムを実施するために，個人療法（すなわち，セラピストと1対1で治療）（n=51）と集団療法（n=51）のいずれかにランダムに割り付けられた。個人療法と集団療法のセッションは，どちらも6週間にわたって行なわれた。個人セッションは，週に2回，1時間から1時間半の時間で行なわれた。集団セッションは，週に1回，2時間半行なわれた。すべてのセラピストは，登録されたインターンの心理学者であった（4年間の心理学の学位を取得し，臨床心理学の分野において大学院生として訓練・スーパービジョンを受けていた）。さまざまな従属変数が，認知行動療法プログラムの効果検討に用いられた。従属変数には，ギャンブル行動の頻度やギャンブルに費やされた金額に加えて，ギャンブル衝動（「ギャンブル衝動尺度」で測定；Raylu & Oei, 2004c），ギャンブル認知（「ギャンブル関連認知尺度」で測定；Raylu & Oei, 2004b），心理学的状態（「抑うつ不安ストレス尺度−21」で測定；Lovibond & Lovibond, 1995），QOL（「生活の質問紙」で測定；Frisch, 1994），生活に対する満足感（「生活への満足感質問紙」で測定　Diener, Emmons, Larsen, & Griffin, 1985），アルコール使用（「アルコール使用障害同定テスト」で測定／Saunders, Aasland, Babor, de la Puente, & Grant, 1993）といったギャンブル行動と関連するさまざまな変数が使用された。102名の参加者のうち28名が，治療を受ける前に6週間の治療待機対照群としてランダムに選ばれた。参加者の変化は，治療終了後と6か月後のフォローアップ時に，メールによって測定された。

個人療法群の 35 名と集団療法群の 29 名がプログラムを終了した。治療後において両治療群の参加者に，ギャンブル行動の頻度，ギャンブル行動に費やされた金額，ギャンブルに関連する思考の誤り，ギャンブル衝動，生活に対する満足感，QOL，アルコール消費，抑うつ・不安・ストレスの水準について，治療開始前と比較して有意な改善が認められた。しかし，治療待機対照群の参加者には，治療前後でどの従属変数においても有意な差は認められなかった。ギャンブル行動と関連する変数における治療効果は，6 か月後のフォローアップにおいても維持されていた。両治療群の効果量は，治療待機対照群と比較して全般的に高かった。本研究のより詳細な内容については，Oei et al.（in press）を参照されたい。

4 問題ギャンブルの治療に関する文献と本書で紹介する認知行動療法プログラムの理論的背景

　一般的に，先行研究では問題ギャンブルは治療可能であることが示されている（Echeburúa, 2005; Gooding & Tarrier, 2009; Raylu & Oei, 2002; 2004a）。薬物療法的なアプローチにも見込みがあるが，それはうつ病が併存する，あるいは衝動性の高い問題ギャンブラーに対して，一層効果的であるようだ（Echeburúa, 2005）。問題ギャンブルに関する治療文献をレビューした多くの研究者は，行動的介入，認知的介入，とりわけ認知行動的介入に，最も多くの治療アウトカム研究があり，問題ギャンブルの治療に最も効果的であるということで一致している（Toneatto & Millar, 2004; Toneatto & Ladouceur, 2003; Oei & Raylu, 2007; Oei, Raylu, & Grace, 2008）。Pallesen, Mitsem, Kvale, Johnsen, & Molde（2005）は，問題ギャンブルに対する心理学的治療の効果を検討するために，37 の研究を対象にメタアナリシスを行なった。その結果，心理学的治療は，無治療対照群と比較して，治療終了後とフォローアップ時（平均 17 か月）において，より効果的であることが明らかとなった。Korn & Shaffer（2004）は，問題ギャンブルに対する心理学的治療に関する文献をレビューし，問題ギャンブルの治療において最も頑健なエビデンスを有する治療は，行動療法と認知行動療法であると述べている。問題ギャンブルの治療における他の治療アプローチの効果を検討した研究と異なり，行動療法と認知行動療法の効果を検討している研究は，適切なサンプルサイズとフォローアップ期間（通常 6〜12 か月後のフォローアップ）を有したランダム化比較試験である。Korn & Shaffer（2004）のレビューによると，問題ギャンブルの治療において，2 番目に頑健なエビデンスを有する治療アプローチは，リラプス・プリベンションである。リラプス・プリベンションは，認知行動モデルのなかに位置づけられる治療テクニックである（Marlatt & Donovan, 2005）。また，Korn & Shaffer（2004）は，問題ギャンブルを治療するために用いられている精神分析，12 ステップ・アプローチ，自主的立入制限，そして嫌悪療法といった他のさまざまな治療アプローチには，かなり弱いエビデンスしかないことを報告している。このような治療アプローチには，効果を検証した研究がほとんどない。また，研究があったとしても，研究デザインが不適切である，フォローアップ期間が短い，サンプルサ

イズが小さい，対照群や比較群を欠いているなどの方法論的な限界がある。

　また，行動療法，認知療法，および認知行動療法は，他の治療形態に勝るいくつかの利点を有している。第一に，認知行動療法は非常に構造化されているので，さまざまな形態で実施することが可能である（Raylu, Oei, & Loo, 2008）。たとえば，対面での実施（Oei et al., in press），コンピュータ，インターネット，自習ワークブックによる実施（Oei, Raylu, & Grace, 2008）などがある。第二に，認知行動療法は他の種類の心理学的治療（例：精神力動療法）と比較して，短期間で実施される傾向がある。第三に，短期間で積極的な関わりを行ない，集中的であるという認知行動療法の特性ゆえに，他の種類の治療と比較して費用対効果に優れている。第四に，認知行動療法は新しいスキルを構築し，欠如しているスキルを補強することに焦点を当てていることから，リラプスのリスクを減少させることができる。第五に，薬物療法は処方されている間しか有効でないが，認知行動療法は長期間効果が持続し，クライエントが残りの人生において物事に対処するために自力で適用できる実践的なスキルを提供している。

　このように，問題ギャンブルの治療における認知行動療法の効果に関するエビデンスと，このアプローチを活用することの利点を考慮すると，本書が問題ギャンブルを治療するために認知行動療法プログラムを紹介していることは，理に適ったものである。したがって，本書の以降の章では，問題ギャンブルを治療するために，認知行動療法アプローチを活用する。本書は，メンタルヘルス領域で働く人々に対して，問題ギャンブラーの治療ツールとなるように，認知行動療法アプローチをマニュアル形式で提供するものである。

第II部 治療プログラム

パート1 パート2 パート3 パート4

セッション1

アセスメント

> ●**セッションの内容と目標**
> 1 －セッションのねらいと理論的背景について話し合う
> 2 －アセスメントを実施する
> 3 －ケース・フォーミュレーションを行ない，治療計画を作成する
> 4 －治療の理論的背景と治療計画を提示する
> 5 －宿題の説明をする

1 セッションのねらいと理論的背景について話し合う

1-1 ねらい

　このセッションでは，個々のクライエントに適したケース・フォーミュレーションと治療計画を作成するために，クライエントに関する十分な情報を得ることをねらいとする。また，クライエントの目標，長所，短所に関するアセスメントも行なわれる。クライエントには，治療開始前に，この治療の理論的背景と治療計画について説明しておくようにする。

1-2 理論的背景

　アセスメントでは，面接，生活歴の聴取，心理テストの実施などが行なわれる（Master, Burish, Hollon, & Rimm, 1987）。効果的な治療プログラム（すなわち，クライエントのニーズを満たし，治療効果を維持できる適切な治療アウトカムを有した治療プログラム）を計画し，実行するうえで，アセスメントと正確な診断はきわめて重要である。またアセスメントは，クライエントとセラピストが互いにラポールを形成する機会となる。セラピストはアセスメント結果を用いて，クライエントが自らの現状を別の視点から考えられるようにフィードバックができる。さらに，継続的なアセスメントは，クライエントとセラピストにとって，治療目標の達成に向けた進捗状況をモニタリングすることに役立つだろう。

　治療に関する理論的背景と簡単な治療計画を手短に伝えることによって，クライエントはこの先どのように治療が進んでいくのか，はっきり理解できるようになる。

　ギャンブル行動や問題ギャンブルの研究に関して，すでに多くの知識を有しているセラピスト

は，このセッションが詳細すぎると感じるであろう。ギャンブル行動に関連する変数のすべてをこれほど詳細にアセスメントすることは，どのクライエントにとっても必ずしも必要であるというわけではない。しかし，認知行動療法の訓練を受けたさまざまなバックグラウンドを持つセラピストの誰もが，安心してクライエントのアセスメントを行なうことができるようにするため，アセスメントについて詳細に記載することとした。さらに，アセスメントを継続的に行ない，そのアセスメント結果に応じて，必要であれば介入を変更するようにすべきでである（Marlatt, 1988）。

2 アセスメントを実施する

面接を通してアセスメントを実施する目的は，クライエントが直面している問題の性質，クライエントの現在の機能，背景，そして治療に対する動機づけについて，たくさんの情報を引き出すことである。面接によって，セラピストはクライエントの問題をケース・フォーミュレーションし，治療計画を立てることが可能となる。アセスメントには，以下の4つの要素がある。

- ラポール形成
- ケース・フォーミュレーションを行ない，治療計画を立てることを目的とした，現在の問題の性質とその他関連情報のアセスメント
- 自分の行動を変えることに対するクライエントの動機づけのアセスメントと，動機づけ面接法のテクニックを通じた動機づけの向上
- 治療目標と治療への期待のアセスメント

クライエントのギャンブル問題，あるいはギャンブル行動に関連する問題のさまざまな側面について，さらなる情報を収集するために，質問紙が用いられる。たとえば，「サウスオークス・ギャンブル診断テスト」（South Oaks Gambling Screen）（Lesieur & Blume, 1987）は，問題ギャンブルの程度を査定するために用いられる。「ギャンブル関連認知尺度」（The Gambling Related Cognitions Scale）（Raylu & Oei, 2004b）は，ギャンブルに関する認知を査定するために用いられる。「ギャンブル衝動尺度」（The Gambling Urge Scale）（Raylu & Oei, 2004c）は，ギャンブル衝動を査定するために用いられる。「抑うつ不安ストレス尺度」（The Depression Anxiety and Stress Scale）（Lovibond & Lovibond, 1995）は，クライエントの気分状態を査定するために用いられる。

2-1 ラポール形成

ラポール形成とは，セラピストがクライエントとの間に信頼関係を形成することであり，治療において必要不可欠なものである。セラピストが面接によるアセスメントを始める前には，クラ

イエントに簡単な自己紹介をするとよい。その後，初回面接の目的をクライエントに説明する。つまり，初回面接とは，クライエントを知るためのものであり，ギャンブル行動のパターンとそれに起因する問題を把握することであるということを記す（すなわち，これがこのセッションのねらいと理論的背景である）。初回面接は形式張らないようにすべきであるが，クライエントに関する必要不可欠な情報を収集するようにしなければならない。セラピストは，たとえば「あなた自身の言葉で，あなたのギャンブル行動について話してください」といったオープン・クエスチョンで面接を始める。

2-2 ケース・フォーミュレーションを行ない，治療計画を立てるために，現在の問題の性質とその他関連情報をアセスメントする

ケース・フォーミュレーションを行ない，治療計画を立てるために，セラピストはクライエントに関する以下の5つの事項をアセスメントする必要がある。

- 現在の問題——現在の非機能的な行動（すなわち，おもな現在の問題と他に関連する問題）の性質
- 素因と先行要因——現在の非機能的な行動を生じさせているクライエントの脆弱要因
- 増悪要因——現在の非機能的な行動の獲得に関連する要因
- 遷延化要因——現在の非機能的な行動を維持させている要因
- 予後要因——回復と治療効果に影響を与える要因

これらの事項に関して得られた情報によって，セラピストはクライエントのギャンブル行動の前後に何が生じているのかを知り，このようなギャンブル行動を引き起こし維持させている要因を検討することができるようになる。また，その情報によって，セラピストは，なぜクライエントが絶えず損失があるにもかかわらずギャンブル行動を続けているのかということも理解することができる。さらにセラピストは，クライエントの関心とニーズに明確に沿った治療計画を立てることも可能となる。

この初回面接の際に，セラピストは，連絡先，年齢，性別，生活状況，職業，婚姻状況，学歴といった，クライエントに関する基礎的な情報を得る必要もある。

2-2-1 現在の問題

ここでは，クライエントが抱えている問題（つまりギャンブル問題）とクライエントが直面しているギャンブル行動に関連するその他の問題の性質について，アセスメントを行なう。ギャンブル問題の性質，頻度，期間，そして重症度に関する情報を手に入れることが必要である。ここでは，DSM-IV-TR（American Psychiatric Association, 2000）を用いて，クライエントが病的賭博の診断基準を満たすかどうかも判断する。以下に挙げるDSM-IV-TRの診断基準を5つ以上満たしていると病的賭博と診断される[訳注7]。

- ギャンブルにとらわれている（ギャンブルをするための金銭を得る方法や勝つための方策を考えること）。
- 興奮を得たいがために賭け金を増やしたギャンブルを行なう。
- ギャンブルをするのを抑える，またはやめる努力が繰り返し失敗したことがある。
- ギャンブルをするのを抑えたり，またはやめたりすると落ち着かなくなる，またはいらだつ。
- 問題から逃避する，またはネガティブな気分を解消するためにギャンブルを行なう。
- 失ったお金を取り戻すために，損失があるにもかかわらず，ギャンブルを続ける。
- ギャンブル行動，またはその結果（例：金銭の損失）を隠すために，他人に嘘をつく。
- ギャンブル，またはギャンブルによって生じた借金返済の資金を得るために非合法的行為（例：窃盗）に手を染める。
- ギャンブルのために，大切な機会（人間関係や仕事）を失いそうになる，または失う。
- ギャンブル，またはギャンブルによって生じた借金返済の資金を得るためにお金を借りる。

ギャンブル問題行動をアセスメントする際には，以下のような事項について詳細な情報を収集するように努めるべきである。

- 現在のギャンブル行動——ギャンブル行動の頻度，ギャンブル行動に費やされた金額，ギャンブルの種類（ギャンブル・マシン，競馬，スポーツ賭博など），現在のギャンブル行動の引き金，深追い行動。
- ギャンブル行動歴——ギャンブル行動を始めた時期と当時の環境，ギャンブル行動の期間，過去のギャンブル行動のパターン（頻度と費やされた金額），過去のギャンブル行動の引き金，過去にギャンブル行動をやめようとした試み（ギャンブル行動をやめよう・減らそうとした理由，使用した方策，その結果とそれによる影響，ギャンブル行動をやめた期間・自制した期間，ラプス・リラプスの理由，深追い行動など）。
- 治療への関与——現在治療を求めている理由，これまでの治療経験とその結果。

また，クライエントが直面している他の問題もアセスメントする必要がある。そのような問題には，以下のようなものがある。

- 対人関係の問題——クライエントは，ギャンブル行動のために，重要な他者との対人関係において困難を抱えているか。クライエントは，パートナーと別れる，あるいは離婚する段階であるか。クライエントは，ギャンブル行動のために重要な対人関係を失った経験があるか。

訳注7　DSM-5（American Psychiatric Association, 2013）では，「ギャンブル障害」という診断名に変更されたが，診断基準自体は大きく変わっていない。

| パート1 | パート2 | パート3 | パート4 |

- 家庭の問題——ドメスティック・バイオレンス，児童虐待，夫婦間葛藤，家族のネグレクトといった家族間で生じる問題の有無をアセスメントする。

- 経済面の問題——クライエントには借金があるか。誰からお金を借りているか。クライエントは，自己破産の申請をしているか，あるいは自己破産の申請を考えているか。ギャンブル行動によって，クライエントの信用情報はどうなっているか。

- 職業上の問題——クライエントは無職であるか。クライエントは職場での問題に直面しているか。クライエントは最近仕事を失ったか。クライエントは，ギャンブル行動のために仕事をかなり休んでいるか。

- 法的な問題——違法行為がある場合，いかなるものであってもそれがどのようなものかをアセスメントする必要がある。また，裁判を控えているなら，その日付と予想される結果を聞く。さらに，これまでの法的な措置の結果とその成り行きについても聞く。

- 身体的な健康問題——問題ギャンブラーは，慢性の頭痛，呼吸困難，腰痛，不眠，胸痛，心血管疾患，肥満，手足のしびれといった，さまざまな身体的な問題に苦しんでいる可能性がある。セラピストは，身体的な健康問題の有無を査定し，このような症状がギャンブル問題のために生じているのか，あるいは身体症状が原因で最初のギャンブル行動につながったかどうかを調べる必要がある。

- 精神的健康・情緒的問題——問題ギャンブラーは，しばしば抑うつ，不安，ストレス，低い自尊心，物質使用，罪悪感といった，精神的健康・情緒的問題を抱えている。セラピストは，精神的健康・情緒的問題を査定し，このような症状がクライエントのギャンブル問題のために生じているのか，あるいは症状が原因で最初のギャンブル行動につながったかを調べる必要がある。

- 自殺——自殺の危険性のあるクライエントの状態をアセスメントし，マネジメントする。これに関する情報は，附録Cを参照されたい。もしセラピストが，クライエントから以下のような言葉を聞いたならば，クライエントは自殺念慮を有している可能性がある。
  −手は尽くしたが，これ以上は無理だ。
  −家族には，たくさんの苦痛を与えてしまった。家族にとっては私がいないほうがいいだろう。
  −私は絶対よくならない。本当に役立たずだ。
  −あまりにたくさんの問題を引き起こしたので，自分などはよい人生を送るに値しない。

- 住居に関する問題——クライエントの現在の生活環境はどうか。クライエントは，ホームレ

スであるか，あるいは今にもホームレスになりそうな状態か。

2-2-2 素因と先行要因

ギャンブル問題を発展させる脆弱要因には，以下のようなものがある。問題ギャンブラーの素因を検討した先行研究をはじめ，素因に関するより詳細な情報については，われわれのレビュー論文（Raylu & Oei, 2002）と第2章でのレビューを参照されたい。

- 家族のギャンブル行動——いくつかの研究では，家族のギャンブル行動と本人の問題ギャンブル行動との関連が示されている。モデリングの効果に関しては，エビデンスがある（たとえば，ギャンブル行動を行なう若者のほとんどは，家族や友人と一緒にギャンブル行動を行なう傾向がある）。また，ギャンブル行動を嗜好する文化的な信念と価値観が，ギャンブル行動を生起させやすくすることもある。なかにはギャンブル問題を発展させる遺伝的素因を持つ者もいる。ある特定の生物学的な遺伝的特徴（衝動性制御の障害，あるいはエンドルフィン刺激への感受性の増加）によって，不適応的なギャンブル行動パターンに陥りやすくなる者もいるだろう。
- ギャンブルを始めた当初の大勝ち。
- 両親の物質依存歴や他のメンタルヘルス上の問題。
- 虐待の有無（性的，身体的，言語的）。
- 幼少期における両親の死，あるいはその他の原因による悲嘆。
- 幼少期における学校や家族とのつながりの乏しさ。
- 幼少期における両親からの監督の欠如，不適切なしつけ，家族問題の存在。
- パーソナリティ——ある種のパーソナリティ要因は，病的ギャンブルと関連している。たとえば，衝動性，刺激希求性（特に，カジノにおけるギャンブル，ギャンブル・マシン，非合法のギャンブルと関連する），神経症的傾向，精神病的傾向などがある。

2-2-3 増悪要因

増悪要因とは，クライエントを過度なギャンブル行動へと向かわせ，その結果としてギャンブル問題へと発展させる要因のことである。セラピストは，いつ（そしてなぜ）クライエントがギャンブル行動を始めたのか，そしてギャンブル行動がいつ問題になり始めたのかを尋ねることによって，増悪要因を見出すことができる。ギャンブル行動の増悪要因を，以下に挙げる。問題ギャンブラーの増悪要因を検討した先行研究をはじめとして，増悪要因に関するより詳細な情報については，われわれのレビュー論文（Raylu & Oei, 2002）と第2章でのレビューを参照されたい。

- ストレスフルな，またはトラウマとなるようなできごと。
- ネガティブな気分状態（例：怒り，抑うつ，欲求不満，孤独感，不安）。
- 刺激のなさ——退屈，生活の不満，趣味や興味・関心の欠如。

- 金銭的な理由――お金を得るため（例：金銭的な危機から逃れる目的で，お金持ちになりたいがため，何かを買う目的で，価値のある人・尊敬に値する人として認められようとして）。この要因は特に，社会経済的地位の低い人々，あるいは移民の人々に当てはまることがある。
- ギャンブル行動へと誘う仲間や家族からの圧力。
- 社会的交流を持つため。
- 物質使用・乱用。
- 社会文化的要因――環境変化のようなある種の社会文化的要因（例：移住，家族内の世代間葛藤，仕事の変化）。
- 対人関係の問題――離別，離婚，死別をはじめとした社会的・対人的関係における変化。

2-2-4 遷延化要因

遷延化要因とは，クライエントの現在のギャンブル行動を維持させている要因のことである。いくつかの遷延化要因を以下に挙げる。問題ギャンブラーの遷延化要因を検討した先行研究をはじめ，遷延化要因に関するより詳細な情報については，われわれのレビュー論文（Raylu & Oei, 2002）と第2章でのレビューを参照されたい。

- 他者操作的な行動――問題ギャンブラーはしばしば，損失や家族・友人から否定的な反応を示されても，ギャンブル行動を続けようとして他者操作的な行動を取る。たとえば，
  - ギャンブル行動に関する嘘をつく。
  - 金銭の損失を説明しようとして言い訳をする（例：財布がなくなった・盗まれた，給料の支払いに間違いがあった，想定外の出費があった）。
  - 連絡が取れなかったことを説明しようとして言い訳をする（例：残業，バスの乗り遅れ，車の故障）。
  - 自分のギャンブル行動，言い争い，あるいは損失が，家族の責任であるとして相手を責める。
  - 郵便が私書箱宛に送付されるようにする。

- ゆがんだ認知――深刻で継続的な損失をしているにもかかわらず継続してギャンブルを行なうのは，勝利の確率，あるいは勝利を呼び込む自分のスキルに関する誤った考え方と関連している（たとえば，自分にはギャンブルの確率を打ち砕くことができる特別な能力があるなどと考える）。Toneatto（1999）は，問題ギャンブラーに共通するギャンブル行動に特有の思考の誤りについて，レビューを行なった（ギャンブル行動に特有の思考の誤りに関するより詳細な情報は，第5章を参照されたい）。また，その他の一般的なゆがんだ認知には，回復に関するもの，自らのギャンブル行動に関する認識，自分のギャンブル問題が引き起こしている結果に関する認識などがある（このような認知に関する詳細な情報は，第7章を参照されたい）。

- 精神的健康——問題ギャンブラーは，現在のギャンブル問題を悪化させうる身体的，心理的・情緒的な健康問題といった，いくつかの健康上の問題に直面している。なかには抑うつ，不安，罪悪感，恥，そして怒りといった陰性感情が原因となって，ギャンブル行動に至る者もいる。一方，ギャンブル行動による損失の結果，あるいは重要な他者を落胆させた結果として，このような陰性感情を抱く者もいる。問題ギャンブラーはしばしば，このような陰性感情に対処することを避けるためにギャンブル行動を続ける。ギャンブル行動を継続することは，陰性感情を悪化させるだけであり，それゆえに悪循環に陥る。

  問題ギャンブラーのなかには，他の心理学的障害に対処するためにギャンブル行動を続ける者もいる。たとえば，物質使用・乱用は問題ギャンブラーに共通する問題である。物質使用は判断力と意思決定能力を低下させることから，ギャンブル行動を悪化させる可能性がある。また，物質使用はコントロールの錯覚を増加させ，それによって人は深刻な損失にもかかわらずギャンブル行動を続けることになる。問題ギャンブラーのなかには，ギャンブルによる損失とネガティブな結果に対処するために，物質を使用し続ける者もいる。それゆえに，セラピストはクライエントの情緒的・精神的健康問題の有無，情緒的・心理的問題に関する治療経験とその治療結果をアセスメントする必要がある。

- 身体的健康——クライエントのギャンブル行動は，現在抱えている身体的健康問題によっても維持されているかもしれない。したがって，セラピストは以下のことを調べなければならない。
  - クライエントが健康問題に直面しているかどうか。
  - クライエントが健康問題のために服薬しているかどうか。
  - クライエントが，形態を問わず健康問題に対する何らかの治療を受けていた，あるいは現在受けているかどうか。
  - クライエントの病歴。
  - 身体的健康問題に関する治療経験とその治療結果。

- 法的な問題——金銭の貸し借りや資産損失による金銭的な困難が，破産，借金，金銭を得るための犯罪行為といった法的な問題につながるかもしれない。法的問題に関連するストレスによって，深刻な損失にもかかわらずギャンブル行動を続けることもありうる。

- 空虚感や刺激希求——覚醒または興奮という主観的な状態に達し，それを維持するためにギャンブルを行なう問題ギャンブラーもいる。退屈で満たされない生活を送っているときにはとりわけ，勝つことよりも刺激を求めることのほうが重要になる。ギャンブル行動がエスカレートするにつれて，問題ギャンブラーは，より多くの時間をギャンブル行動に費やして覚醒体験を長引かせようとする。問題ギャンブラーはしばしば，ギャンブルをしているときに力強さ，興奮，満足，コントロール感を感じていると語る。したがって，クライエントの

現在（もしくはこれまで）の興味・関心と趣味を調べることが重要になる。

- 社会的交流——ギャンブル場に行くことは，そこで獲得される社会的報酬（例：社会的な交流）によって，正の強化を受けているかもしれない。こうした報酬によって，クライエントは継続的な損失にもかかわらずギャンブル行動を続けてしまう。

- パーソナリティ——衝動性や刺激希求性といった多くのパーソナリティ要因が，問題ギャンブルの維持における役割を担っている。病的ギャンブルと併存することの多いパーソナリティ障害には，自己愛性パーソナリティ障害や反社会性パーソナリティ障害などがある。

- 現在の経済状況——問題ギャンブラーのなかには，大もうけという誘惑のために，あるいは金銭的危機を解決するために，ギャンブルを始める者もいる。しかしながら，継続的なギャンブル行動は，結果としてさらなる金銭的な損失につながることがしばしばであり，それによってさらにギャンブル行動が引き起こされる。したがって，以下のことをアセスメントすることが重要である。
  - クライエント個人，および家族の収入。
  - クライエントが生活費を超えるギャンブルをしているかどうか。
  - クライエントは，使うお金を増やさなければこれまで以上にギャンブルを楽しめなくなっているのではないか。
  - クライエントは現在，金銭的な問題に直面しているかどうか。もしそうであるならば，どのような金銭的問題か。
  - クライエントはギャンブル行動に費やすために，あるいは借金を返済するために，借金をしているかどうか。
  - クライエントの借金の程度。
  - クライエントは誰からお金を借りているか。
  - 誰が一番クライエントに借金返済の催促をしているか。
  - クライエントはいつまでに借金を返済しなければならないか。クライエントは自己破産を考えているか。

- 家族・対人関係の問題——クライエントのギャンブル行動は，家族・対人関係に関するさまざまな問題によって維持されることがある。特に，友人や家族からお金を借りているにもかかわらず，それを返済することができない場合に，対人関係を失ったり，損なったりしやすく，そのせいで孤立してしまう。損なわれた，または失われた対人関係，あるいは孤立してしまったことから生じるストレスに対処するために，ギャンブル行動を続ける場合がある。一方，友人・家族との間で現在進行中の葛藤や緊張から逃れるために，ギャンブル行動を続ける者もいる。対人関係上の問題がギャンブル行動に先行しているか，あるいはギャンブ

行動の結果であるかにかかわらず，このような問題は治療の成功を妨げることになりやすい（Fanning & McKay, 2000; Hudak, Varghese, & Politzer, 1989）。したがって，セラピストは，ギャンブル問題が始まった前後におけるクライエントの家族，友人との交流の有無だけでなく，その関係の性質を評価する必要がある。

- 重要な他者のレスキューまたはイネイブリング行動――クライエントのギャンブル行動は，重要な他者による余計な行動によって維持されることもありうる。そのような行動には，「イネイブリング」（例：問題ギャンブラーの責任を引き受けること）と「レスキュー」（例：問題ギャンブラーの借金を支払ってあげること）の2つがある。したがって，セラピストは，クライエントの家族や友人がクライエントのギャンブル行動に対して，どのように対応しているか，そしてクライエントの家族や友人が「イネイブリング」または「レスキュー」を行なっていないかどうかを調べる必要がある。

- 職業上の問題――問題ギャンブルは，仕事上の生産性の減少，および欠勤の増加と関連する。これらは，ギャンブルへの耽溺のためであったり，ギャンブルや借金返済に要する金銭を工面するためであったりする。仕事をしている者の場合，ギャンブル行動を続ける金銭を得るために，横領や文書偽造をすることも多い。問題ギャンブラーの失業率は，一般人口の2倍である。また，学生である場合も，生産性は影響を受ける（例：課題の締め切りに間に合わない，試験成績の低下）。継続的なギャンブル行動は，このようなストレッサーへの対処・ストレッサーからの逃避の手段の1つになる。

2-2-5 予後要因

いくつかの個人的要因は，治療の結果や回復にマイナスの影響を与えることが示されている。これらの要因には，ギャンブル問題が重症であること，併存する問題があること（例：物質乱用，精神的健康問題），そしてパーソナリティ特性（例：衝動性，新奇性希求傾向，神経症的傾向）がある（Raylu & Oei, 2007）。一方，いくつかの個人的要因は治療の結果・回復にプラスの影響を与えることが示されている。これらの要因には，根気強さなどのパーソナリティ特性，モチベーションや変化へのレディネスを有していること，治療への積極的な参加意欲などがある（Raylu & Oei, 2007）。したがって，セラピストは，このような要因やクライエントの長所・短所（例：自らの覚醒水準を把握し制御する能力，報酬を先送りさせる能力，自分の思考を疑う能力，問題解決能力，自己主張性）を調べる必要がある。また，クライエントの治療結果に影響を及ぼしうる周囲の環境に関するポジティブな側面（例：ソーシャル・サポート）とネガティブな側面（例：家族のギャンブル行動）を調べる必要がある。

2-3 自分の行動を変えることに対するクライエントの動機づけをアセスメントし，動機づけ面接法のテクニックを通して動機づけを増加させる

　変化へのレディネス（例：クライエントがギャンブル行動を進んでやめようとしているかどうか，あるいは変化について両価的であるかどうか）は，クライエントの予後を決定づけるうえで重要である。また，変化へのレディネスは治療の成功率を高めることから，セラピストはこのレディネスによって，クライエントの動機づけの改善にどの程度取り組む必要があるかを判断する。セラピストは，クライエントが変化のどの段階にいるか（前熟慮期，熟慮期，準備期，維持期，リラプス期）を把握するために，附録Dの「行動変容ステージモデル」（Stages of Change Model）（Prochaska & DiClemente, 1982；1986）を用いるようにする。クライエントの動機づけを判定する際には，「クライエントはどこから紹介されてきたのか」「クライエントは無理矢理治療を受けさせられているか」という重要な点を考慮すべきである。セラピストはまた，クライエントの変化に対する動機づけを高めるのに役立つ動機づけ面接法のテクニック（附録E参照）を用いることが重要である。

2-4 クライエントの治療目標と治療への期待をアセスメントする

　セラピストは，クライエントの治療目標と治療への期待をアセスメントしなければならない。セラピストがこのことを達成するためには，以下のような質問が役に立つ。

- ギャンブル問題に対する治療を受けることについて，あなたはどう思っていますか。
- 治療がどのようなものであってほしいと思っていますか。
- あなたは治療から何を得たいと思っていますか。
- あなたが治療に期待するものは，どうすれば得られると思いますか。
- あなたは自分の進歩をどうすれば確認できると思いますか。
- 最終的な目標を達成する前に，何をしなければならないと思いますか。
- 目標を達成するためには，どのくらいの時間がかかると思いますか。
- 治療に成功すること，ギャンブル行動をやめ続けること，またはコントロールし続けることへの自信はどのくらいありますか。

　治療目標は，他者に関する何かを変えようとするのではなく，クライエント自身に関する何かを変えるというものにすべきである。また，治療目標は現実的なものでなければならない。クライエントの設定した目標が，一般的で漠然としたものではなく，必ず測定可能なものとなるようにすべきである。たとえば，「ギャンブル行動をコントロールできるようになりたい」という目標は，「ギャンブル行動を1週間に1回にし，5ポンドしか使わないようにしたい」とするべきである。

　さらに，セラピストは，クライエントがギャンブル行動をやめるための治療としたいのか，あるいはコントロールするための治療としたいのかをはっきりさせておく必要がある。もし，ギャ

ンブル行動をいつもコントロールできず，ほとんど，あるいはすべてのお金をギャンブルに費やしているのであれば，クライエントはギャンブル行動を完全にやめることを考えるべきである。一方，もしクライエントがギャンブル行動をほぼコントロールできているのであれば，ギャンブル行動の制限を治療目標にするのも可能かもしれない。ギャンブル行動の制限を治療目標として設定する場合，詳細は附録Fを参照されたい。

　セラピストとクライエントとの間で，治療目標が一致しないことはしばしば生じる。しかし，治療開始前には，セラピストとクライエントの双方が，治療目標について折り合う必要がある。もしクライエントの目標がセラピストの考えている目標と合致しない場合，セラピストは以下の選択肢を用いることが可能である（Miller, 1989）。

- 試しにギャンブル行動をやめてみる期間を設けることを話し合う。
- セラピストはクライエントにとっての最善の目標はギャンブル行動をやめることであると考えているが，クライエント自身はギャンブル行動の制限にしたいと考えている場合，ギャンブル行動を減らす前に，ギャンブル行動を完全に断つ期間を設けることが非常に役立つということを提案する。そして，この期間の最後に，治療目標を見直してはどうかと交渉する。それでもなおクライエントがギャンブル行動の制限という目標にこだわるのであれば，ギャンブル行動の制限をする試行期間を話し合いで決定したうえで，クライエントが決めた目標を受け入れる。その期間の最後には，治療目標の見直しをすることに同意するよう交渉する。そして，試行期間の最後に，治療目標の見直しをする。
- ギャンブルを完全に断つことに向けて，ギャンブル行動を徐々に減らしていく。この目標を達成するために，セラピストは現実的な中間目標を設定し，クライエントにセルフ・モニタリングのための日誌を渡すようにする。その際，試行期間についても話し合う。
- クライエントのギャンブル歴，リスク要因，治療歴，そして以前に設定した目標の達成度から判断して，クライエントに最も適した他の治療目標があるとセラピストが考えている場合，クライエントに治療目標を変更するように促してみる。このことは，動機づけ面接法のテクニックを用いて，あるいは病的ギャンブルという疾患とそれが引き起こす二次的な問題をクライエントに説明することによって達成することができる。
- クライエントの決めた目標に関する援助を断る。クライエントの決めた目標をセラピストが支持することが非倫理的であると感じた場合，セラピストはこの選択肢を選んでもよい。とはいえ，セラピストはこの選択肢を取る前に，他のすべての選択肢を考慮したほうがよいだろう。

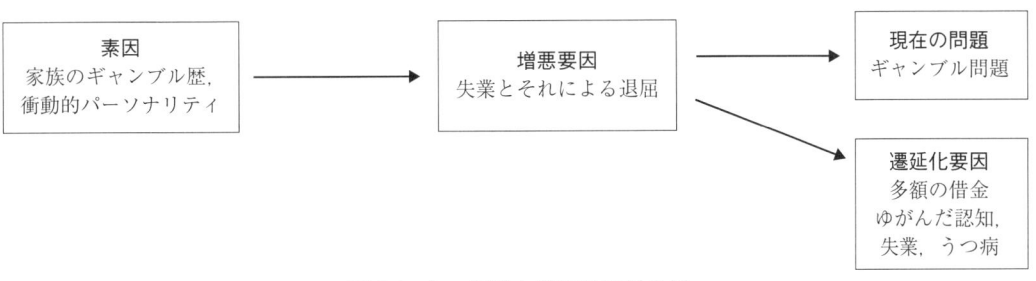

```
┌─────────────┐       ┌─────────────┐       ┌─────────────┐
│    素因     │       │  増悪要因   │       │ 現在の問題  │
│家族のギャンブル歴,│──────▶│失業とそれによる退屈│──────▶│ギャンブル問題│
│衝動的パーソナリティ│       │             │       │             │
└─────────────┘       └─────────────┘       └─────────────┘
                             │               ┌─────────────┐
                             │               │  遷延化要因 │
                             └──────────────▶│  多額の借金 │
                                             │ ゆがんだ認知,│
                                             │  失業,うつ病│
                                             └─────────────┘
```

図 3.1　5 つの基本事項の関係の例

③ ケース・フォーミュレーションを行ない,治療計画を作成する

　セラピストは,クライエントの問題に関するケース・フォーミュレーションを行なうために,面接(特に 5 つの基本事項)と質問紙(使用したものすべて)で得た情報を使用する。とはいえ,これはほんの最初のフォーミュレーションにすぎないことを忘れてはならない。プログラムが進むに従い,何度もフォーミュレーションが試みられることになる。5 つの基本事項は,多くの点で相互に関連している。このことは,クライエントによってもさまざまである。図 3.1 の例を参照されたい。

　たとえば,元々家族のギャンブル歴や衝動的なパーソナリティを有している者が,仕事を失い,もはや仕事に行かなくなった結果,退屈になり,それに対処するためにギャンブルを始めるようになるという場合がある。ギャンブル行動が増加すると,多額の借金につながるであろう。この問題ギャンブラーは,ギャンブルでの負けを取り返すためにギャンブル行動を続け,さらに大きな借金を抱えることになる。このことは,(ギャンブルでの負けを取り返そうとするためにギャンブル行動を続けることから)彼のギャンブル行動を悪化させるだけでなく,自分が置かれた状況に対して抱いている絶望感によって引き起こされる抑うつにつながる場合もあるだろう。さらに,非合理的な思考(たとえば,最終的には,失ったお金を取り戻せるだろうという考え)を有している場合,継続的な損失にもかかわらずギャンブル行動が維持されることになる。このように,この人にとっては,非合理的な思考や多額の借金だけではなく,現在進行形の失業や抑うつもまた,ギャンブル問題を維持しているのである。

　個別の治療計画は,アセスメントで得られた情報と直接的に関連したものでなければならない。そこでは,クライエントのギャンブル問題を維持している要因がターゲットになるべきである。ケース・フォーミュレーションと同様に,治療が進むに従い,治療計画も変えていく。

　治療においてどこに最初の力点を置くかは,クライエントの「変化の段階」(附録 D 参照)によって決まる。もしクライエントが「実行期」にいるのであれば,すでにプログラムを始める準備ができている。もしクライエントが「熟考期」にいるのであれば,教育セッション(第 4 章)と動機づけ面接法のテクニックを用いて,クライエントの変化への取り組みを高めることが重要である。治療計画を立てる際には,即座に配慮すべき事項がいくつかある(これらは,普通プログラ

ムの最初に取り扱う）(Adkins, 1988)。このような事項には，以下のものがある。

- 自殺——自殺傾向のあるクライエントのアセスメント，および対処に関する情報は，附録Cを参照されたい。

- 住宅——クライエントがホームレスである場合は，住居の選択について話し合う必要がある。住居の選択肢には，友人との同居，公共住宅や公的住宅支援制度への申請，援助を得る条件で親元への帰還，社会復帰施設や一時施設（保護施設や宿泊所）がある。

- 職業——失業中の問題ギャンブラー（特に，長期間失業中の者）には，職業斡旋機関や公的就労プログラムへの登録，もしくはボランティアの仕事に従事することが，その一助になるだろう。しかし，ある特定の職業は，ギャンブル施設へのアクセスが容易であることから（例：バーテンダー，カジノやホテルの従業員），ギャンブル行動を続ける危険性が高くなる。現金が身近にあることもまた，しばしばギャンブル行動の引き金となることから，職場で現金を扱わなければならないような職業も危険である（例：銀行の窓口，経理係，タクシー運転手，販売員）。したがって，クライエントが危険性の高い仕事に就く場合は，何らかの防御手段について話し合う必要があるだろう。また，仕事に就いているクライエントの場合でも，ギャンブル行動のために費やす時間を作らないようにするためだけでなく，借金をできるだけ早く返済するために，残業を引き受けるようにさせればよいだろう。

- 経済状況——もしクライエントが借金をしているならば，あるいは予算を立てたり家計を管理したりすることが困難であるならば，「選択セッション2：借金の返済」が有益であろう。治療期間中に，クライエントの経済的な困難を取り扱うことは重要である。クライエントの経済状況を取り扱うことによって，クライエントは自分の経済状況を改善するための方法を見つけるのに頭を悩ませる必要がなくなるため，ストレスやネガティブな気分を減らすことができるだけでなく，治療そのものに集中できるようになる。また，借金をできるだけ早く返済するために副業を始めようと考える者もいるであろう。このようなクライエントやその家族に対しては，経済面のことを相談できる機関を紹介することが必要不可欠である（Korn & Shaffer, 2004）。公的資金援助に関する情報を必要としているクライエントもいるだろうし，慈善事業や教会のなかには，問題ギャンブラーに援助をしているところもある（例：経済面の援助，食料サービス）。

- 重要な他者との対人関係の問題——クライエントの対人関係が，ギャンブル行動によって著しく影響を受けている場合，「選択セッション1：アサーション・スキル訓練」と「選択セッション3：重要な他者にギャンブラーの問題行動への対処を助言する」は，問題ギャンブラー自身とその重要な他者にとって有益であろう。クライエントにとっての重要な他者は，自ら

の取る行動によって，クライエントのギャンブル行動を維持するのではなく，回復を支えるようにすることが重要である。たとえば，金銭的な危機からギャンブラーを救ってあげることをやめなければならない。なぜなら，それはクライエントのギャンブル行動に手を貸してしまうことになるからである。治療の初期段階から，家族を治療に引き込むことは有用である。夫婦・家族間の問題が，ギャンブル行動の一因となっている場合，（治療セッションのなかで，あるいはクライエントに対人・家族・夫婦カウンセリングを受けるよう促すことによって）そのような問題に対処することも必要である。

- 法的な問題——ギャンブル問題によって生じた法的な問題に対処するために，セラピストがこうした問題を承知していること，そしてクライエントが十分な支援と適切な法的助言を得ることは重要である。

- 身体的・精神的健康——もしクライエントが健康上の大きな問題を抱えているのであれば，クライエントを医師（一般開業医）に紹介することが望ましい。クライエントの主治医にも，彼らがギャンブル問題を抱えていることを知らせるべきである。クライエントがメンタルヘルスの問題（抑うつ，不安など）を抱えている場合は，他の専門家（例：精神科医）に紹介することが有益な場合もある。

- 支援——クライエントがプログラムを受けている間に，十分なサポート・ネットワークを活用できるようにする必要がある。もし，身近な家族や友人の援助が得られないのであれば，電話相談サービスやギャンブラーズ・アノニマスのような自助グループからの支援を受けることが重要である。ギャンブラーズ・アノニマスとは，アルコホリクス・アノニマス（匿名断酒会）と同様の理念に基づく12ステップの回復プログラムを行なう自助グループである。ギャンブラーズ・アノニマスは，問題ギャンブルを医学的疾患であるととらえ，節度あるギャンブル行動を目指すのではなく，ギャンブル行動を完全にやめることを目指すものである。

附録Gのシートを用いれば，セラピストがケース・フォーミュレーションを行ない，個別な治療計画を立てるのに役立つ。ケース・スタディに示した事例を用いて，附録Gの使用例を見てみよう。

ケース・スタディ

デビッドは，グレードビュー地域依存症治療センターを自ら訪れた38歳の販売員である。彼は，妻から家を出て行くと言われてしまい，自身のギャンブル行動をコントロールする必要があると述べていた。彼は，給料のすべてをギャンブル・マシンに注ぎ込んでいた。また，かなり落ち込んだ様子で，アセスメント・セッション中に何度も涙を流していた。

デビッドは，友人が誕生日プレゼントとして競馬に連れて行ってくれた30歳の誕生日に，初め

てギャンブルをした。彼は，その最初のギャンブルで，賭け金を 3 倍にした。1 週間後，彼は 1 人で競馬場に行った。彼は，「もう一度勝てるかどうかわくわくしていた」と述べた。その後，彼は少なくとも週に 1 回，競馬場に通い続けた。「最初の 1 か月間で，少なくとも 3 回，競馬で大当たりをしたので，勝つことにかなりの自信があった」と述べていた。

　ギャンブル・マシンを始めてから，彼のギャンブル行動は次第に増えていった（競馬を始めてから 8 か月後のことである）。彼は，ギャンブル・マシンではいつでも簡単に遊べるし，「一度に少しの賭け金でギャンブルができるので，勝つチャンスがより多い」という理由でギャンブル・マシンを始めたと述べていた。お金を稼ぎたいという気持ちや，妻との口論から逃げたいという気持ちから，地元のクラブに行ってギャンブル・マシンでギャンブルを続けるようになったとも述べている。

　彼は，ギャンブル・マシンを始めてまもなく，自分宛の請求書が増え，友人からお金を借り始めたことに気づいた。お金がどこに消えたのかを妻に詮索されたくなかったので，妻には何度も嘘をつかなければならなかった。彼は，ギャンブルに勝ち，借金を返済することができると期待して，より頻繁にクラブに通い始めるようになった。ギャンブルに時間を費やせば費やすほど，仕事に費やす時間や，妻と子供と一緒にいる時間は，ますます減っていった。彼が自宅にいないことが原因で，妻との口論が生じることもしばしばであった。彼によると「妻は，私が浮気をしていると思っていたのです」ということであった。彼は，妻と口論になったとき，あるいは自分の生活ぶりを顧みて気落ちしたときはいつも，ギャンブルをするためにクラブに通い始めていたことに気づいたと述べた。ギャンブル・マシンを始めてから 3 か月後，彼は職を失った。雇用主が彼の売り上げに満足していなかったと彼は述べた。このできごとがあって，彼はついに自分のギャンブル行動のすべてとそれに関連する借金について，妻に話さなければならなくなった。

　彼は，幼少期は幸せであったと述べている。学校生活を楽しみ，何人もの親密な友人に恵まれていた。父親のギャンブルゆえに，両親の間はぎくしゃくしていたが，家族とは多くの幸せな思い出がある。両親と兄弟との関係は常に良好であった。

　ギャンブル問題について尋ねられたとき，彼は「ギャンブルをするときは，このギャンブルで次に賭けることができる分のお金を勝ち取ることができるかということだけを考えていました」と述べた。「ギャンブルで以前と同じようなスリルを味わうことはもうないと思いますが，それでもギャンブルをやめることができないのです。毎日の生活でストレスを感じたり，心配することがあったり，あるいはどうしようもなくなったりしたときは，結局ギャンブルをしてしまいます。妻を傷つけていること，妻と子供への仕打ちにはとても後悔していますが，ギャンブルをやめられると思えないのです。何度もやめようとしました。本当にやめたいと思っているのですが，どうにもならないように思えるのです」。妻との関係は疎遠になったけれども，妻は彼の回復をサポートしてくれる気持ちはあるという。10 年間ギャンブルをやめており，GA にも定期的に参加している彼の父親もまた，彼の回復をサポートすることに同意している。

ケース・フォーミュレーションと治療計画シート（記入例）

クライエント： デビッド **日 付：** 2009 年 3 月 25 日
生年月日： 1971 年 5 月 12 日 **性 別：** 男

現在の問題： 問題ギャンブル，気分の落ち込み，対人関係の問題
金銭面の問題，失業

素 因： 父親のギャンブル
ギャンブルを始めた当初は，大もうけをした。

増悪要因： 妻との口論から逃れるためのギャンブル。競馬からギャンブル・マシンに変わった。
お金がほしいという欲求。

遷延化要因： 気分の落ち込み，誤った認知，金銭面の問題，対人関係の問題，失業

予後要因： ポジティブな予後要因…良好なサポート・ネットワーク，動機づけが高い
発病前は良好に生活，問題の発症が遅い
ネガティブな予後要因…気分の問題が併存，ストレッサー（金銭面，対人関係，職業上の問題）

5つの基本事項の相互関係

```
                                              ┌─────────────────┐
                                           →  │ 現在の問題       │
                                              │ 問題ギャンブル   │
                                              │ 気分の落ち込み   │
                                              │ 対人関係の問題   │
                          ┌───────────────┐  │ 金銭面の問題，失業│
                          │ 増悪要因       │  └─────────────────┘
┌──────────────┐          │ 妻との口論から│
│ 素因         │          │ 逃れるための  │
│ 父親のギャン │   →      │ ギャンブル    │
│ ブル始めた当 │          │ 競馬からギャン│
│ 初の大もうけ │          │ ブル・マシンへ│  ┌─────────────────┐
└──────────────┘          │ の変化        │  │ 遷延化要因       │
                          │ お金がほしい  │→ │ 誤った認知       │
                          │ という欲求    │  │ 気分の落ち込み   │
                          └───────────────┘  │ 慢性的なストレッ │
                                              │ サー（たとえば， │
                                              │ 人間関係，      │
                                              │ 金銭面，職業上の │
                                              │ 問題）          │
                                              └─────────────────┘
```

治療目標： ギャンブル行動をやめる。
気分の落ち込みやストレッサーへの対処方策を学ぶ。

治療計画

(a) 実施すべきセッション： すべての中核セッションを実施する。選択セッションは，「借金の返済」
「重要な他者にギャンブラーの問題行動への対処を助言する」

(b) 自殺傾向，住居，職業，経済，対人関係，法律，身体的・精神的健康，
ソーシャルサポートに関連する問題に必要な具体的介入・外部委託

－失業：クライエントに職業安定所に登録するよう促す，行政支援プログラムに関する情報を提供する。
－妻との対人関係：夫婦カウンセリングを紹介する。
－経済面の問題：公的資金経済援助に関する情報を提供する。

4 治療の理論的背景と治療計画を提示する

　治療計画をクライエントに提示する前に，治療目標，プログラム参加に関する懸念，回復の性質，治療の理論的背景について，クライエントと話し合うことが重要である。このことは，クライエントの動機づけと治療プログラムに対するコンプライアンスを増加させるのに役立つであろう。話し合いにあたっては，以下のような話題に沿って話を進めるとよい。ただし，ここで示した話題は，非常に包括的であるため，セラピストはクライエントにとって有益であろうと思われる問題に絞って話し合うことが推奨される。

4-1 ギャンブル行動をやめる，あるいはプログラムに参加することに対する恐怖は，正常なものであると伝える

　自分を変えるということは，人を不安定にするものであり，それは多くの人々に恐怖感を与えるため，どのような変化であってもわれわれに不安を引き起こすものだということをはっきり伝えるようにする。変化の過程を通して，不安を感じることは問題ないことであるということを伝え，クライエントを安心させるようにする。しかも，そのような不安は，必ず減少するものであり，不安を感じたとき，あるいはギャンブル衝動が強くなったときはいつでも，家族，友人，電話相談サービス（例：問題ギャンブルに関する電話相談），そしてGAのような自助グループに助けを求めるよう，クライエントに勧める。

4-2 ギャンブル問題からの回復の性質について話し合う

　多くの問題ギャンブラーは，ギャンブル問題が「治るものであるか」をセラピストに尋ねる。したがって，ギャンブル問題からの回復の性質について，クライエントと話し合う必要があるだろう。クライエントとは，以下のようなことを話し合うようにする。「ギャンブル行動によって，ストレスに対処したり，自分の欲求を満たしたりすることにいったん慣れてしまうと，（アルコールや薬物依存と同様に）この行動パターンに戻るリスクはかなり高いのです。回復過程には『浮き沈み』があり，通常それはスムーズには進みません。ギャンブル行動をやめる，あるいはコントロールすることは難しいものです。そうは言っても，不可能ではありません。多くの人々がギャンブル行動をやめる，あるいはコントロールすることに成功しています」。クライエントは，失敗やラプスからも学習していかなければならないのである。

4-3 治療の理論的背景と構成要素を説明する

　問題ギャンブルを治療するために，なぜ治療プログラムでは認知行動療法アプローチを用いるのかを説明する必要がある。クライエントには，以下のような話をすればよいだろう。「セラピストによって治療成功の度合いは違いますが，ギャンブル問題があると診断されたすべての人々に効果的であると示された治療法は1つもありません。しかし，近年，ギャンブル問題に対する認知行動療法の有効性に関するエビデンスが出てきています。認知行動療法は，不安障害，うつ

病，そしてさまざまな嗜癖行動に対して効果的な治療法です。このことは，数多くの比較研究で検証されてきており，ギャンブル問題の治療において，最も効果的な治療アプローチの1つであることがわかっています。認知行動療法を用いた治療効果は，持続的であるということもわかってきています。治療を終えた後の追跡研究によって，治療を受けたほとんどの人の治療効果が維持されたことが示されました。症状は，とりわけストレスフルな時期に再発することもありますが，その症状は治療期間中に学習した方策を再び行なうことによって，もしくはリラプスをすばやく乗り切るために追加の治療セッションを受けることによって，対処することができます」。

　プログラムの概要を簡単に説明することも必要である。たとえば，以下のような説明が可能である。「われわれは，継続的で多大な損失にもかかわらず，なぜ過度のギャンブル行動が継続されるのかを話し合いました。治療プログラムは，ギャンブル行動を維持してきた要因に働き掛けることを目的としているのです」。また，クライエントのギャンブル問題を維持している要因を検討し，それに焦点を当ててもよいし（セラピストは，ケース・フォーミュレーションから得た情報を用いればよい），治療プログラムがそれらの各要因にどのようにねらいを定めているのかを簡単に話してもよい。さらに，治療プログラムの内容を簡単に説明する（例：治療プログラムの4つのパートについて）。プログラムとセッションの長さについても，簡単に説明する。

　クライエントがプログラムをやり通す決断をした場合には，クライエントに治療契約書（附録Hを参照）にサインするよう勧め，さらにクライエントのモチベーションを高めるようにする。下記のリストは，クライエントとの間で契約書を用いる際に，覚えておくべきいくつかの重要なポイントを示したものである（Masters et al., 1987; Redd, Proterfield, & Andersen, 1979）。

- 契約では，セッションの時間と頻度を限定する。
- 目標とする行動について，明確かつ詳細に話し合って記載する必要がある。
- クライエントは，契約書にサインするにあたって，重要な他者(特に，配偶者)を伴ってもよい。このことは，クライエントが自分の問題について，重要な他者にオープンで誠実であるよう促すだけでなく，重要な他者にも，回復過程のなかで自分がクライエントを援助し，支えているのだと感じてもらうのに役立つであろう。セルフ・コントロールのテクニックは，クライエントの生活環境のなかで使用されてはじめて最も効果的なものになる（Kanfer, 1977）。
- 行動に随伴する条件についても記載すべきである（例：目標を達成した場合の日ごとや週ごとの報酬，目標達成できなかったときの罰金について）。この場合の報酬は，ギャンブルと関連しないものにしなければならない。たとえば，クライエントがギャンブルをしなかった日はいつも，自分へのご褒美として5ポンドを得ることができ，その週末にはそのお金で何かを買ってもよいことにする（例：ちょっとしたお菓子やプレゼント）。また，クライエントが治療契約上の最小限の条件を達成した場合，さらなる報酬を与えることも有用であろう。たとえば，もし最初の6週間に一度もラプスがない場合，追加の報酬を与えるようにする。報酬は，成功の直後にすぐ与えることが重要である。

Kirk（1989）が強調しているように，治療の有効性を高めるためには，クライエント自身の積極的な取り組み（例：セルフ・モニタリングによって情報収集をする，治療効果に関するフィードバックを行なう，治療の進み具合を話し合う，宿題を実行する）の重要性について，クライエントに知らせることが重要である。クライエントには，治療プログラムの期間中に提供・収集された記録を保存するために，フォルダーを買うよう勧めるとよい（その記録は，治療プログラムが終わった後でも，クライエントにとって有益なはずである）。

5 宿題の説明をする

　宿題として，ギャンブル行動のモニタリングをするようクライエントに勧める。ギャンブル行動のパターンをモニタリングすることの理論的背景と利益を説明する。セラピストは，たとえば以下のように説明するとよい。「どんな習慣であっても，それをコントロールするためには，その習慣に気づくことが必要です。習慣は無意識に行なわれるものですから，ギャンブル行動をコントロールするためには，自分のギャンブル行動を注意深く観察する必要があります。そのための方法の1つが，あなたのギャンブル行動のパターンをモニタリングすることなのです」。モニタリングには多くの利益がある（Barlow & Rapee, 1991）。たとえば，モニタリングによって，以下のことが可能になる。

- 自分のギャンブル行動をコントロールするうえで，クライエント自身が積極的な役割を担っていることに気づかせて，治療への動機づけを維持する。
- クライエントは，回復に関する多くの側面について気づくことができるようになる。
- クライエントは，思考，感情，行動の関係について気づくことができるようになる。
- 与えられた情報を自分自身と照らし合わせることによって，それを自分自身の個別の状況と関連づけることができるようになる。
- 各テクニックがどのように機能し，どのように影響を与え合っているかを理解するために，構造化された方法で詳細を書き出すことによって，学んだスキルを確立させる。
- クライエントのギャンブル行動に関する内的，外的な引き金を特定するのに役立ち，それによって，クライエントは引き金に対処する方略を身につけることができる。
- クライエントが，客観的な方法で自分自身について理解するようになる。
- 問題点や具体的な変化を成し遂げたことを記録することに役立つ。
- 進捗状況を評価することに役立ち，それによってクライエントを治療の軌道に乗せる。

　「ギャンブル行動モニタリング・シート」（附録I）の使用方法について，クライエントに例を用いて説明をする。次に示したのが，ワークシートの埋め方に関する例である。それぞれの欄の埋め方を丁寧に説明する。クライエントには，はっきりとした教示をしなければならない（例：

| **パート1** | パート2 | パート3 | パート4 |

「ギャンブルをしたときはいつでも，できるだけ早く，この表を埋めるようにしましょう」)。

> 　第1章で述べられているように，第1セッション（アセスメント）の最後に，（次のセッションで話し合われる）ギャンブル行動をコントロールする方策について，少なくとも1つか2つを簡単に説明するとよい。それによって，クライエントはギャンブル行動をコントロールする方策を実行し始めることができる。このことによって，クライエントの治療継続への動機づけを向上することもできる。したがって，第1セッションは，2回のセッションとして実施してもよい。

ギャンブル行動モニタリング・シート（記入例）

日時	ギャンブル状況に先行するできごと	ギャンブル状況前の思考と感情	ギャンブル状況 (a) どこで (b) 誰と (c) 使用可能な金額	ギャンブル状況時の思考と感情	結果 (a) 使用金額 (b) 勝ち・負け	ギャンブル状況後の思考と感情
水曜日 午後5時	ギャンブルによる借金のことで朝、妻とケンカをした。	感情：怒りとイライラ 思考：1日中家に帰らないで済むように家から出てギャンブルをしたい。	(a) 地元の飲み屋 (b) 自分1人 (c) 現金50ポンド	感情：興奮、幸福感 思考：この前勝ったのは水曜日だった。勝った金を持って家に帰れば、妻とのケンカも避けられるだろう。	(a) 50ポンド (b) 全部負けた	感情：罪悪感、絶望 思考：妻は自分のことをもっと嫌いになるだろう。自分のギャンブル行動はコントロールできない。

64

パート1　パート2　パート3　パート4

セッション2

ギャンブル行動を沈静化させるための心理教育とセルフ・マネジメント方策

●**セッションの内容と目標**
1 －セッションのねらいと理論的背景について話し合う
2 －心理教育を行なう
3 －ギャンブル行動を沈静化させるためのセルフ・マネジメント方策について話し合う
4 －宿題の説明をする

1 セッションのねらいと理論的背景について話し合う

1-1 セッションのねらい

　このセッションは，2つの要素から成る。前半のおもなねらいは，クライエントに問題ギャンブルに関する心理教育を行ない，クライエントが自分自身のギャンブル問題の発展と維持について理解できるよう支援することである。その際クライエントには，アセスメントの結果（面接，標準化された質問紙，モニタリングによって収集された情報）をフィードバックする。
　後半のおもなねらいは，クライエントに認知的・行動的テクニックの双方を用いてギャンブル行動を沈静化させるために，セルフ・マネジメントのスキルを教えることである。また，後半では，ギャンブル衝動に対処するための方策についても話し合う。さらに，ラプス・リラプスの機会をできるだけ少なくするための簡単な方策をいくつか話し合う。

1-2 前半（心理教育）の理論的背景

　多くの問題ギャンブラーは，病的ギャンブルとはどのようなもので，何が自分のギャンブル問題を維持しているかについて，十分に認識しているわけではない。したがって，ここでの心理教育は，クライエントが直面している問題だけでなく，ギャンブル行動をコントロールしようとした過去の取り組みがなぜうまくいかなかったかについて，気づくことができるように行なうものである。この気づきによって，クライエントには希望という感覚がもたらされ，治療を続けることが動機づけられる。本セッションの前半は，おもに Raylu & Oei（2002）のレビューに基づい

て組み立てられている。

1-3 後半（ギャンブル行動を沈静化させるためのセルフ・マネジメント・スキル）の理論的背景

継続的な損失にもかかわらず，問題ギャンブラーがギャンブル行動を維持していることには，多くの要因が関連している。これらの要因に対処する前に，クライエントのギャンブル行動を沈静化させるべきである（Sharpe, 1998）。このことは，ギャンブル行動を沈静化させるためのセルフ・コントロール方策をクライエントに教えることによって達成される。

セルフ・コントロールに関する文献では，環境・刺激統制と行動プログラミングという2つの主要なセルフ・コントロール方策があることが示されている（Redd, Porterfield, & Andersen, 1979）。環境・刺激統制は，行動に影響を与える可能性のある環境的変数を操作することの必要性を強調したSkinner（1953）のセルフ・コントロール原理に基づいている。行動プログラミングは，Kanfer（1977）の自己教示モデル，あるいは認知的・行動的手法の双方による強化と罰の結果（Redd, Porterfield, & Andersen, 1979）に基づいている。

クライエントには，一連のギャンブル行動のさまざまな段階で，自分のギャンブルの程度をコントロールできる機会がある。すなわち，引き金に接する前，あるいはギャンブル衝動を抱く前の段階（引き金段階），ギャンブル衝動を経験しているとき（衝動段階），ラプスあるいは「危機一髪」の後（ラプス段階）である。

- 引き金段階——クライエントは，自分の身に起きることをコントロールできる場合や，自分のギャンブル行動に対する特定の引き金にどのように対処するかをコントロールできる場合がある。たとえば，賭け事のできる場所に行くと，ギャンブル衝動が高まるということがわかっているなら，そのような場所に近づかないことによって，湧き出る衝動をコントロールすることが可能である。このように，クライエントに引き金への対処方法を教えることが重要である。⇒**クライエントには，ギャンブル行動の引き金を特定し，防御手段を身につけることを教える。**
- 衝動段階——日常生活のなかには十分にコントロールできないものもあり，自分の身に起きることをすべてコントロールすることは困難である。さらに，自分ではどうにもコントロールできないできごとが起こるときもある（たとえば，クライエントがかつて一緒にギャンブルを行なっていた人に偶然出会ってしまうこと）。したがって，このような状況において，クライエントは引き金をコントロールできるようにするのではなく，ギャンブル衝動をコントロールする方策を学習することが有益であろう。⇒**クライエントには，ギャンブル衝動に対する認知的・行動的方策の両方を教える。**
- ラプス段階——本プログラムを通して学習した方策を身につけ，定期的に実行できるようになるには時間がかかる。それゆえに，ラプスや「危機一髪」の事態が起こりうる。したがって，ギャンブル行動とラプスが生じた場合のネガティブな結果を最小限にとどめるために使

用できる方策を，クライエントに教えることが重要である。⇒**クライエントにはラプスや「危機一髪」に対処するいくつかの方策を教える。**

2 心理教育を行なう

　問題ギャンブルに関する心理教育を行ない，クライエントが自身のギャンブル問題の発展と維持について理解できるよう援助する。アセスメントによって収集された情報を心理教育に組み込んで，クライエントに提供する情報を個別化することが重要である。セラピストは自身のスタイル・教え方を身につけていくことが望ましいが，心理教育のセッションには，次のようなフォーマットがある。ここで提供される情報は，とても包括的なものである。セッションのこの部分で話し合われることは，クライエントの理解の水準や自分の問題をどの程度洞察できているかによって一人ひとり変わってくる。このパートは，前熟考期のクライエントに一番適している。セラピストは，クライエント自身が有益であると思えるような情報のみを話題にすることが勧められる。

2-1 正常なギャンブルと問題ギャンブルを区別できるようにする

　以下のことを話し合うことによって，正常なギャンブルと問題ギャンブルを区別できるようにする必要がある。ギャンブル行動は，多くの人々が行なう一般的な活動である。さまざまな研究で，成人の70〜90％が生涯に何回かギャンブル行動をすることが示されている（Ladouceur, 1991; Wallisch, 1998）。しかし，ギャンブル行動のパターンには個人差がある。たとえば，好みのギャンブル形態（宝くじ，カジノでのギャンブル，ギャンブル・マシン，スポーツ賭博など），ギャンブル行動の質，頻度，期間，程度には個人差がある。ギャンブラーには以下のような連続性があり，われわれはみな連続線上のどこかにいる。

　ギャンブルをしない人 ← …付き合い程度にギャンブルをする人……頻繁に・定期的にギャンブルをする人……問題ギャンブラー… → 病的ギャンブラー

2-2 問題ギャンブルについて話し合う

　以下のことを考えながら，問題ギャンブル行動とそれによって生じるネガティブな結果について話し合うようにする。自分のギャンブル行動をコントロールできなくなり，それが本人に問題（社会的，対人的問題など）を引き起こし始めるときに，一般に問題ギャンブルが生じたと言える。問題ギャンブル行動には，以下の項目が当てはまる（American Psychiatric Association, 2000）。

- ギャンブル，またはギャンブルを行なうためのお金を得ることに，とらわれていることがよくある。

- 思っていた以上に長い時間ギャンブルをすることがよくある。
- ギャンブルするのを減らしたり，またはやめたりするといらだつ。
- これまでと同程度の興奮を得るためには，賭け金や頻度を増やさなければならない。
- ギャンブルを減らす，またはやめると落ち着かなくなる，またはいらだつ。
- 問題から逃避する手段，または陰性感情を解消する手段としてギャンブルをする。
- ギャンブルにのめり込んでいることを隠すために，周囲の者に嘘をつく。
- ギャンブルの資金を得る，または借金を支払うために非合法的行為に手を染めたことがある（例：詐欺）。
- ギャンブルのために，重要な人間関係を失いそうになる，または失ったことがある。
- ギャンブルによってできた借金を返す，またはギャンブルの資金を得るためにお金を借りる。
- ギャンブルを減らす，またはやめる努力が成功しない。
- ギャンブルのために，重要な機会を失いそうになる，または失ったことがある。
- 損失を深追いする（失ったお金を取り戻すためにギャンブルを続ける）。
- ギャンブルをしていることを隠そうとして小細工をする（例：カジノの駐車場のチケットを隠す）。

アセスメントの結果（たとえば，実施した質問紙，面接からの情報，クライエント自身のモニタリングから得られた情報）について，話し合いをする。アセスメント結果をクライエントの現在の状況やケース・フォーミュレーションに関連づけることは，クライエントの動機づけを高め，治療を個別化することに役立つため重要である。

2-3 問題ギャンブルの性質と発展について話し合う

以下の問題について話し合うことによって，問題ギャンブルの性質と発展について理解を深めさせる。

- 問題ギャンブルが病的になったときは特に，それが慢性化する（持続する）。問題ギャンブラーの周囲の人々は，たいていギャンブラー本人に問題が生じていることをいち早く認識するが，本人は問題を否認し続ける。
- 問題ギャンブルは，進行し続ける（次第に悪化する）。
- 問題ギャンブルとは，ギャンブル衝動を抑えられなかったことが繰り返され，それが弱まることがない慢性の疾患である。そしてこの不適応的な行動は，個人，家族，職業上の活動を阻害し，損害を与える（American Psychiatric Association, 1994, p.615）。
- どんな種類のギャンブルであっても，問題の程度こそ違え，ギャンブル問題を引き起こす可能性があることが明らかになっている。しかしながら，研究によれば，さまざまな国々で治療を受けている問題ギャンブラーの間で，ギャンブル・マシンが現在おもなギャンブル形態であることが示されている（Raylu & Oei, 2002）。ギャンブル・マシンが問題になりやすい

のは，アクセスが容易であること，短時間に何度も行なえること，そして払い戻しの間隔が短いことなどによるのであろう（Raylu & Oei, 2002）。
- ギャンブル衝動は，たいていストレスとともに増加する。
- 問題ギャンブルが進展してくると，併存する不安や抑うつ症状が増加したり，不安や抑うつ症状の発生につながったりする。
- ギャンブル依存が，他の依存と類似する点が3つある。
  - 耐性：問題ギャンブラーはしばしば，自分が求めている興奮状態を得るために，ギャンブルに費やす金額が増えていく。深追いは，一般的に見られる現象である。
  - コントロールの喪失：ギャンブル行動が増えるにつれて，それ以外のことに費やされる時間が少なくなる（例：仕事，家族，余暇活動）。
  - 離脱症状：問題ギャンブラーが，お金や時間がないためにギャンブルしたいという要求を満たすことができないときに，陰性感情状態（例：退屈，イライラ，不安，抑うつ）が生じることがある。このような状態は，物質依存症者が薬物やアルコールを中断したときに経験する離脱症状と類似している。

ギャンブル依存と他の物質依存とのおもな違いは，アルコールと薬物依存では，自分の身体に取り込まれる外からの物質に依存することである。一方，問題ギャンブルにおける依存は，（外的な物質というよりもむしろ）問題ギャンブラーがギャンブル中に経験する内的な覚醒と関連している。

2-4 ギャンブル行動を始めた理由について話し合う

クライエントが最初にギャンブル行動を始めた理由について話し合うようにする。ギャンブルの引き金について話し合うときは，クライエントに「ギャンブルへの動機づけワークシート」（附録J）のパートAを記入するよう促す。人々がギャンブル行動を始める理由について，考えられるものは第2章で詳細に述べられている（増悪要因）。

2-5 損失があるにもかかわらず，ギャンブル行動を続ける理由について話し合う

現在のギャンブル問題を維持している要因を検討する。クライエントに「ギャンブルへの動機づけワークシート」（附録J）のパートBを記入するよう促す。ギャンブル問題を維持している要因について，考えられるものはセッション2で詳細に述べられている（遷延化要因）。また，素因や先行要因の可能性があるものに関する簡単な話し合いを行なうことによって，クライエントは自分の問題がどのように発展していったのかについて理解できるようになる（考えられる素因・先行要因に関する概要も，前のセッションで述べている）。

3 ギャンブル行動を沈静化させるためのセルフ・マネジメント方策について話し合う

セラピストとクライエントが，ギャンブル行動を沈静化させるためのセルフ・マネジメント方策について話し合う前に，クライエントには以下のように説明するとよい。「われわれがこれから話し合うギャンブル行動を沈静化させるための方策は，ほんの少しの間だけ，あなたがギャンブル行動をやめる，あるいはコントロールすることに役立つものです。というのも，たいていの場合，ゆがんだ思考や陰性感情など，ギャンブル行動を維持している要因が他にも存在するからです。ギャンブル行動を長期間やめたりコントロールしたりするためには，このような要因にも対処する必要があるのです。しかし，後のセッションでこれらの要因に取り組むときに，短期的に効果のある方策が，あなたのギャンブル行動を抑えてくれるでしょう」。

> ここでは数多くの方策をリストアップしているので，クライエントにより適したもの，あるいはクライエントに好まれるものを選択すればよい。残りの方策は，後のセッションで紹介してもよいし，最初に選んだ方策に効果がなかったときに紹介してもよい。

3-1 ギャンブル行動の引き金とそれに対する防御手段について話し合う

クライエントには，「ギャンブル行動は，ただそれだけが単独で起こるというようなものではない。ギャンブル衝動を高める，あるいはギャンブルしたいと考えさせる，さまざまな思考，場所，活動がある」と説明する。これらは「引き金」と呼ばれる。引き金には外的なもの（人間の外側にあるもの）と，内的なもの（人間の身体の内側にあるもの）がある。引き金の例をいくつか挙げると，以下のとおりである。

- 外的な引き金
  - 使用可能なお金を持っている。
  - ギャンブル・マシンのあるクラブをはじめとした，ギャンブルのできる場所にいる。
  - 飲酒している（あるいは，他の薬物を摂取している）。
  - お金が近いうちに手に入ることを知っている（例：給料日が近づいている）。
  - ギャンブル行動と関連する人物，場所，時間帯，状況との接触（例：ギャンブルをする人と一緒にいる）。
  - ギャンブル・マシンに関する話を聞く，ギャンブル・マシンを見る。
  - 以前一緒にギャンブルをしていた友人と会う。
  - 空き時間。
  - 他者との対人的葛藤。

- 内的な引き金
  - 孤独感。
  - 特定の感情（例：欲求不満，退屈さ，怒り，抑うつ，ストレス）。
  - 退屈，覚醒や刺激を欲する気持ち。
  - ネガティブな，または非機能的な思考（例：このままギャンブルを続ければ，最終的には失ったお金のすべてを取り戻せるだろう）。

クライエントには，以下のように説明をする。「引き金には，気づくのが難しいものもあります。自分のギャンブル行動をモニタリングすれば，引き金のいくつかを特定するのに役立つでしょう。ギャンブル衝動は，もはやコントロールできないくらい大きくなってしまうことがあります。そのため，防御手段を整えておくことが重要なのです。そうすれば，このような引き金に遭遇する，あるいはラプスにつながるハイリスク状況に身を置く可能性を減少させるのに役立ちます」。

どの引き金がクライエントに当てはまるかを調べるために，「ギャンブルの引き金の特定と防御手段の設定ワークシート」（附録K）を使用する。次に，クライエントが以下に挙げる3種類の防御手段のいずれかを，すぐ使える状態にすることができるよう支援する。たとえば，多くのギャンブラーに共通する引き金（給料日など）に対して考えられる防御手段としては，ギャンブル場の前を通ることを避ける，家族にキャッシュカードを預ける，忙しく過ごすように計画を立てる，ギャンブル衝動が強くなったときはいつでも電話相談サービスや友人に連絡する，などがある。防御手段の3つのカテゴリーは，次のとおりである。

3-1-1 現金の管理

クライエントは，ギャンブルをする可能性を減らすために，どんなときでも持ち歩く現金の額を管理しておく必要がある。現金の管理は，以下のような方法で行なう。

- 毎日外出する際に，必要な分のお金だけを持っていく（例：昼食代や交通費）。
- 自宅に銀行のカードやクレジットカードを置いていく。もし自宅に帰り，現金を持ち出す危険性がある場合，クライエントは信頼できる人に現金を預けておくことを考慮すべきである。もしクライエントが金銭の管理を配偶者，親戚，あるいは信頼できる友人に依頼する場合，その相手にはギャンブル問題のことを十分に話しておかなければならない（例：クレジットカードを使うために以前ついた嘘のことなど）。また，クライエントが自身のギャンブル行動が沈静化したと感じるまで，信頼できる人にカード（例：クレジットカード）を渡すことが必要かもしれない。もし，このような取り決めを交わすことができる相手が誰もいない場合，ファイナンシャル・カウンセラーの支援を求めるようにする。
- 給料を現金で受け取るのではなく，口座に直接振り込まれるように手配する。配偶者など信頼の置ける人と共同名義の口座（引き出すときには2人のサインが必要となる口座，あるいは相手だけが現金を引き出すことのできる口座）を作ることも有益であろう。もしこれが不

可能な場合，友人や信頼できる人に給料を受け取ってもらうように頼むという方法もある。
- さまざまな請求（例：電気料金，電話料金，保険料）を，自動引き落とし，小切手，あるいはクレジットカードで支払うことができるよう手配する。また，家族に毎月の請求書の支払いを頼むことも可能である。しかしそうは言っても，クライエントは金銭の使い道や請求書の支払いについての意思決定プロセスには関与し続ける必要がある。もしクライエントが他の誰かにカードを渡すことができない場合，友人に現金を渡したうえで請求書の支払いをしてもらうようにしてもよい。
- クレジットカードの今後の使用を制限するために，カード会社にギャンブル問題について開示することを検討する。
- クレジットカード，電子マネーカード，銀行口座などのカードは，問題ギャンブラーにとって一般的なギャンブル資金の出所である。もし口座がクライエント名義である場合，カード会社にカードを返却し，クレジットの使用ができないように，また口座を閉めるように正式に依頼することが必要である。未払い金の返済に関する手配もなされるべきである。もし口座が共同名義である場合，あるいはクライエントが他の人の口座の第2のクレジットカード名義人である場合，限度額の引き上げを制限することについて，クレジットカード会社，あるいは外部のファイナンシャル・アドバイザーにアドバイスを求めることが賢明である。
- もしクライエントがお金のために品物を質に入れたり，売却したりしたことがある場合には，クライエントの衝動的な行動から値打ちのある品物を守るために予防策を講じることが必要である（例：安全に保管するために，信頼できる友人や家族に貴重品を預ける）。
- 家屋，不動産，あるいは他の投資が危険な状態にあるのならば，これらを保護する法的なアドバイスを求めることが適切である。
- 問題ギャンブラー以外の人が，銀行あるいは他の金融口座（例：住宅金融組合や信用金庫）を管理する必要がある。そのためには，口座を別の人の名義に変更するのが一般的である。
- 自宅に多額の現金がないことを確かめる。
- 通帳で現金の流れを「目に見える」ようにしておく。
- 引き出せる額の上限を決めてATMを使用する。
- 現金を取り扱う必要のある仕事を避ける。

家族の誰にクライエントの金銭管理を任せるかを決めるときに，クライエントとその家族の双方に対して，これは短期的な問題解決であり，長期的な取り決めではないということをはっきりさせておかなければならない。特に配偶者は，クライエントがギャンブル行動を再開することを恐れていることが多いので，治療が進んだ段階において，クライエントに金銭管理の再開を許可することを嫌がる場合がある。しかし，経済的な自立を取り戻すことは，治療効果を長期的に維持するにはきわめて重要である。

3-1-2 回避

ギャンブル衝動を回避する最も簡単な方法は，引き金とハイリスク状況を回避するように努めることである。たとえば，以下のような方法がある。

- 以前よくギャンブルをしていた場所（例：カジノ）に近づかないようにする。
- 新聞の競馬情報を読むことを避ける。
- 他の問題ギャンブラーとの会話を避ける。
- ギャンブル場に行くことを自発的に禁止する。

これらもまた，クライエントのギャンブル行動の沈静化に役立つ短期的な解決法にすぎないということに留意することが重要である。プログラムの後半では，クライエントが引き金に直面したとき，ギャンブル衝動やギャンブル行動をコントロールするために学んだ方策を使用するよう促される。

3-1-3 代替行動・時間制限

Hodgins & El-Guebaly（2004）は，だらだらとした時間や退屈が問題ギャンブラーのリラプスと大いに関連することを報告している。したがって，ギャンブル衝動の生じる機会やラプスを抑制するために，いつもギャンブルをしていた時間にするべき代替活動を決めておく必要がある。一日が忙しくなるよう計画しておけば，ギャンブルについて考えることも少なくなる。また，ギャンブルのような問題行動をやめるためには，ギャンブル行動を健康的な行動に置き換える必要があることをクライエントに説明する。楽しい活動を行なえば，抑うつのような陰性感情への対処にも役立つ。特にハイリスクな時間に行なうべき代替活動を決めておくことは，きわめて重要である（たとえば，もし仕事終わりにギャンブルをしていた場合，この時間には友人と会うようにする）。

これまでに挙げた2つの方策とは異なり，この方策は短期的なものではない。この方策には，以下のような多くの長期的メリットがある。

- クライエントに，ギャンブル行動が問題になる以前に行なっていた，あるいは行ないたいと思っていたことを始めるよう動機づける。
- 時間が経つと，このような代替行動・活動は，ギャンブル行動をやめた，あるいは減らした後に残る時間的空白を埋め，リラプスの可能性を最小化することになる。
- クライエントに，自分の人生の質を向上させる長期的な目標設定をするよう促す。
- 身体的，リラクセーション的，レクリエーション的なエクササイズは，気分を改善し，人との交流にも役立つ（Korn & Shaffer, 2004）。

毎日のスケジュール表を書くことが有益なクライエントもいるだろう。たとえば，クライエン

トにはこのように言うとよい。「一日の計画を立てるときに，ギャンブルをする時間を組み込む人はいないでしょう。特に危険な日（例：給料日）には，前もって（前の晩などに）その日のスケジュールを作っておけば，あなたはギャンブルをせずにその日を過ごすことにもっと自信が持てるようになるはずです。なぜなら，ギャンブルの危険を減らすために，その日のことをどのように考え，どのような安全策を講じたのかがわかっているからです」。スケジュール表を完成させる際には，たくさんのことを考慮する必要がある（たとえば，さまざまな幅広い活動，「楽しい」活動と「やらなければいけない」活動，空白の時間を埋めること，計画通り実行できたときのご褒美など）。附録Lは「スケジュール・シート」である。また，附録Mの「代替活動ワークシート」は，クライエントがスケジュールに記入するためのさまざまな代替活動をブレインストーミングするために用いることができる。

セッション中に時間があれば，「代替活動ワークシート」を完成させ，クライエントと（その日の残りの時間や翌日の）スケジュールを作成する練習をするとよい。あるいは，スケジュールを立てることを宿題にしてもよい。

3-2 ギャンブル衝動に対処する方策について話し合う

クライエントとギャンブル衝動の性質について話し合う。

- ギャンブル衝動とは，ギャンブル行動パターンの変化に伴って生じる自然な反応であり，かつてギャンブル行動の一部であった状況（例：配偶者との口論），人（例：いつも一緒にギャンブルを行なっていた仲間），気分（例：落ち込み）に対する反応であることが多い。しかし，衝動は引き金がない場合にも生じることがある（Kadden et al., 1995）。

- ギャンブル衝動が続くのは数分間にすぎず，1時間以上続くことは滅多にない。耐え切れなくなるまで強く，着実に高まるというよりはむしろ，たいてい波のようにピークに達し，それから次第に弱まっていく（Beck, Wright, Newman, & Liese, 1993）。したがって，ギャンブルをすることによって，ギャンブル衝動を取り除く必要はまったくないのである。クライエントが衝動への対処を学習するにつれて，衝動の頻度は減少し，その強さも弱まってくる。衝動は野良猫と似ているところがある。もし野良猫に餌を与えれば，野良猫は頻繁に戻ってくるであろう。同様に，もしギャンブル行動をすることで衝動に屈したら，ギャンブル衝動はより頻繁に戻ってくる。ギャンブル衝動に屈しなければ，衝動は時間とともに消えていく。

- 衝動は，治療初期には最もよく生じるものである。クライエントは，ギャンブル衝動は時折生じるものだということを心にとどめ，それが生じたときには対処できるよう準備を整えておかなければならない。先行研究では，衝動に対処する行動的・認知的方策がまとめられている（Beck et al., 1993; Marlatt & Gordon, 1985）。これらの方策は，当初はアルコールと薬物の衝動をコントロールするために紹介されたものであるが，ギャンブル衝動にも使用する

ことが可能である。以下の項でそれらについて説明する。

3-2-1 行動的技法

衝動への対処を目的とした行動的技法には，さまざまなものがある。行動的技法は，以下のとおりである。

- フラッシュカード——ギャンブル衝動が激しいとき，問題ギャンブラーは合理的に判断する能力を失ってしまう。そしてしばしば，なぜギャンブルをするべきでないかという理由を考えることができなくなる。したがって，クライエントがどこでも持ち運ぶことができるカードに，そのような言葉を準備しておくことが有用である。ギャンブル衝動を感じ始めたら，準備していた言葉を読むようにすればよい。そのような言葉の例としては，以下のものがある。
  - 「今，妻とはうまくいっている。この調子でやっていきたい」
  - 「もうすでにかなりたくさんのお金を使ってしまった。ギャンブルを続けても，勝ち続ける保証はまったくない」
  - 「もうすでに治療への第一歩を踏み出したんだ。後戻りしたくない」
  - 「あせらずに一日一日を大切にしよう」
  - 「ギャンブルのせいで借金を作ってしまった」
  - 「ギャンブルをしないことによって，もう＿＿＿＿円も貯金できた」
  - 「ギャンブルをしないことによって，もう＿＿＿＿円も借金を返した」

- ギャンブルをする決断を1時間遅らせる——衝動は決して1時間以上続かないので，クライエントに1時間だけでも，ギャンブルをする決断を遅らせるよう促す。

- 気そらし——ギャンブル衝動を感じたら，気をそらすよう促す。そうすることで，ギャンブルについて考えることを防ぎ，ネガティブな態度や思考の誤りを強めることを止めることができる（Kadden et al., 1995）。気そらしには，以下のような方法がある。
  - 雑誌や本を読む。
  - 自分の周りで起きていることを観察し，それらがどのように変化しているかを考える（例：ショーウインドウを見る，他人や家を観察する）。
  - テレビをつける。
  - ラジオやCDなどを聞く，曲に合わせて歌う。
  - 目的を持って外出する（例：図書館に行く）。
  - 誰かに電話する。
  - 周りにいる人と話をする。
  - 友人を訪ねる。
  - 手紙や詩を書く。

- ドライブ，散歩，ランニング，泳ぎに行く。
- 家事や他の雑用をする。
- 詩の朗読やお祈りをする。
- テレビゲーム，ボードゲーム，パズルといったゲームをする。
- 映画を観る。

附録M「代替活動ワークシート」には，ギャンブル衝動を抱いたときに，気そらしとして使用することのできるさまざまな活動がリストアップされている。

3-2-2 認知的・脱中心化技法

衝動への対処を目的とした認知的技法には，以下のようにさまざまなものがある。

- イメージの置き換え——ギャンブル衝動を抱いたとき，問題ギャンブラーの多くは，ギャンブルによって生じたプラスの結果（例：たくさんのお金を得たこと）のみを思い出し，しばしばネガティブな結果（例：財布の中身をすべて失ったこと）を忘れてしまう傾向がある。したがって，衝動を抱いたときには，ギャンブル行動によって生じたマイナスの結果（金銭的な損失など）を思い出すことは有用であろう。このとき，ギャンブルによって生じた多くのネガティブな結果に関するイメージを用いることができる。この方法は，ネガティブなイメージの置き換えと呼ばれている。しかし，ときに問題ギャンブラーは自分の現状に関して，強烈なマイナスイメージを抱いていることがある（たとえば，ギャンブルが原因で家族を失いかけている，借金を返すことなど絶対にできない）。そのような思考は，しばしば無力感につながり，その無力感はしばしばラプスにつながる。したがって，このようなときには，ギャンブルしないことによって生じた多くのポジティブな結果に関するイメージに置き換えることで（たとえば，ギャンブルをしないことの利益を思い出す），ポジティブな方向に考えることが重要である（ポジティブなイメージの置き換え）。

- イメージの再焦点化・思考ストップ法——思考ストップ法は，外的なできごとをイメージすることによって衝動から注意をそらす方法である。Bain(1928)が初めてこの方法を紹介した。思考ストップ法では，少しの間望ましくない思考に注意を向け，その後すぐに思考をストップさせ，頭のなかを空の状態にする。より具体的には，ギャンブルについて考え始めたらすぐに，頭のなかでできる限り大きく「ストップ！ ストップ！ ストップ！」と叫び，同時にできる限り鮮明に一時停止の標識をイメージする。その後，すぐに注意を他の何かに移すことによって気をそらす（例：別の活動を行なう）。この技法はいくらかの練習を必要とするが，十分に練習すれば習慣になる。

- 思考の誤りの修正——思考の誤りを特定し，修正する。あるいは，思考の誤りをよりポジティ

ブなものに置き換える。この技法は，次の章でより詳細に説明する。

3-3 ラプスやリラプスに対処する方策について話し合う

クライエントがこの先まったくギャンブル衝動に屈することなく，ギャンブル行動に至ってしまうことはないと決めてかかってはいけない。もし上手に対処することができなければ，一度のラプスが完全なリラプスにつながることもある。したがって，完全なリラプスにつながらないように，ラプスへの対処をクライエントに教えることが重要である。以下に示す START テクニックは，もしクライエントがラプス，あるいは「危機一髪」な状況に出くわした場合，正しい方向に戻るよう導くことによって，ラプスに対処するための方法である。START の手続きは，ラプスの後，あるいは強烈なギャンブル衝動をクライエントが抱いている（が，まだクライエントはギャンブルをしていない）ときに，ギャンブルに関連する環境からクライエントを遠ざけるために使用される。START の手続きは，Meichenbaum（1977）の自己教示訓練を基にしている。Meichenbaum は，衝動性と行動をコントロールするうえで，自己教示の役割を理解するために，包括的なモデルを紹介している。これを十分に練習すれば，衝動性と行動をコントロールするための自己教示が自然にできるようになると言われている（Freeman, Pretzer, Fleming, & Simon, 1990）。START のステップは，以下のとおりである。

- **S**（Stop）——すぐに今行なっていることをやめる。
- **T**（Think）——ギャンブル行動（「危機一髪」状態にあるとき），あるいは継続的なギャンブル行動（ラプスを経験したとき）によって引き起こされるマイナスの結果，またはギャンブル行動をコントロールする／やめることによってこれまで経験してきたポジティブな結果について考える。
- **A**（Act）——特定の状況から遠ざかるよう行動する。
- **R**（Ring）——（電話相談や友人など）すぐに話をすることのできる人に電話をかける。
- **T**（Try）——衝動をコントロールするために，このセクションで学習したテクニックを試す。

START の手続きは，「START テクニック・シート」（附録 N 参照）を用いて実施できる。START テクニック・シートは，今後のラプスが生じた際の手続きについて，セラピストとクライエントが同意したうえで作成される。また，START テクニック・シートには，クライエントの変化に対するコミットメントを形成し，強化する方法も含まれている。この手続きをうまく実施したときの報酬とうまく実施できないときのマイナスの結果についても，シートにそれぞれ記載できる。

4 宿題の説明をする

宿題と宿題の実施を妨害する可能性のあるすべての障害について話し合う必要がある。セラピ

ストは，クライエントに以下のものを渡していることを確かめる必要がある。

- 「宿題シート」
- 「クライエント用情報シート：ギャンブルを沈静化させるための方策」――セラピストは関係各所の電話番号（例：24時間電話相談やギャンブラーズ・アノニマスのような自助グループ）が配布資料に書かれていることを確認する。
- 「スケジュールシート」のコピー（附録L）。
- 附録M「代替活動ワークシート」（セッション中に実施できなかった場合），あるいはこのシートの空欄を埋めたもの（セッション中に実施できた場合）。
- セッション内で実施したワークシートのコピー――「ギャンブルへの動機づけワークシート」（附録J），「ギャンブルの引き金の特定と防御手段の設定ワークシート」（附録K），「STARTテクニック・シート」（附録N）。

宿題シート

（1）あなたがこのセッションで学んだ方策を試してみましょう。このセッションで学んだ方策をまとめた資料をお渡しします。

（2）まだ完成していない場合，「代替活動ワークシート」を完成させましょう。あなたがギャンブル衝動を抱いたときに気をそらすのに役立たせるため，そしてギャンブル行動を新しい健康的な行動に置き換え始めるために，「代替活動ワークシート」から，いくつかの活動を選びましょう。

（3）日々の活動計画を作成し，それに従って活動することを実践しましょう。スケジュール表を埋めるために「代替活動ワークシート」からいくつかの活動を選んでもよいでしょう。前日に次の日のスケジュール表を作ることを，毎日の決まった作業にしましょう。一日の計画を立てるときには，ギャンブルをするための時間を作ってはいけません。危険な日（例：給料日）が来る前に，その日のスケジュール表を作成しておけば，ギャンブルをしないでその日を過ごすことに自信を持つことができるでしょう。なぜなら，その日が危険な日であるということを認識しているし，ギャンブルの機会を減らすための防御手段を講じておくこともできるからです。

クライエント用情報シート
ギャンブル行動を沈静化させるための方策

引き金への対処方策

引き金に対する防御手段を確認しましょう。

- 現金の管理――あなたが持つことのできる現金を管理しましょう。必要であるなら，しばらくの間，銀行の口座の名義を他の誰かに変更しましょう。
- 代替活動・時間制限――ギャンブルをする機会はないので，（ギャンブル行動以外の）するべき代替活動を確認し，十分なスケジュール表を作りましょう。
- ギャンブル行動の引き金を避けましょう。

ギャンブル衝動への対処方策

- 衝動に対処できる言葉が書かれたフラッシュカードを持ち歩きましょう。
- 衝動が1時間以上続くことはめったにないので，ギャンブルをする決定を1時間遅らせましょう。
- 思考ストップ法と気そらしを使いましょう――ギャンブル行動について考え始めたときはすぐに，「ストップ」と頭のなかで叫び，その間一時停止の標識を鮮明にイメージし，すぐに他のことに注意を切り替えましょう。
- イメージの置き換え――ギャンブル行動によって生じたマイナスの結果（ネガティブなイメージの置き換え），あるいはギャンブルしないことによって生じたプラスの結果（ポジティブなイメージの置き換え）をイメージしましょう（参考：Beck et al., 1993; Marlatt & Gordon, 1985）。

ラプスや「危機一髪」への対処方策

START（Meichenbaum（1977）の自己教示訓練を基にしている）テクニックは，ギャンブル衝動によってあなたが今にもギャンブル行動をしてしまう（すなわち，「危機一髪」），あるいはギャンブルを続けている（すなわち，ラプス）状況に陥ってしまった場合に使用されます。

S（Stop）　――すぐに今行なっていることをやめる。
T（Think）　――ギャンブル行動（「危機一髪」を経験したとき），あるいは継続的なギャンブル行動（ラプスを経験したとき）によって引き起こされるマイナスの結果，またはギャンブル行動をコントロールする／やめることによってこれまで経験してきたポジティブな結果について考える。
A（Act）　――特定の状況から遠ざかるよう行動する。
R（Ring）　――（電話相談や友人など）すぐに話をすることのできる人に電話をかける。
T（Try）　――衝動をコントロールするために，学習したテクニックを試す。

衝動は野良猫と似ているところがある。
もしあなたが野良猫に餌を与えると，
野良猫はますますあなたの元に寄ってくるだろう。
餌を与えなければ時間が経つといなくなる。

| パート1 | パート2 | **パート3** | パート4 |

セッション3

認知再構成法①
ギャンブルに特有の思考の誤りを特定する

●**セッションの内容と目標**
1 －宿題の振り返りをする
2 －認知再構成法のセッションのねらいと理論的背景について話し合う
3 －ギャンブルに特有の思考の誤りを特定することについて話し合う
4 －ギャンブルに特有の思考の誤りを特定する
5 －宿題の説明をする

---

1 宿題の振り返りをする

　クライエントの宿題の進捗状況を振り返り，努力や成果をできる限り賞賛する。問題があった部分を解決し，宿題をやってこなかった場合はその理由を尋ねる。以下に，各宿題に関する話し合いを行なうために，セラピストがクライエントに行なうべき質問が示されている。

- 前回のセッションで学んだ方策を，実践しているかどうかについて尋ねる。どの方策を試してみたか？　それは役立ったか？　もし役立ったとすれば，どのような結果になったか？　もし役立たなかったのであれば，何がうまくいかなかったか？（セラピストは，クライエントがよりプラスの結果を得るために，次に何をすればよいかを話し合ってみるとよい）。
- 「代替活動ワークシート」を埋めることができたかどうかについて。いくつの活動を思いついたか？　この1週間の間に，いくつの活動に挑戦しようとしたか？　うまくできたか？　やってみてどうだったか？
- スケジュール表の作成について。スケジュール通り行動してみてどうだったか？　スケジュール表を作成してみて，どのようなよい点があったか？

2 認知再構成法のセッションのねらいと理論的背景について話し合う

2-1 ねらい

3セッションにわたる認知再構成法セッションの内容と目標を紹介する。このセッションの一番のねらいは，重大な損失にもかかわらずギャンブル行動を続けさせるギャンブルに特有の思考の誤りを，クライエントが特定できるよう援助することである。次のセッション4では，ギャンブルに特有の思考の誤りを修正することを教える。セッション5では，ギャンブルに関連するその他の思考の誤りを特定し，修正することを教える。ギャンブルに関連するその他の思考の誤りには，クライエントのギャンブル行動に対する認識，ギャンブル行動の結果，およびギャンブル行動をやめたりコントロールしたりする能力に関する思考の誤りなどがある。

2-2 理論的背景

ストレスに対処できないこと，不十分なソーシャルサポート，適切な対処スキルの不足，問題解決スキルの乏しさ，陰性感情，思考の誤りといった数多くの要因が，ギャンブル問題を維持する役割を担っている（Marlatt, 1988）。以降のセッションでは，それぞれの要因について個別に取り扱っていく。まずは，思考の誤りに着目することから始める。本セッションおよびセッション4・5で述べる認知療法の原理は，数多くの研究者の業績に基づいている（たとえば，Beck, Rush, Shaw, & Emery, 1979; Ellis & Harper, 1961）。

われわれの思考（周囲の物事を解釈する方法）は，行動と感情に影響を及ぼす。思考の誤り（ゆがんだ認知）が重要であるのは，そのような思考が必ずしもある種の情動（落ち込みや罪悪感）や行動（ギャンブル行動）の変化を引き起こす賦活事象（引き金）になるからではなく，むしろ引き起こされた自動思考そのものだからである。そして，ある特定の危険な思考によって特徴づけられる心の状態は，しばしば人々をギャンブル行動，あるいはリラプスに導く可能性がある。

賦活事象（**A**ctivating event）→信念・思考（**B**elief/thought）→結果（行動・情動・感情）（**C**onsequences）

- 賦活事象には，内的事象（例：罪悪感や抑うつといった感情）と外的事象（例：カジノや宝くじ売り場の前を通ること）がある。
- 信念・思考とは人が考えている内容のことであり，それは結果（行動・情動・感情）に影響する（例：「ギャンブル行動は自分の問題を忘れることができる唯一の方法である」「私は今日ついている」）。
- 結果には，行動的結果と情動的結果の双方がある（例：衝動に屈しギャンブル行動をする。ギャンブル衝動があることに落ち込む。罪悪感を抱く）。

もしこのような思考の誤りがギャンブル行動の前に生じる場合（例：「私は請求書の支払いを

するためのお金を稼がなければならない」)，そのような思考によって，クライエントはギャンブル衝動に屈することになる。もしこのような思考の誤りがギャンブル行動の最中に生じる場合（例：「過去3回連続でギャンブルに負けている。きっと今回は勝つ番だ」)，そのような思考は負けが続き，損失が大きくなっていても，ギャンブル行動を助長することになる。もしこのような思考の誤りがギャンブル行動，すなわちラプスの後に生じる場合（例：「給料を全部使ってしまった。妻に呆れられるだろう」)，そのような思考によってクライエントは罪悪感・絶望感を抱き，さらなるギャンブル行動が助長されるかもしれない。

そのようなゆがんだ思考が浮かんだときに，いつもそれらを心から払いのけることができれば，あるいはその思考がどのようにゆがんでいるかを示す反証的思考で対処することを学習することができれば，必ずしもリラプスにつながることはない。このことは認知再構成法と呼ばれているテクニックによって成し遂げることができる。いくつかの先行研究では，認知行動療法における認知再構成法が，問題ギャンブルの症状を有意に減少させることが示されている（Ladouceur et al., 1989; Gaboury & Ladouceur, 1990)。

認知再構成法のテクニックには，以下のような3つのステップがある。

- 思考の誤りを特定する。
- その思考が正確か，有用か，必要かどうかを検討することによって思考の誤りを修正する。
- ゆがんだ思考をより現実的で，有効的で，ポジティブな思考に置き換える。

問題ギャンブラーに認められる思考の誤りには，2つのカテゴリーがある。

- ギャンブルに特有の思考の誤り——問題ギャンブラーだけが持っている思考の誤りで，ギャンブル行動のスキルや勝ち負けの確率に関連するもの。
- 他の一般的な思考の誤り——（他の心理学的問題のある人々と同様に）問題ギャンブラーが抱く一般的な思考の誤りであり，自分のギャンブル行動，ギャンブル問題，ギャンブル行動の結果，ギャンブル行動をやめたり，コントロールしたりする能力などに関するもの。

本セッションは，クライエントにギャンブルに特有の思考の誤りを特定する方法を教えることをねらいとし，次のセッション4は，クライエントにこのような思考の誤りを修正する方法を教えることをねらいとする。セッション5では，他の一般的な思考の誤りを特定し，それを修正することを教える。

3 ギャンブルに特有の思考の誤りを特定することについて話し合う

Toneatto（1999）は，ギャンブル行動の前，最中，そして後に生じうるギャンブル行動を行

なうスキルや，ギャンブルに勝つための能力に関連する思考の誤りを，いくつかのカテゴリーに分類している。そのような認知が原因で，問題ギャンブラーは，損失があるにもかかわらず，ギャンブル行動を続けてしまう。思考の誤りは，以下の3つの大きなカテゴリーに分類できる。

3-1 ギャンブルのコントロール可能性の錯覚

ギャンブルのコントロール可能性の錯覚とは，ギャンブルの結果をコントロールできるという信念である。コントロール可能性の錯覚には3つの形態がある。

- 能動的なコントロール可能性の錯覚——特定の場所でギャンブルをする（例：以前に勝った経験のある場所），特定の物を持っていく（例：宗教的な宝飾類，幸運のお守り），特定のまじないを行なう（例：指をクロスさせる，プレイする前にお祈りをする），何に賭けるかを決めるときに特定の方法，色，ラッキーナンバーなどに頼る，などの方法によってギャンブルの結果（勝ち負け）を直接コントロールできると信じている。
- 受動的なコントロール可能性の錯覚——ツキが来ていると感じているときや，生活の他の分野でよいことがあったときにだけギャンブルをすること，負けているギャンブラーを避けること，などによって間接的に勝ち負けをコントロールすることができると信じている。
- 自分自身のギャンブルスキルの過信と他のギャンブラーのスキルの軽視——自分がギャンブルに勝つことができる能力を過大評価し，他人が勝つことのできる能力を過小評価する（例：「この勝負で，他人は負け，自分だけが勝つことができるだろう」）。

3-2 予測可能性の錯覚

予測可能性の錯覚とは，自分には正確な予測をするスキルがあるという信念のことである（例：いつギャンブル・マシンは当たるか，どの馬が勝つか，いつ勝つか負けるかを予測）。これは，以下の2つの事項に基づいている。

- 前兆，いつもと異なるできごと（例：その日の天気），虫の知らせ，感覚，本能，直観といった重要な手がかり。
- 過去の勝ち負け（例：かつて大勝ちしたときと同じ時間にギャンブルをする。以前大金を失った特定のギャンブル・マシンを避ける）。

3-3 解釈バイアス

解釈バイアスとは，継続的あるいは莫大な損失にもかかわらず，ギャンブル行動を続けるように，ギャンブルの結果をとらえなおすことである。問題ギャンブラーが有する解釈バイアスには，以下のようないくつかのタイプがある。

- 内的帰属，外的帰属——成功を自分自身のスキルあるいは能力に帰属させ，失敗を他人の影

響，不運，あるいは環境の悪さに帰属させる。
- ギャンブラーの錯誤——これまでの連続して負けている状況を，勝ちが迫ってきていることを示唆するものとしてとらえなおす（例：「このギャンブル・マシンにまったく当たりが出ていないので，大当たりはもうそこまで来ている。もし十分に長くプレイした場合，最終的には勝てるだろう。賭け金を倍にしたら，勝つときの見返りが大きくなる」）。
- 深追い——ギャンブルを続け場合，最終的には失ったお金を取り戻すことができると信じること。
- 損失の意味づけを変える——継続的な損失を，それもまた経験だとしてとらえなおす（例：「これまでの負けは，今後の勝ちに役立つ学習経験となる」）。
- 選択的記憶——負けた経験より勝った経験を容易に思い出しやすいことから，以前負けた場所であってもギャンブルに勝てると期待する。
- 後知恵バイアス——勝ったか負けたかの結果に基づいて，ギャンブルでの決断を評価する。もし勝った場合，自分のギャンブルでの決断が正しかったと思い込み，それによって勝ちを予測するスキル・能力が自分にはあるという信念が強化される。しかし，もし負けた場合は，そうなるのはわかっていたので，そんな決断をするべきではなかったと後知恵で思い込む（例：「黒ではなく赤の数字に賭けるべきだということはわかっていた」）。このことは，勝ち負けを予測するスキル・能力が自分にはあるという信念と，ギャンブルの負けから学ぶことができるという信念を強める。

Raylu & Oei（2004b）は，さらに2つの認知，すなわちギャンブル行動に関する期待，ギャンブル行動をコントロールしたり，やめたりすることの不可能感が，問題ギャンブラーに関連すると示唆している。以下に，これら2つの認知について述べる。

3-4 ギャンブル行動に関する期待

ギャンブル行動に関する期待とは，ギャンブルの結果について，人々が抱く期待のことである（例：「ギャンブルをすれば，自分はよい気分になれる，落ち込みが解消される，不安が紛れる，リラックスできる，ストレスが和らぐ，パワフルな気持ちになれる，満ち足りた気分になれる」）。そのような期待は，ギャンブラーがギャンブル行動をやめることができない理由を正当化することとも関連する（例：「ギャンブルをしないと，とても退屈になってしまう」「ギャンブルをしないと，リラックスできない」）。そのような認知もまた，継続的な損失にかかわらず，問題ギャンブラーにギャンブル行動を続けさせるものとなる。

3-5 ギャンブル行動をやめたり，コントロールしたりすることの不可能感

問題ギャンブラーは，何度もギャンブル行動をやめようと，またはコントロールしようと試みるが失敗に終わっている（American Psychiatric Association, 1994）。ギャンブル行動をやめようとしたり，コントロールしようとした数多くの失敗は，ネガティブな思考につながってしまう

（例：「私はギャンブルにはかなわない」「私はギャンブル行動をやめることができるほど強くない」）。このような思考によって，問題ギャンブラーはギャンブル行動をやめようとしたり，コントロールしたりしようとすることをやめ，その結果としてギャンブル問題に打ち勝つことは絶望的なものであるという信念を強めてしまう。

4 ギャンブルに特有の思考の誤りを特定する

クライエントがギャンブルに関連する思考の誤りを特定できるように支援するためには，以下のような方法が用いられる。

- 過去のギャンブルについて話し合う（感情，行動，特にギャンブル行動につながる思考を含めて）。過去のできごとについて話し合う。ギャンブル行動につながった思考や，問題ギャンブル行動を維持させる思考を引き出すために，ギャンブルエピソードの前，最中，後に生じていた思考プロセスを検証する。
- ゆがんだ認知を特定するために，下向き矢印法（Burns, 1989）を使う。下向き矢印法とは，次のようなフレーズを用いて，一連のできごとについてクライエントに質問することである（例：「それはどういう意味か？」「次に何が起きたか？」「どういうことか？」「何を考えていたか？」「他に何が起きたか？」「他に何を信じているか？」「そのときどう感じたか？」）。
- セラピストが，クライエントの有する思考の誤りを特定するために「ギャンブル関連認知尺度」（Ralyu & Oei, 2004b）を使用してもよい。
- それぞれの思考の誤りについて，クライエントはそれら1つ1つが自分に当てはまるかを検討する。そして，当てはまった思考の誤りのリストを作成する。
- 認知行動療法で思考をチェックする際に最もよく用いられる「非合理的思考記録A」（附録O）を使う（Beck et al., 1979）。

5 宿題の説明をする

「非合理的思考記録A」（Beck et al., 1979に基づいて作成）を用いて，自分の思考をチェックするようクライエントに求める。以下のような方法で宿題を紹介するとよい。「私たちは問題ギャンブラーに共通する思考の誤りについて学習してきました。あなたにもそのうちのいくつかが当てはまっていると思います。以前お伝えしたように，このようないくつかの思考は自動的に生じるので，そのような誤った思考を抱いているということにさえ気づかないことがあります。このような思考の誤りに気づく唯一の方法は，自分の思考パターンを観察することです。つまり，引き金が引かれたとき，ギャンブル衝動を抱いたとき，あるいは気分の変化に気づいたときにはい

つでも，自分の思考を記録してください。このような瞬間は，自動思考をとらえる最もよいタイミングなのです。もし上手に非合理的な自動思考を修正したいのであれば，そのような思考を特定できなければなりません」。

クライエントが以下のものを持っていることを確認する。

- 「宿題シート」
- 「非合理的思考記録 A」（附録 O）
- 「クライエント用情報シート：ギャンブルに特有の思考の誤りを特定する」

また，前セッションで学習した方策を実践し続けること，24 時間電話相談サービスに電話すること，そして問題ギャンブルに関連する自助グループ（例：ギャンブラーズ・アノニマス）に参加することを促す。クライエントには以下のような指示をする。「1 週間に 1 度これらをする習慣を身につけましょう。1 週間に 1 度の電話やグループへの参加を，徐々に 2 週間に 1 度に変えていき，その後，ギャンブル行動のコントロールやギャンブル行動をやめることに自信が十分についてきたら，徐々に月に 1 度に変えていきましょう。こうすることで，プログラムが終了した後でも，あなたは正しい方向に進んでいくことができます。つまり，治療プログラムが終わった後でも，あなたのギャンブル行動を定期的にモニターすることを手伝ってくれる誰かとつながっていることは，ラプスやリラプスの可能性を減らすことになるでしょう」。クライエントには，これらの機関の連絡先や電話番号を渡しておくとよい。

宿題シート

(1) 「非合理的思考記録 A」と「クライエント用情報シート：ギャンブルに特有の思考の誤りを特定する」を用いて，ギャンブルに特有の思考の誤りを特定してみましょう。

(2) 前回のセッションで学習した方策を実践し続けましょう。

(3) 24時間電話相談サービスに電話したり，問題ギャンブルに関連する自助グループ（例：ギャンブラーズ・アノニマス）に出席したりしましょう。1週間に1度これらをする習慣を身につけましょう。1週間に1度の電話やグループへの参加を，徐々に2週間に1度に変えていき，その後，ギャンブル行動のコントロールやギャンブル行動をやめることに自信が十分についてきたら，徐々に月に1度に変えていきましょう。こうすることで，プログラムが終了した後でも，あなたは正しい方向に進んでいくことができます。つまり，治療プログラムが終わった後でも，あなたのギャンブル行動を定期的にモニターすることを手伝ってくれる誰かとつながっていることは，ラプスやリラプスの可能性を減らすことになるでしょう。

**クライエント用情報シート
ギャンブルに特有の思考の誤りを特定する**

　Toneatto（1999）は，問題ギャンブルを維持する役割を担っているいくつかのギャンブルに特有の思考の誤りを示しています。そのような思考の誤りには以下のものがあります。

(1) コントロール可能性の錯覚──ギャンブル行動の結果をコントロールできるという信念。
- 能動的なコントロール可能性の錯覚──特定の場所でギャンブルをする（例：以前に勝った経験のある場所），特定の物を持っていく（例：宗教的な宝飾類，幸運のお守り），特定のまじないを行なう（例：指をクロスさせる，プレイする前にお祈りをする），何に賭けるかを決めるときに特定の色，ラッキーナンバー，システムに頼る，などの方法によってギャンブルの結果（勝ち負け）を直接コントロールできると信じている。
- 受動的なコントロール可能性の錯覚──ツキが来ていると感じているときや，生活の他の分野でよいことがあったときにだけギャンブルをすること，負けているギャンブラーを避けること，などによって間接的に勝ち負けをコントロールすることができると信じている。
- 自分自身のギャンブルスキル，あるいは自分がギャンブルに勝つことができると過大評価し，他人のギャンブルスキルあるいは勝つことのできる能力を過小評価する。

(2) 予測可能性の錯覚──以下の手がかりに基づいて，自分には正確な予測（例：いつギャンブル・マシンは当たるか，いつ勝つか負けるか）をするスキルがあるという信念。
- 重要な手がかり（前兆，いつもと異なるできごと（例：その日の天気））。
- 過去の勝ち負け（例：かつて大勝ちしたときと同じ時間にギャンブルをする，以前大金を失った特定のギャンブル・マシンを避ける）。

(3) 解釈バイアス──ギャンブル行動の結果を誤ってとらえなおす。
- 内的帰属，外的帰属──成功を自分自身のスキルあるいは能力に帰属させ，失敗を他人の影響，不運，あるいは環境の悪さに帰属させる。
- ギャンブラーの錯誤──これまでの負けを，勝ちが迫ってきていることを示唆するものとしてとらえなおす（例：「そろそろ当たるだろう」）。
- 深追い──ギャンブルを続けたら，最終的には失ったお金を取り戻すことができると信じること。
- 損失の意味づけを変える──継続的な損失を，それもまた経験だとしてとらえなおす。
- 選択的記憶──負けた経験より勝った経験を容易に思い起こすことから，以前負けた場所でもギャンブルに勝てると期待する。

　Raylu & Oei（2004b）は，さらに2つのギャンブルに特有の思考の誤りを報告しています。

(4) ギャンブル行動に関する期待──ギャンブルの結果について人々が抱く期待。
- 「ギャンブルをすれば，自分は幸せになれる，幸せになれない，落ち込む，落ち込みが解消される」

(5) ギャンブル行動をやめたり，コントロールしたりすることの不可能感。
- 「ギャンブル行動をやめることは決してできない」「私はギャンブルにはかなわない」

セッション4

認知再構成法②
ギャンブルに特有の思考の誤りを修正する

> ●セッションの内容と目標
> 1 － 宿題の振り返りをする
> 2 － セッションのねらいと理論的背景について話し合う
> 3 － ギャンブルに特有の思考の誤りを修正することについて話し合う
> 4 － ギャンブルに特有の思考の誤りの修正を実践する
> 5 － 合理的な考え方を書き出す
> 6 － 宿題の説明をする

1 宿題の振り返りをする

クライエントの宿題の進捗状況を振り返り，努力や成果をできる限り賞賛する。問題があった部分を解決し，宿題をやってこなかった場合はその理由を尋ねる。

2 セッションのねらいと理論的背景について話し合う

2-1 ねらい
本セッションのねらいは，クライエントにギャンブルに特有の認知を修正することを教えることである。

2-2 理論的背景
理論的背景は，前回のセッションで伝えている。クライエントはこのセッションに進む前に，ギャンブルに特有の認知の特定がスムーズに行なえるようになっている必要がある。もしクライエントがギャンブルに関する思考の誤りを特定することをマスターしていない場合，より多くの時間を割いて，それをマスターできるように支援する必要がある。

3 ギャンブルに特有の思考の誤りを修正することについて話し合う

ギャンブルに特有の思考の誤りを修正するためにクライエントを支援する方法は，数多く存在する。以下に，それらの方法について述べる。

3-1 心理教育

- ギャンブルの性質，ギャンブル行動によって生じる結果，ランダム性の概念について，クライエントに教える——ギャンブル行動によって生じる結果は，偶然によって決定づけられており，偶然とは予測できないできごと，あるいは偶発的な現象である（Ladouceur, 2001）。したがって，ギャンブル行動によって生じる結果をコントロール，あるいは予測することは不可能である。ギャンブルに特有の思考の誤りのすべては，ほとんどの形態のギャンブルにおいて，起こりうるすべての結果が同等の確率で生じるということを理解せず，むしろ独立した偶然事象の間に関係があると誤って信じることに関連している（Ladouceur, Sylvain, & Boutin, 2000）。つまり，各事象や賭けの結果は，その他のどの事象や賭けとも関連していないのである（Sharpe, 1998）。たとえば，ここ3回のルーレットの結果が黒であったからといって，次のルーレットで赤の出る可能性が黒の出る可能性よりも高いというわけではない。ギャンブル・マシンにおいて，ギャンブルの結果は，ランダムな結果を出すシステムを搭載したコンピュータによって決定される（Sharpe, 1998）。したがって，機械が当たりに伴って支払う可能性は，負けに伴って支払う可能性と同等である（Sharpe, 1998）。このように，クライエントはギャンブルの性質，ギャンブル行動によって生じる結果，ランダム性の概念について教育を受ける必要がある。また，ある結果が生じると思ったけれども（例：ルーレットで赤の数字が出る），実際にはそうならなかったという経験を思い出すことによっても，そのような誤った思い込みを修正することができる。

- 各ギャンブルにおける偶然性とスキルのレベルについて，クライエントに教育する——問題ギャンブラーは，ギャンブルに関する自分のスキルや勝つことのできる能力について，思考の誤りを有していることがしばしばである（Raylu & Oei, 2004b）。したがって，クライエントに各ギャンブルにおける偶然性とスキルのレベルについて明確にさせておくことが重要である。つまり，ギャンブルの形態によって必要なスキルの程度は異なるが，ほとんどのギャンブル（例：ギャンブル・マシン）の結果は運にのみ依存し，スキルには依存しないことを，クライエントに教える必要がある（Sharpe, 1998）。

- ギャンブル行動を助長するギャンブル・マシンやギャンブル環境の特徴について，クライエントに教育する——クライエントは，継続的な損失にもかかわらず，ギャンブルを続けるように仕向けてくるギャンブル・マシンやギャンブル環境の特徴に気づく必要がある。ギャンブル場は，問題ギャンブラーにギャンブル行動を続けさせるような方法で仕組まれているこ

とがしばしばである。人々がより多くのお金をギャンブル行動に費やすほど，利益が大きくなることから，この仕組みはギャンブル場にとって重要である。さまざまな研究者が（たとえば，Sharpe,1998；Griffiths, 1993；Ladoucuer, 2001），勝利への信念を強化し，継続的な損失にもかかわらずギャンブル行動を続けさせるようにコントロールし，促進させるように設計されているギャンブル・マシンやギャンブル環境の構造上の特徴の重要性について述べている。それには，以下のようなものがある。

- ギャンブル行動に費やされたお金を回収できる割合は，場所によって異なるが，すべてのギャンブル・マシンの回収率は，マイナスである（すなわち，ギャンブル・マシンから支払われる金額は，賭けられた額よりも少ない）。
- ギャンブル・マシンでの勝ちは，しばしば賭け金が少ないかゼロのときに生じるので，多くのギャンブラーは結果として負けることになる。
- ギャンブル・マシンでは，勝ったときに支払いを受け取るための待ち時間が短い。
- ギャンブル・マシンでプレイしている間，ギャンブラー本人が主導権を握ってギャンブルを行なっている，あるいはそう感じる程度が大きい（たとえば，ギャンブラーは毎回，いくらのお金を使うかについて多くの選択肢を持っている）。
- 小さい当たりが，頻繁にさまざまな間隔で起きる。
- 一時的にギャンブラーの金銭的な価値観を壊すような構造上の特徴が存在する（たとえば，2ポンドのギャンブル・マシンよりも10ペンスのギャンブル・マシンを使用すれば，あまり損をしないことになるという考え）。
- 光，色，音といった環境的性質は，ギャンブラーが負けているときでさえ，心理的に報酬体験を提供する力を有している。

3-2 証拠を検討する

自分の思考を支持する，あるいは支持しない証拠を検討するようクライエントに勧めるとよい。たとえば，「お気に入りのギャンブル・マシンなら勝つチャンスが大きくなる」という考えに対して，いくつもの質問をすることができる（そのお気に入りのギャンブル・マシンでプレイしたとき，何回負けましたか？　他のマシンで勝った経験はありますか？　そのお気に入りのマシンでいくら勝ちましたか？　そのマシンでいくら負けましたか？）。問題ギャンブラーは，負けた経験よりも勝った経験を覚えている傾向があることから，自分の思考の誤りを修正するに先立って，以前の負けた経験を思い出すよう働きかけることが絶対に必要である（例：「あなたが最近負けたときのことを思い出してください。あなたの迷信的信念は，そのとき何か役に立ちましたか？」）。

3-3 勝ち負けのパターンを知るために行動実験を用いる

思考の誤りを回顧的に分析した後でも，ある程度の誤った信念を抱き続けている者に対しては，適切な方法によって設計された行動実験を行なうことが大変有効である（例：ルーレットプレイ

ヤーに実際に賭けをすることなく，数を予想させる）。その予測を記録しておけば，自分の予測と実際の結果との間に矛盾があることを，クライエントが客観的に理解することに役立つであろう。しかしここで大事なことは，ギャンブルをしないではいられなくなるような状況にクライエントを置かないということである。したがって，特にギャンブル衝動をコントロールすることに自信がないクライエントの場合，友人などを伴ってギャンブル場に行くことが望ましい。確率の法則が当てはまるのに十分な回数だけ行動実験を行なうために，適切な行動実験を選択することが肝心である。セラピストはまた，行動実験を実施するときには，お金を持って行かないようクライエントにアドバイスしなければならない。

4 ギャンブルに特有の思考の誤りを修正する

　ギャンブルに特有の思考の誤りを修正するために「非合理的思考記録B」（附録P）を用いて上述の方策を活用してみる。「非合理的思考記録B」の記入例は，本セッションの末尾に掲載してある。

5 合理的な考え方を書き出す

　クライエントは，カードに合理的な思考を書き出し，これをいつも持ち歩くようにする。合理的に考えることが難しいのはギャンブル衝動が強いときであることから，衝動が強いときにこのカードは大変役に立つ。毎日カードを読むことが，合理的な思考を強めることに役立つ。合理的な考え方には，以下のようなものがある。

- ギャンブルの結果は，スキルよりも運によって決定される。
- ギャンブル・マシンの結果は，ランダムな結果を出すシステムを搭載したコンピュータによって決定されるので，結果をコントロールしたり，予測したりすることはできない。
- ギャンブルの結果は，前に行なわれたギャンブルの結果とは関連しないものであり，ランダムな事象であることから，結果を予測することはできない。
- 運がいいと感じても，実際に運がよくなるわけではない。
- ギャンブル・マシンは，賭けた金額より支払われる金額のほうが少なくなるように設定されている。
- ギャンブル衝動が強いとき，負けた経験ではなく勝った経験のほうを思い出す傾向がある。
- ギャンブル・マシンやギャンブル環境に関連する構造上の要因のせいで，負けているにもかかわらずギャンブルを続けるように仕向けられている。

6 宿題の説明をする

　宿題について説明するために,「宿題シート」を使用する。クライエントが以下のものを持っていることを確認する。

- 「宿題シート」
- 「非合理的思考記録 B」(附録 P)(Beck et al., 1979 を改変)
- 「非合理的思考記録 B」(Beck et al., 1979 を改変)の記入例
- 「クライエント用情報シート：ギャンブルに特有の思考の誤りを修正する」

非合理的思考記録 B（Beck et al., 1979 に基づいて改変）の記入例

賦活事象——ネガティブな気分や行動（例：ギャンブル）を引き起こすできごと、思考、記憶、感情	思考——できごとの解釈や思考 ・どんなことを考えましたか？ ・どんな思考の誤りがありましたか？	結果——結果として生じた行動や感情	非合理的思考の修正	結果——非合理的思考を修正した後、生じた行動や感情
給料日には、一日中危なっかしい気持ちがしていた。でも仕事が忙しかったので、ギャンブルをすることはなかった。仕事が終わって家に帰るときに、昔の友人に会った。その友人に、ギャンブル・マシンが置いてある近所のクラブに行こうと誘われた。	今までで一番大勝ちをしたのは、あのクラブだったので、また勝てるかもしれない（コントロール可能性の錯覚と記憶バイアス）。 今日は運がいい（受動的なコントロール可能性の錯覚）。 これまでに失ったお金をすべて取り戻せるかもしれない（深追い）。	不安 勝てる可能性に伴う興奮 その状況と自分自身への失望 ギャンブル衝動	勝ったときのことだけを考えていて、負けたときのことを忘れている。そのクラブでは大勝ちをしたこともあるけれど、実際、これまでギャンブルをしたどの場所よりも、あのクラブで失ったお金が一番多い。 何か感じたからといって、実際にそのとおりになるわけではない。運がいいと感じたけれど、実際はものすごくたくさんのお金を失ったということがこれまでにも何度もある。 ギャンブル・マシンというものは、結局店側が儲かるようになっている。賭けの結果はすべてランダムなので、運次第で自分で勝ち負けを予測することはできない。ギャンブルの結果は無関係なので、その前の負けとは無関係なので、次に勝つか負けるかを予測できることはありえない。	安全な場所に身を移したり、誰かに静かにギャンブル衝動について話したりすると、ギャンブル衝動は十分に小さくなった。 ギャンブル衝動に負けてしまうほど弱いと感じることが減った。 ギャンブルをせずに一日の残りの時間を過ごすことに自信が持てるようになった。

修正の方法——思考の誤りは何か？ その思考の証拠は何か？ このように考えることのデメリットは何か？ その代わりとなる思考は何か？ 思考が正しいかどうかを検証するために行動実験を行なうとよい。ギャンブルに特有の思考の誤りに対して、ランダム性の概念、ギャンブルなどの形態のギャンブルでは、起こりうるすべての結果が同等の確率で生じているので、独立した偶然事象の間には関係がない）、さまざまなギャンブルに関連するチャンスやスキルの水準（例：「ギャンブルの結果は、スキルよりも運によって決定される」）、ギャンブルの構造上の特徴、損失にもかかわらずギャンブルを続けさせるギャンブル環境について、思い出すとよい。

セッション4 認知再構成法② | 95

宿題シート

(1) (前回のセッションで渡された)「非合理的思考記録B」,「クライエント用情報シート:ギャンブルに特有の思考の誤りを修正する」,「クライエント用情報シート:ギャンブルに特有の思考の誤りを特定する」を用いて,ギャンブルに特有の思考の誤りの特定,修正を練習しましょう。

(2) 合理的な思考をカードに書き出し,それを持ち歩くことが,有用なときもあるでしょう。衝動が強いときこそ,合理的に考えることは困難であるので,そのようなときにカードは役に立つでしょう。そのようなカードを作りましょう。カードには以下のようなことを書いておきましょう。

- ギャンブルの結果は,スキルよりも運によって決定される。
- ギャンブル・マシンの結果は,ランダムな結果を出すシステムを搭載したコンピュータによって決定されるので,結果をコントロールしたり,予測したりすることはできない。
- ギャンブルの結果は,前の結果とは関連しないものであり,ランダムな事象であることから,結果を予測することはできない。
- 運がいいと感じても,実際に運がよくなるわけではない。
- ギャンブル衝動が強いと,負けた経験ではなく勝った経験のほうを思い出す傾向がある。
- ギャンブル・マシンやギャンブル環境に関連する構造上の要因のせいで,負けているにもかかわらずギャンブルを続けるように仕向けられる。

(3) これまでのセッションで学習した方策を実践し続けましょう。

(4) 24時間電話相談サービスに電話し,そして問題ギャンブルに関連する自助グループ(例:ギャンブラーズ・アノニマス)に出席しましょう。1週間に1度これらをする習慣を身につけましょう。1週間に1度の電話やグループへの参加を,徐々に2週間に1度に変えていき,その後,ギャンブル行動のコントロールやギャンブル行動をやめることに自信が十分についてきたら,徐々に月に1度に変えていきましょう。こうすることで,プログラムが終了した後でも,あなたは正しい方向に進んでいくことができます。つまり,治療プログラムが終わった後でも,あなたのギャンブル行動を定期的にモニターすることを手伝ってくれる誰かとつながっていることは,ラプスやリラプスの可能性を減らすことになるでしょう。

クライエント用情報シート
ギャンブルに特有の思考の誤りを修正する

(1) 以下のことを思い出しましょう。

(a) ギャンブルの性質，ギャンブル行動によって生じる結果，ランダム性の概念——ギャンブル行動によって生じる結果は，偶然によって決定づけられる。つまり，ギャンブル行動によって生じる結果をコントロール，あるいは予測することは不可能である。ギャンブルに特有の思考の誤りのすべては，独立した偶然事象の間に関係があると誤って信じることに関連している。各事象や賭けの結果は，その他のどの事象や賭けとも関連していない。たとえば，ここ3回のルーレットの結果が黒であったからといって，次のルーレットで赤の出る可能性が黒の出る可能性よりも高いというわけではない。ギャンブル・マシンにおいて，ギャンブルの結果は，ランダムな結果を出すシステムを搭載したコンピュータによって決定される。したがって，機械が当たりに伴って支払う可能性は，負けに伴って支払う可能性と同等である。ある結果が生じると思ったけれども（例：ギャンブル・マシンは当たりに近づいている，ルーレットにおいて赤の数字が出そうである），実際にはそうならなかったという経験を思い出すことによっても，そのような誤った思い込みを修正することができる。

(b) 各ギャンブルにおける偶然性とスキルのレベル——ギャンブルの形態によって必要なスキルの程度は異なるが，ほとんどのギャンブル（例：ギャンブル・マシン）の結果は運にのみ依存し，スキルには依存しない。ギャンブル行動によって生じる結果は，ほとんどの形態のギャンブルにおいて，スキルよりも運によって決定される。

(c) ギャンブル行動を助長するギャンブル・マシンやギャンブル環境の特徴——ギャンブル場は，継続的な損失にもかかわらず，問題ギャンブラーにギャンブル行動を続けさせるような方法で仕組まれていることがしばしばである。人々がより多くのお金をギャンブル行動に費やすほど，利益が大きくなることから，この仕組みはギャンブル場にとって重要である。勝利への信念を強化し，継続的な損失にもかかわらずギャンブル行動を続けさせるようにコントロールし，促進させるように設計されているギャンブル・マシンやギャンブル環境の構造上の特徴はいくつも存在する。

- ギャンブル行動に費やされたお金を回収できる割合は，場所によって異なるが，すべてのギャンブル・マシンの回収率は，マイナスである（たとえば，ギャンブル・マシンから支払われる金額は，賭けた額よりも少ない）。
- ギャンブル・マシンからの支払いは，しばしば賭け金が少ないかゼロであるときに生じるので，多くの問題ギャンブラーは結果として負けることになる。
- ギャンブル・マシンでは，勝ったときに支払いを受け取るための待ち時間が短い。
- ギャンブル・マシンでプレイしている間，ギャンブラー本人が主導権を握ってギャンブルを行なっていると感じる程度が大きい（たとえば，ギャンブラーは毎回，いくらのお金を使うかについて選択肢を持っている）。
- 小さい当たりが，頻繁にさまざまな間隔で起きるので，それらを正確に予測することはできない。

- 一時的にギャンブラーの金銭的な価値観を壊すような構造上の特徴が存在する（たとえば，2ポンドのギャンブル・マシンよりも10ペンスのギャンブル・マシンを使用すれば，あまり損をしないことになるという考え）。
- 光，色，音といった環境的性質は，ギャンブラーが負けているときでさえ，心理的に報酬体験を提供する力を有している。

(2) 思考を支持しない証拠を検討しましょう。

(3) 勝ち負けのパターンを知るために行動実験を用いましょう（たとえば，競馬では，実際に賭けをすることなく，テレビでレースを見ながら，どの馬が勝つかを予想することができ，またルーレットプレイヤーは実際に賭けをすることなく，数を予想することができます）。もしあなたがこのような実験をするためにギャンブル場に行く場合，友人や家族に連れて行ってもらいましょう。また，お金を持って行かないことも大切です。もしあなたがギャンブル行動をコントロールしたり，やめたりする自信がない場合，ギャンブル場に行ってはいけません。確率の法則が当てはまるのに十分な回数だけ行動実験を行なうために，適切な行動実験を選択することが肝心です。

(4) 以前の負けた経験やギャンブル行動のマイナスの結果を思い出し，非合理的な思考を修正しましょう（例：あなたが最近負けたときのことを思い出してください。あなたの迷信的信念は，そのとき何か役に立ちましたか？）。

（参考文献：Sharpe, 1998; Griffiths, 1993; Ladouceur, 2001; Ladouceur, Sylvain, & Boutin, 2000）

パート1　パート2　**パート3**　パート4

セッション5

認知再構成法③
その他の一般的な思考の誤りを特定し修正する

> ●セッションの内容と目標
> 1 －宿題の振り返りをする
> 2 －セッションのねらいと理論的背景を話し合う
> 3 －その他の一般的な思考の誤りを特定することについて話し合う
> 4 －その他の一般的な思考の誤りを特定するための練習をする
> 5 －その他の一般的な思考の誤りを修正することについて話し合う
> 6 －その他の一般的な思考の誤りを修正するための練習をする
> 7 －宿題の説明をする

1 宿題の振り返りをする

　クライエントの宿題の進捗状況を振り返り，努力や成果をできる限り賞賛する。問題があった部分を解決し，宿題をやってこなかった場合はその理由を尋ねる。

2 セッションのねらいと理論的背景を話し合う

2-1 ねらい
　このセッションのねらいは，問題ギャンブラーがしばしば体験するその他の一般的な思考の誤りを特定し，修正することを学習し，それらの思考をより現実的で，合理的な思考に置き換えることである。

2-2 理論的背景
　セッション3で説明した理論的背景を参照。

3 その他の一般的な思考の誤りを特定することについて話し合う

　ギャンブル問題，ギャンブルによるネガティブな結果，あるいはギャンブル行動をやめたりコントロールしたりするための能力などと関連して，問題ギャンブラーが抱く一般的な思考の誤りが多くある。これらは，他の心理的，感情的問題を持つ人が呈する思考の誤りと似ている。Beck（1963）は，当初これらをうつ病に関連するものとして提唱し，後にその他の感情的障害の根底にも類似したプロセスがあることを示唆した（Beck, 1976）。その他の研究者（たとえばBurns, 1989）もまた，これらについて論じている。これらに類似した思考の誤りは，問題ギャンブラーにも見出されている（Raylu & Oei, 2004b）。もし，これらの思考の誤りがギャンブル行動の前に作用すれば，それらによってギャンブラーは，ギャンブル行動への衝動に屈してしまうのかもしれない。もし，これらの思考の誤りがギャンブル行動の最中に作用すれば，それは，継続的で大きな損失があるにもかかわらず，ギャンブル行動を続けることを後押ししてしまうのかもしれない。もし，これらの思考の誤りがギャンブル行動の後（たとえば，ラプスの後）に作用しているとしたら，それらは罪悪感と絶望感の原因となったり，再び彼らをギャンブル行動へと仕向けたりするかもしれない。これらの一般的な思考の誤りとしては，以下のようなものが挙げられる。

3-1 全か無か思考

　これは，明確な意見を抱き，それを信じること，あるいは黒か白の分類で物事を見ることを言う。もし，自分の行ないが完璧でない場合，クライエントはそれを大失敗と見なしてしまう。たとえば，以下のようなものがある。

- 「すべてのラプスはリラプスだ。一度失敗したら，二度と元には戻れない」
- 「もし，最高の出来でないならば，やったことはすべて無意味だ」
- 「もし，この治療に成功しなかったら，私は完全な落伍者だ」
- 「もし，完璧にできないのなら，何もしても無駄だ」

3-2 過度の一般化

　これは，単発のできごとであるただ1つの事象に基づいて結論を出すことを言う。クライエントは，今日の状況に類似する過去のできごとを引っ張り出し，状況はいつも同じであろうと予測する。過度の一般化によって，ラプスを完全なリラプスの兆候であるととらえ，ラプスから本格的なリラプスを引き起こしてしまうことがある。たとえば，以下のようなものがある。

- 「すべてが台無しだ」
- 「私の将来は真っ暗だ」
- 「私の状況は決してよくならないだろう」

- 「過去にギャンブルをやめようとしていたときは，いつも成功しなかった。今回だってまったく同じことだ」

3-3 精神的フィルター
これは，ただ1つの細部を取り上げて，それにこだわるあまり，現実のあらゆる側面に対する見通しが不明瞭になってしまうことを言う。たとえば，以下のようなものがある。

- 「前回ラプスしたときの彼らの仕打ちを絶対に忘れないつもりだ」

3-4 結論への飛躍
これは，その結論を支持する明確な事実がないにもかかわらず，ネガティブな解釈をすることを言う。たとえば，以下のようなものがある。

- 占い――ある主張を支持するための明確な事実が欠如しているにもかかわらず，物事が結局ある方向に向かうであろうと予測すること（たとえば，「きっとこの恋愛はうまくいきっこない」）。
- 読心――他の人が何を考えているのかを予測すること（たとえば，「妻は私を嫌いになるだろう」「彼はいぶかしげにこちらを見ている。きっと私は愚かで，見苦しく見えているに違いない」）。

3-5 すべき宣言
これは，「すべきである」と「すべきではない」という言葉で自分自身を動機づけようとして用いる陳述のことを言う。そのような陳述が自分自身に向けられたとき，しばしばもたらされる感情は罪悪感である。一方，そのような陳述を他人に向けたとき，しばしばもたらされる感情は，怒り，葛藤，恨みである。たとえば，以下のようなものがある。

- 「私は即座に損失を取り戻すべきだ」
- 「損失を取り戻すために，ギャンブルを続けるべきだ」
- 「自分の経済状況を改善するにはギャンブルを続けるべきだ」
- 「そんなことをするべきではなかった。何を考えていたのだろう」

3-6 誇大視（破局視）または，過小評価
これは，物事の重大さを誇張すること（誇大視すること，破局視すること），または，不適切に減じること（過小評価すること）を言う。たとえば，以下のようなものがある。

- ギャンブル衝動を誇大視する，または破局視する――「もしギャンブル衝動を感じたなら，

それに耐えることはできないだろう」
- ギャンブル行動をコントロールするための能力を過大視する――「この5ポンドのギャンブルは自分を試すだけのもので，それでギャンブル行動をコントロールできることを証明してみよう」
- 他人を非難することで自分自身の過失を過小評価する――「妻がガミガミ言うのは，単に私の問題から目をそらすことができないだけで，私のせいではない」

3-7 感情的理由づけ

これは，「こう感じるから，こうであるに違いない」などと，ネガティブな感情が物事の実際の状況に必ず反映されると思い込むことを言う。たとえば，以下のようなものがある。

- 「私は自分が負け犬であるように感じるので，きっとそうであるに違いない」
- 「私は，ギャンブル行動をコントロールできないことは悪いことだと感じている。だから，私は悪人であるということだ」
- 「ギャンブル行動をやめることができないとき，自分を弱いと感じるので，私は弱い人間であるに違いない」

3-8 偏向された思考

これは，完全にネガティブまたはポジティブな方向で物事に焦点を当てることを言う。たとえば，問題ギャンブラーのなかには，他人を失望させたという事実に気を向けすぎてしまいがちな者がおり，そのために自分も気落ちしてしまう。その結果，こうした気分の落ち込みによって，ラプスやリラプスにつながることがある。

- 「きちんとできた。でも代わりにこれをしたほうがよかったのではないか」

3-9 レッテル貼りと誤ったレッテル貼り

これは，「過度の一般化」の極端な形式である。自分の誤りについて述べるのではなく，その代わりに，自分自身にネガティブなレッテルを貼り付けてしまうことを言う。たとえば，以下のようなものがある。

- 「私は負け犬で，幸せになる値打ちなどない」
- 「私は大ばか者だ」
- 「私は弱虫だ」

3-10 個人化

これは，実際には主たる責任がないのに，何らかの外的なネガティブなできごとの原因が自分

自身にあると考えることを言う。ラプスをした場合、その全責任が自分にある、つまりは自分自身の個人的な責任だと考えてしまうことで、コントロールに再び自信を持つことが非常に困難になる。

- 「ギャンブル行動をコントロールすることに失敗ばかりしている。だから、いまだにお金の問題でどうしようもなくなっている」
- 「妻が家に帰ってきたとき機嫌が悪かった。きっと私のせいに違いない」

④ その他の一般的な思考の誤りを特定するための練習をする

その他の一般的な思考の誤りを特定する練習のために、附録O「非合理的思考記録A」を用いる。記録の記入例は、104ページに掲載してある。これらの思考の誤りを特定する際には、セッション3の4（86ページ）で説明したガイドラインを参考にすればよい。

⑤ その他の一般的な思考の誤りを修正することについて話し合う

Hawton, Salkovskis, Kirk, & Clark（1989）は、問題ギャンブラーに共通する一般的な思考の誤りを修正するいくつかの方法を紹介した。その方法は、以下にまとめたとおりである。

5-1 証拠の検証
証拠を検証する。自分自身に以下のような質問をする。

- 私の考えに対する証拠は何か？
- 「ギャンブルをしなければ……になる」ということの証拠は何か？
- 私が決してよくならないという証拠は何か？
- 私は思考と事実を混同しているのだろうか？

5-2 代替的説明
何か他の説明はできないだろうかと考えてみる。

- 物事に対する自分の見方が唯一の見方だと思い込んではいないだろうか？
- 極端にギャンブルをし始める前の自分なら、今の状況をどのように考えるだろう？
- 同じ物事を他の人はどのように考えるだろう？
- 他の誰かがそれを私に説明してくれたとしたら、私にはそれがどのように見えるだろう？

非合理的思考記録 A（Beck et al., 1979 を改変）（記入例）

賦活事象――ネガティブな気分や行動を引き起こすできごと、思考、記憶、感情（例：ギャンブル行動）	思考――できごとの解釈あるいは思考・どんなことを考えましたか？・どんな思考の誤りがありましたか？	結果――結果として生じた行動や感情
給料日	最後に勝ったときは、木曜日だった（給料日）。今日は木曜日だから、勝つ可能性が高い（コントロール可能性の錯覚）。 今日は運がよい感じがする（受動的なコントロール可能性の錯覚）。 しばらくの間、負け続けているから、今回勝つ見込みは高い（ギャンブラーの錯誤）。 ギャンブルは、失ったお金をすべて取り戻すことができる唯一の方法だった（全か無か、深追い）。 妻は、とにかく私がギャンブルをしたと思うだろう（結論への飛躍）。 今までにギャンブル衝動をコントロールすることができないでいるから、今回もやっぱりコントロールできないだろう（過度の一般化）。	ラプスにつながるギャンブルへの強い衝動 自分自身に罪悪感と怒りを感じる

5-3 効用分析

私の物事の考え方にはどんな効果があるのだろうか？

- 私の考え方は，自分の目標を達成するために今役立っているのだろうか？ 自分がやりたいことの邪魔をしているのではないだろうか？
- 物事をあるがままに受け止め，それらに対処しようとしないで，物事はこうあるべきだということにとらわれているのではないだろうか？
- このように考えると，少しは気分がよくなるのだろうか？

5-4 実験的技法

私は，やってみようともせずに将来を予測しているのではないだろうか？

- 何かを予測するのではなく，実際にそれを試してみる。
- 自分の考え方や態度が現実的であるかどうか，周りの人に尋ねてみる。

5-5 標準分析

私はどんな思考の誤りをしているのだろうか？

6 その他の一般的な思考の誤りを修正するための練習をする

　その他の一般的な思考の誤りを特定し，修正することの練習をするために，以前のセッションで学んだ技法を含め，上述した技法をクライエントに使用させる。その際は，附録Pの「非合理的思考記録B」（Beck et al., 1979 を改変）を活用できる。記入例を次のページに掲載してある。思考の誤りを修正する際にクライエントは，「思考の誤り修正練習シート」（108～110 ページに掲載）も活用できる。それは，自分の思考の誤りの種類を特定し，そうした非機能的思考1つ1つを修正する機会となる。「思考の誤り修正練習シート」の記入例と，それぞれの非機能的思考の修正の仕方の例は，111～113 ページを参照されたい。

7 宿題の説明をする

　クライエントに，ここまでの3セッションで学んだスキルを用いて，非合理的認知を特定し，修正するための練習をするように求める。クライエントが以下のものを持っているかどうかを確認する。

- 「宿題シート」
- 「クライエント用情報シート:一般的な思考の誤りの特定と一般的な思考の誤りの修正」
- 未記入の「非合理的思考記録 B」(Beck et al., 1979 を改変)(附録 P)
- 「非合理的思考記録 B」の記入例(Beck et al., 1979 を改変)
- 記入済みの「思考の誤り修正練習シート」(もしこのセッション中に記入していたら),または未記入の「思考の誤り修正練習シート」(もしこのセッション中に記入していなかったら)

非合理的思考記録 B (Beck et al., 1979 を改変) の記入例

賦活事象——ネガティブな気分や行動(例:ギャンブル)を引き起こすできごと。思考、記憶、感情	思考——できごとの解釈や思考 ・どんなことを考えましたか? ・どんな思考の誤りがありましたか?	結果——結果として生じた行動や感情	非合理的思考の修正	結果——非合理的思考を修正した後、生じた行動や感情
職場から家に帰り、退屈していた。退屈をまぎらわせるために、ギャンブルをしたい気持ちになった。	ギャンブルは退屈をまぎらわす唯一の方法だ(全か無か思考)。 ギャンブルをやり続けたら、最終的には勝つだろう(結論への飛躍、ギャンブラーの錯誤)。 強気な態度は、勝つことの役に立つだろう(能動的なコントロール可能性の錯覚)。	落ち込み 絶望 ギャンブルへの衝動	セラピストが、退屈をまぎらわす多くの方法を教えてくれた。それらを試してみよう。 ギャンブルを続けても、また、強気な態度でいたとしても、最終的に勝つという証拠はない。強気な態度でいたにもかかわらず、やはり有り金を全部失ったことが何度もある。 すべてのギャンブル・マシンはあらかじめ結果が決まっているので、強気な態度でそれを変えることなどできるはずがない。	ギャンブルをやめられそうな気がしてくる。 ギャンブル衝動の強さがわずかに減った。 ギャンブルする代わりに、意を決してジョギングをした。

修正の方法——思考の誤りは何か? その思考の証拠は何か? この思考の誤りを検証するために行動実験を行なうとよい。ギャンブルに特有の思考の誤り(例:「ほとんどの形態のギャンブルでは、すべての結果が同等の確率で生じているので、独立した(偶然事象の間に関係はない)。さまざまなギャンブルに関連するチャンスやスキルの水準は、スキルよりも運によって決定される)。ギャンブル・マシンの構造上の特徴、損失にもかかわらずギャンブルを続けさせるギャンブル環境について、思い出すとよい。このように考えることのデメリットは何か? この代わりとなる思考は何か? 思考が正しいかどうかを検証するためにどのような行動実験を行なうとよいか? ランダム性の概念(例:「ギャンブルの結果は、スキルよりも運によって決定される)。

思考の誤り修正練習シート

(1) 思考:「すべてのラプスはリラプスだ。一度失敗したら，もう二度と元に戻ることはできない」
- 誤りの種類:
- 修正:

(2) 思考:「今日は勝てるだろう」
- 誤りの種類:
- 修正:

(3) 思考:「ギャンブルをすれば，請求書の支払いの助けになる」
- 誤りの種類:
- 修正:

(4) 思考:「ギャンブル衝動をコントロールすることは決してできないだろう」
- 誤りの種類:
- 修正:

(5) 思考:「どのように自分の衝動に負けて，ギャンブルをしたのかということばかり考えてしまう。自分がこんなにも弱いということを信じたくない」
- 誤りの種類:
- 修正:

(6) 思考：「今日，ギャンブル衝動に負けて，結局はギャンブルをしてしまうだろうと思う」
- 誤りの種類：
- 修正：

(7) 思考：「この5ポンドのギャンブルは自分を試すだけのもので，それでギャンブル行動をコントロールできることを証明してみよう」
- 誤りの種類：
- 修正：

(8) 思考：「すべてがめちゃくちゃになったのは，すべて私の責任だ。妻と口論した後に，ギャンブル衝動に屈して，ギャンブルをした。意志の力が弱かった」
- 誤りの種類：
- 修正：

(9) 思考：「今日は運がよい感じがする」
- 誤りの種類：
- 修正：

(10) 思考：「今夜，また妻は私に対して怒るのだろう」
- 誤りの種類：
- 修正：

セッション5　認知再構成法③ | 109

(11) 思考:「ずいぶん長い間ギャンブルをしてきたので,ギャンブル・マシンに影響を与える方法を考えついた」
  • 誤りの種類:
  • 修正:

(12) 思考:「ギャンブルを続けたら,最終的には失ったお金をすべて取り戻すことができるだろう」
  • 誤りの種類:
  • 修正:

(13) 思考:「自分を弱いと感じるので,私は弱い人間であるに違いない」
  • 誤りの種類:
  • 修正:

(14) 思考:「この月末までにローンを返済しなければならない」
  • 誤りの種類:
  • 修正:

思考の誤り修正練習シート（記入例）

(1) 思考：「すべてのラプスはリラプスだ。一度失敗したら，もう二度と元に戻ることはできない」
- 誤りの種類：全か無か思考
- 修正：1日だけギャンブルすることは，毎日ギャンブルすることと同じではない。もし，ラプスから学び，対処したならば，それがリラプスになることを防げる。

(2) 思考：「今日は勝てるだろう」
- 誤りの種類：結論への飛躍，予測可能性の錯覚
- 修正：勝つかもしれないし，チャンスをつかみ損なうこともある。前回，勝ちそうだと思ったが，実際，最後には多くのお金を失ってしまった。

(3) 思考：「ギャンブルすれば，請求書の支払いの助けになる」
- 誤りの種類：ギャンブルに関する期待
- 修正：ストレスのあるときは，こんなふうに考えてしまう。すべてのお金を失って，結局はもっと悪い状態になってしまうだろう。ギャンブルに勝つことは，手っ取り早くお金を得る方法だが，勝つ保証はない。すべての請求書の支払いをするには時間がかかるだろうが，すでにそのための計画を立てている。それが，ギャンブルよりもずっと危険性が少ない。

(4) 思考：「ギャンブル衝動をコントロールすることは決してできないだろう」
- 誤りの種類：過度の一般化
- 修正：ギャンブル衝動に駆られることは，そんなに怖いことだろうか？ もちろん，私はそれに対処することができる。その他の問題ギャンブラーも，ギャンブル衝動への対処を成し遂げているし，私にもそれはできる。ギャンブルをやめることは難しい。しかし，ギャンブル衝動に対してもっと効果的に対処するために役立つたくさんの方法を学んできた。これまでもギャンブル衝動をどうにかうまくコントロールすることができた。だから，今回も同じようにできる。ギャンブル衝動は，ギャンブルをしなければだんだん強くなっていくようなものではなく，次第に消えていくものなのだということを学んだ。

(5) 思考：「どのように自分の衝動に負けて，ギャンブルしたのかということばかり考えてしまう。自分がこんなにも弱いということを信じたくない」
- 誤りの種類：レッテル貼り，精神的フィルター
- 修正：ある1つのできごとに基づいて，自分の全人格を責めている。私は，普通の人間であり，間違いを犯す権利もある。失敗はいつもわれわれに学ぶための機会を与えてくれる。1つ1つのラプスから，自分自身のこと，または自分の問題について何かを学ぶ。そして，それによってこの先，もっと上手にギャンブル衝動をコントロールするためのコーピング・スキルを身につけることができるようになる。そこからはっきりと何かを学んでいるのだから，1つの失敗のせいで，自分自身をひどく責めてはいけない。

(6) 思考：「今日，ギャンブル衝動に負けて，結局はギャンブルをしてしまうだろうと思う」
- 誤りの種類： 結論への飛躍
- 修正：妙な占いをしている場合ではない。まだ何も起こっていないのだから，衝動に屈するなどということがわかるわけがない。今は予防手段を考えて，それを準備しておけばよい。治療プログラムを始めてから，多くの対策を学んできたので，自分自身を守るために，それを活用することができる。もうすでにそれらを使って，成功を収めている。

(7) 思考：「この5ポンドのギャンブルは自分を試すだけのもので，それでギャンブル行動をコントロールできることを証明してみよう」
- 誤りの種類： ギャンブル行動をコントロールする能力の誇大視
- 修正：ギャンブルをやめられていることに満足している。だから，なぜ危険を冒して，何かを証明する必要があるのか。

(8) 思考：「すべてがめちゃくちゃになったのは，すべて私の責任だ。妻と口論した後に，ギャンブル衝動に屈して，ギャンブルをした。意志の力が弱かった」
- 誤りの種類： 個人化
- 修正：私は失敗をした。何の解決にもならないので，自分自身を責めても無駄だ。この体験から学んだことは，イライラし始めたときは，ギャンブルをする危険の前兆であるということだ。今できるのは，次はこの状況によりよく対処できるようにするための方法を考えて，試すことだ。

(9) 思考：「今日は運がよい感じがする」
- 誤りの種類： コントロール可能性の錯覚（受動的なコントロール可能性の錯覚）
- 修正：運がよいと感じても，そうなるわけではない。この前に運がいいと感じたとき，ギャンブルしに行なったが，すべてのお金を失った。もうこれ以上，お金を失う余裕はない。

(10) 思考：「今夜，また妻は私に対して怒るのだろう」
- 誤りの種類：結論への飛躍
- 修正：私は人の心を読もうとしている。家に帰るまで，確かなことはわからないではないか。こんなふうに考えることで，自分自身をただ心配させているだけだ。

(11) 思考：「ずいぶん長い間ギャンブルをしてきたので，ギャンブル・マシンに影響を与える方法を考えついた」
- 誤りの種類：コントロール可能性の錯覚（能動的なコントロール可能性の錯覚）
- 修正：ギャンブル・マシンというものは，結局向こうが儲かるようになっているのだ。賭けの結果はすべてランダムで，運次第なので，自分で勝ち負けをコントロールすることなどできない。ギャンブルの結果はいつも，その前の結果とは無関係なので，次に勝つか負けるかをコントロールできることなどありえない。さらに，ギャンブル・マシンに影響を与える方法があれば，今抱えている大量の借金はないだろう。

(12) 思考：「ギャンブルを続けたら，最終的には失ったお金をすべて取り戻すことができるだろう」
- 誤りの種類：解釈バイアス（深追い）
- 修正：この前負けたときも，同じことを考えた。勝てるという保証などはない。もし負ければ，借金がもっと増えるだけだ。

(13) 思考：「自分を弱いと感じるので，私は弱い人間であるに違いない」
- 誤りの種類：感情的理由づけ
- 修正：もしこんなに悪い気分でなかったとしたら，この状況をどのように考えるだろうか。今，多くのお金を失ったばかりで，とても落ち込んでいる。物事をきちんと考えられない状況だ。感情に支配されてしまったときには，物の見方はゆがんでしまう。あることを感じたからといって，そのとおりになるわけではない。

(14) 思考：「この月末までにローンを返済しなければならない」
- 誤りの種類：すべき宣言
- 修正：これは「すべき宣言」である。もしこのように考え続けたとしたら，プレッシャーのせいでギャンブルしてしまうだろう。月末までにローンを払いたいが，そうできない可能性もある。どんな選択肢があるか，ファイナンシャル・カウンセラーに相談する必要があるだろう。

宿題シート

(1) 「非合理的思考記録 B」「クライエント用情報シート：一般的な思考の誤りの特定」「クライエント用情報シート：一般的な思考の誤りの修正」「クライエント用情報シート：ギャンブルに特有の誤った思考の特定」(セッション 3 に掲載)「クライエント用情報シート：ギャンブルに特有の誤った思考の修正」(前のセッションに掲載)を使って，思考の誤りを特定し，修正するための練習をしましょう。

(2) 以前のセッションで学んだ方略を使用し続けましょう。

(3) 24 時間電話相談に電話をするか，ギャンブル問題に関連した自助グループ（ギャンブラーズ・アノニマスなど）に参加しましょう。これを週 1 回行なうように習慣づけましょう。ギャンブルをコントロールすること，あるいはやめることへの自信が高まるにつれて，徐々に週 1 回の電話・ミーティングへの参加を隔週にしたり，その後月 1 回にしたりしてもよいでしょう。これによって，プログラムが終了した後も，あなたが進むべき方向を見失わないようにすることに役立つのです。つまり，治療プログラムが終了した後も，定期的にあなたのギャンブル行動の監視を手助けしてくれる人との接触を維持し続けることは，ラプスやリラプスの可能性を抑えてくれるのです。

クライアント用情報シート
一般的な思考の誤りの特定

　問題ギャンブラーの問題，結果，あるいはギャンブル行動をコントロールするための能力などと関係する問題ギャンブラーが抱く一般的な思考の誤りはおおよそ10種類あります。これらはその他の心理学的，感情的問題を持つ人が呈する思考の誤りと似ています（Beck, 1976；Burns, 1989）。もし，これらの思考の誤りがギャンブル行動の前に作用すれば，それによってあなたは，ギャンブル行動への自分の衝動に屈してしまうのかもしれません。もし，これらの思考の誤りがギャンブル行動の最中に作用すれば，それは，継続的で大きな損失があるにもかかわらず，ギャンブル行動を続けることを後押ししてしまうのかもしれません。もし，これらの思考の誤りがギャンブル行動の後（たとえば，ラプスの後）に作用しているとしたら，それらは罪悪感と絶望感の原因となったり，損失にもかかわらずギャンブル行動へ後押ししたりするかもしれません。

(1) 全か無か思考——黒か白の分類で物事を見ること。明確な意見を抱き信じること。もし，自分の行ないが完璧に及ばないのであれば，それを大失敗と見なし始める。
　　・「もし，この治療に成功しなかったら，私は完全な落伍者だ」

(2) 過度の一般化——ただ1つの事象，単発のできごとをすべての失敗の兆しとして過度に一般化する。今日の状況に類似する過去のできごとを引っ張り出し，状況はいつも同じであろうと予測するかもしれない。過度の一般化は，ラプスを完全なリラプスの兆候であるととらえ，単一のラプスから完全なリラプスへの激化をもたらす可能性がある。
　　・「私はギャンブルをやめることは決してできない」
　　・「5年前にギャンブルを止めた後に私はリラプスした。ギャンブルをやめることは決してできない」
　　・「私の未来は真っ暗だ」

(3) 精神的フィルター——ただ1つの細部を取り上げて，現実のあらゆる側面に対する見通しが不明瞭になってしまうことを言う。
　　・「前回ラプスしたときの彼らの仕打ちを絶対に忘れないつもりだ」

(4) 結論への飛躍——その結論を支持する明確な事実がないにもかかわらず，ネガティブな解釈をする。
　　・占い——ある主張を支持するための明確な事実が欠如しているのにもかかわらず，物事が結局ある方向に向かうであろうと予測する（たとえば，「今夜損失を取り戻すだろう」「きっとこの恋愛はうまくいきっこない」「ギャンブルをやめることは決してできない」）。
　　・読心——「私がラプスしたから，妻は私を嫌いになるだろう」

(5) すべき思考——「すべきである」「義務だ」，そして「しなければならない」を含む陳述を用いる。

そのような陳述が自分自身に向けられたとき，しばしばもたらされる感情は罪悪感である。そのような陳述を他人に向けたとき，しばしばもたらされる感情は怒り，葛藤，恨みである。
- 「私は即座に損失を取り戻すべきだ」
- 「損失を取り戻すために，ギャンブルを続けなければならない」

(6) 誇大視（破局視）または過小評価——これは，物事の重大さを誇張すること（誇大視すること，破局視すること），または不適切に減じることである（過小評価すること）。
- ギャンブル衝動を過大視する，または破局視する——「もしギャンブル衝動を感じたならば，それに耐えることはできないだろう」
- ギャンブル行動をコントロールするための能力を過大視する——「この5ポンドのギャンブルは自分を試すだけのもので，それでギャンブル行動をコントロールできることを証明してみよう」
- 他人を非難することで自分自身の過失を過小評価する——「妻がガミガミ言うのは，単に私の問題から目をそらすことができないだけで，私のせいではない」

(7) 感情的理由づけ——ネガティブな感情が物事の実際の状況に必ず反映されると思い込む。「こう感じるから，こうであるに違いない」
- 「私は自分が負け犬であるように感じるので，きっとそうであるに違いない」
- 「私は，ギャンブル行動をコントロールできないことは悪いことだと感じている。だから，私は悪人であるということだ」
- 「ギャンブル行動をやめることができないとき，自分を弱いと感じるので，私は弱い人間であるに違いない」

(8) 偏向された思考——これは，完全にネガティブにまたはポジティブな方向で物事に焦点を当てる。
- 「今日ギャンブルをしなかった唯一の理由は，あまりに多くの仕事があったからだ」

(9) レッテル貼りと誤ったレッテル貼り——これは，「過度の一般化」の極端な形式である。自分の誤りについて述べるのではなく，自分自身にネガティブなレッテルを貼り付ける。
- 「私は負け犬で，幸せになる値打ちなどない」
- 「私は弱虫だ」

(10) 個人化——実際には主たる責任がないのに，何らかの外的のネガティブなできごとの原因が自分自身にあると考えることを言う。ラプスをした場合，その全責任が自分にある，つまりは自分自身の個人的な責任だと考えてしまうことで，コントロールに再び自信を持つことが非常に困難になる。
- 「妻が家に帰ってきたときに機嫌が悪かった。きっと私のせいに違いない」

クライエント用情報シート
一般的な思考の誤りの修正

その他の一般的な思考の誤りを修正するための技法は，以下の通りです。

(1) 証拠の検証
   証拠を検証する。自分自身に以下のような質問をする。
   - 私の考えに対する証拠は何か？
   - ギャンブルの問題を克服した人々が，私が抱くような気持ちを体験していないという証拠は何か？
   - 私が決してよくならないという証拠は何か？
   - 私は思考と事実を混同しているのだろうか？

(2) 代替的説明
   何か他の説明はできないだろうかと考えてみる。
   - 物事に対する自分の見方が唯一の見方だと思い込んではいないだろうか？
   - 極端にギャンブルをし始める前の自分なら，今の状況をどのように考えるだろう？
   - 同じ物事を他の人はどのように考えるだろう？
   - 他の誰かがそれを私に説明してくれたとしたら，私にはそれがどのように見えるだろう？

(3) 効用分析
   私の物事の考え方にはどんな効果があるのだろうか？
   - 私の考え方は，自分の目標を達成するために今役立っているのだろうか？ 自分がやりたいことの邪魔をしているのではないだろうか？
   - 物事をあるがままに受け止め，それらに対処しようとしないで，物事はこうあるべきだということにとらわれているのではないだろうか？
   - このように考えると，少しは気分がよくなるのだろうか？

(4) 実験的技法
   私は，やってみようともせずに将来を予測しているのではないだろうか？
   - 何かを予測するのではなく，実際にそれを試してみる。
   - 自分の考え方や態度が現実的であるかどうか，周りの人に尋ねてみる。

(5) 標準分析
   - 私はどんな思考の誤りをしているのだろうか？

(参考文献：Hawtron et al., 1989)

セッション6

リラクセーションと想像エクスポージャー

> ●セッションの内容と目標
> 1 －宿題の振り返りをする
> 2 －セッションのねらいと理論的背景を話し合う
> 3 －リラクセーション技法について話し合う
> 4 －想像エクスポージャーについて話し合う
> 5 －リラクセーションおよび想像エクスポージャーの練習
> 6 －宿題の説明をする

1 宿題の振り返りをする

クライエントの宿題の進捗状況を振り返り，努力や成果をできる限り賞賛する。問題があった部分を解決し，宿題をやってこなかった場合はその理由を尋ねる。

2 セッションのねらいと理論的背景を話し合う

2-1 ねらい

このセッションの目的は，クライエントにいくつかのリラクセーション課題と想像エクスポージャー技法を紹介することである。

2-2 理論的背景

セッションの前半では，クライエントにいくつかのリラクセーション法を紹介する。これは，ギャンブル行動の問題は，緊張または不安によって，引き起こされるか悪化させられるという前提に基づいている。ストレスは，ギャンブル行動の問題の発展と維持に大きな役割を果たす（Raylu & Oei, 2002; Ste-Marie, Gupta, & Derevensky, 2006）。問題ギャンブラーにとって，ストレスの多い経験の後に，ラプスまたはリラプスをすることは，よく見られることである。

リラクセーションは，身体と精神を落ち着かせることをねらいとしており，以下のことについ

ても効果的な働きがある。

- 不安を減少させることによって，クライエントのギャンブル行動を統制する。McConaghy et al.（1983, 1991）は，治療後の不安の低さが，長期的な予後のよさに関連することを見出している。
- ストレスの多い状況において，クライエントの主観的な統制感を増大する。
- クライエントがギャンブル行動の引き金に遭遇したときの不安を緩和する。
- 想像エクスポージャー技法を教えるセッションの後半部分のための準備段階とする。

　問題ギャンブルにおける自律神経の役割を調べている研究では，あらゆる形態のギャンブル行動は，自律神経系の覚醒と関連することが見出されている（Raylu & Oei, 2002）。問題ギャンブル行動の発展において仮定されるコーピング・スキルの欠損の1つは，特にギャンブル・マシンをしている際の高い水準の覚醒を統制する能力がないことである。したがって，問題ギャンブラーに覚醒の主観的な感覚を統制するための方法を教えることが重要である。そのような覚醒に対処するための方略を教えることによって，自分自身のギャンブル衝動を統制することができるようになる。

　想像エクスポージャーは，Wolpe（1958）によって開発された系統的脱感作法の技法に基づいている。この技法では，クライエントが不安になりやすいと述べる状況を想像させ，それとリラクセーションを組み合わせる。そこには，以下の3つのメカニズムが含まれている（Masters et al., 1987）。

- 拮抗条件づけ——ある状況において不適応的である感情反応を，適応的な反応に置換する。
- 消去——恐怖喚起に条件づけられた刺激が，いかなる好ましくない結果も伴うことなく繰り返し提示されたときに，不安が低減する結果となる。これによって，最終的には条件反応が減衰する。
- 馴化——刺激が繰り返し提示されたとき，その刺激に対する反応が減少する。

　したがって，問題ギャンブラーが，自律神経の覚醒に関連する想像的な場面に暴露されたとき，結果として生じる覚醒が，その後繰り返される提示によって馴化するであろうことが予測される。多くの研究は，問題ギャンブル行動の治療における想像エクスポージャーの活用を強く支持している（たとえば，Blaszczynski, Drobny, & Steel, 2005; Dowling et al., 2007; McConaghy et al., 1983; 1991; Tavares, Zilberman, & El-Guebaly, 2003）。

3 リラクセーション技法について話し合う

　さまざまなリラクセーション技法を説明する前に，クライエントに，気が逸れたり，邪魔されたりしないリラクセーション環境を忘れずに準備させるようにする（たとえば，受話器を外しておく，すべての携帯電話のスイッチを切る，リラクセーション法をするための静かな時間を選ぶ）。クライエントは，横になるか椅子に座るかして，リラクセーションの練習をする。リラクセーションを行なう際は，目を閉じる，足を組まない，ゆったりとした服を着るなどをアドバイスする。

　クライエントには，多くの異なるタイプのリラクセーション法があることを伝える。腹式呼吸法の進め方は，附録Qで解説してある（この他のリラクセーション法にもふれている）。少なくとも1つのリラクセーション法についての詳細な情報を伝えて練習をし（腹式呼吸法が最も推奨される），そして他のいくつかのリラクセーション法についても，簡単な説明を行なうようにする。

　腹式呼吸を，リラクセーションの方法として，そして不安や自律神経の覚醒に対処する方法として紹介する。その際の教示として，以下のように言えばよい。「あなたが呼吸するとき，普通は胸または腹のいずれかを使います。胸を使った呼吸は，不安や他の不快な感情と関連し，ストレスフルな生活を送っている人々に共通するものです。胸式呼吸は，浅い呼吸で，不規則で速い呼吸になりがちです。空気を吸い込んだとき，胸部はふくらみ，空気を取り込むために肩が上がります。もし，十分な量の空気を肺に入れることができなかったならば，血液には十分な酸素が供給されず，心拍数と筋肉の緊張が増大し，ストレス反応が生じます。呼吸は，あなたの体に自分が招き入れる緊張の度合いを直接的に反映するものなのです。緊張していると，呼吸はより浅く速くなり，胸の高い位置で呼吸をしてしまうのです。リラックスしているとき，呼吸はより十分に，より深くなり，腹部で呼吸をします。腹式呼吸をしているときに緊張することは，とても難しいのです。腹式呼吸は，生まれたばかりの赤ちゃんや睡眠中の大人に見られる自然な呼吸法です。吸い込まれた空気は，肺に深く取り込まれ，吐き出されます（このとき，横隔膜が収縮，拡張しています）。腹式呼吸を学ぶのは数分で済みますが，きちんと習得するには，何度も練習することが必要です」。腹式呼吸には，集中力の向上，体内から毒素を排出する能力の向上，活力レベルの増加，血液循環と心拍の改善，緊張の低減，リラクセーション反応の増加など，他にも数多くの利点があり，これらについてクライアントと話し合ってもよいであろう（Barlow, 1988; Barlow & Rapee, 1991）。

　セラピストは，附録Qに記載した方法で，どのように腹式呼吸をするか実演する。もし時間があれば，セッション中に複数の他のリラクセーション法の練習をすることもできる。時間がなければ，クライアントに他の方法をただ紹介するだけにとどめ，空いた時間に練習するようにさせる。そして，その後のセッションで，クライエントの進捗を確認すればよいであろう。もし，クライエントが，附録Qで紹介した他の方法を知りたい，練習してみたいと希望したならば，追加セッションを行なって取り扱ってもよいし，他のセッションの予定のなかに組み込んでもよい。リラクセーションの練習は，セッション中に録画し，自宅で再生してもらうこともできる。

4 想像エクスポージャーについて話し合う

　想像エクスポージャーは，想像した場面や状況が，実際のクライエントの状況やギャンブル行動と関係するならば，有益かつ効果的である。したがって，場面のリストを作るために，クライエントのギャンブル行動の引き金を数多く同定することが役に立つであろう（たとえば，昔ギャンブルをしていた場所に行くこと，ギャンブル・マシンがあるクラブで夕食を取ること，ギャンブルによく誘う友人と会うこと，妻と口論すること）。

　それぞれの状況や引き金を，4つから6つの一連のできごとに分割する。それぞれの引き金について，自分がギャンブル衝動に抵抗することができるような想像的な状況を含めるようにする（たとえば，このプログラムでこれまでに習得した方略を使用することによって）。たとえば，以下のようなものがある。

- 妻と口論する。
- 口論の後，腹を立て，飲み屋に行くことを考え始める。
- 飲み屋に歩いて行く。
- 飲み屋に入る。
- ギャンブル・マシンを見て，これまでそれでいくらぐらい負けているか考える。
- 飲み屋から出て，自分を誇らしく感じる。

　各シナリオに含める状況を一覧表にする際には，その状況が生じる物理的な場所だけではなく，それと関連する内的な変化（思考，情動，身体的感覚など）を含めて引き出すようにする。つまり，それぞれのシナリオや引き金に関して，可能な限り鮮明に場面を描写しなければならない。それぞれの引き金に関する場面を描写する際には，五感のすべてに注意を払うようにする。

　引き金の一覧表は，階層順に並べることができる（たとえば，最も強く不安が喚起されるものから，最も弱いものまで）。その場合，想像エクスポージャーでは，最も不安が喚起されにくいシナリオから始め，そのシナリオに対して，クライエントが大丈夫だと思えるまでに不安のレベルが小さくなれば，次の階層のシナリオを使用して想像エクスポージャーを始めるようにする。クライエントが階層に沿って進展していっても，ときには階層の以前の項目を使用して練習をすることも勧められる。引き金の階層を構成するときには，不安の大きさ以外にも他の関連する変数を用いることもできる（たとえば，ラプスを引き起こす危険度の順，それぞれの引き金に関連するストレスのレベル，引き金に対処できる自信のレベル）。

　クライエントには，想像エクスポージャーの練習をする前，最中，後にはいつも，自分の不安の水準を評価するように勧める。たとえば，ギャンブル衝動の強さを，衝動がまったくない状態を「0」とし，衝動が非常に強い場合を「100」として，100点の測度で記録するようにする。その手順は，以下の通りである。

- 想像エクスポージャーの前に，自分のギャンブル衝動の強さを記録する。
- 最もリラックスする姿勢が取れるように，横になる。手や足を組まないようにする。きつい服装を緩める。座ったまま，あるいは立ったままの姿勢でも想像を行なうことも可能であるが，好ましくはない。座ったままの姿勢で想像エクスポージャーを行なうと，イメージがぼんやりとし，想像力が十分に働かない場合がある。
- まぶたを固くつぶらずに，軽く目を閉じる。そうすることによって，外の世界を遮断することができる。必ず静かな場所で行なうようにする。
- まず，気持ちを落ち着ける（腹式呼吸を活用する）。
- それぞれの場面を鮮明に思い浮かべるために，五感を活用して場面を想像するようにする。
- セッションが終了したら，自分自身を是認する。
- セッション中と終了後に，忘れずにギャンブル衝動の強さを評定する。

　想像場面をセッション中に録画し，宿題として，次の週の間にそれを再生するようにもできる。記入済みの「想像エクスポージャー・ワークシート」の一例を，123 ページに載せておく。

⑤ リラクセーションおよび想像エクスポージャーの練習

　上に述べた情報を参考にして，クライエントに引き金の階層表を作ってもらう。それぞれのシナリオや引き金に対して，状況を詳細に記述する（または録音テープを作成する）。上で述べた手順どおりに，最も喚起される不安が小さい引き金から想像エクスポージャーを練習する。附録 R「想像エクスポージャー・ワークシート」を使用する。

⑥ 宿題の説明をする

　「宿題シート」を用いて，宿題の説明をする。クライエントが以下のものを持っているか確認する。

- 「宿題シート」
- 「リラクセーション・テクニック」（附録 Q）
- 未記入の「想像エクスポージャー・ワークシート」（附録 R）
- 「クライエント用情報シート：想像エクスポージャーの手順」

想像エクスポージャー・ワークシート（記入例）

日付と時間	項　目	実行前の衝動の強さ（0-100）	実行後の衝動の強さ（0-100）
6月22日 午前9時50分	シナリオ1：妻と口論した後に，飲み屋に行く	30	20
6月22日 午前10時	シナリオ1：妻と口論した後に，飲み屋に行く	20	15
6月22日 午前10時15分	シナリオ1：妻と口論した後に，飲み屋に行く	15	15
6月23日 午後3時	シナリオ1：妻と口論した後に，飲み屋に行く	15	10
6月23日 午前3時10分	シナリオ1：妻と口論した後に，飲み屋に行く	10	5

セッション6　リラクセーションと想像エクスポージャー

宿題シート

(1)「非合理的思考記録 B」を使って，ギャンブル行動だけでなく，陰性感情にも関連のある思考の誤りを見きわめ，修正を続けましょう．

(2) 24 時間電話相談に電話をするか，ギャンブル問題に関連した自助グループ（ギャンブラーズ・アノニマスなど）に参加しましょう．これを週 1 回行なうように習慣づけましょう．ギャンブルをコントロールすること，あるいはやめることへの自信が高まるにつれて，徐々に週 1 回の電話・ミーティングへの参加を隔週にしたり，その後月 1 回にしたりしてもよいでしょう．これによって，プログラムが終了した後も，あなたが進むべき方向を見失わないようにすることに役立つのです．つまり，治療プログラムが終了した後も，定期的にあなたのギャンブル行動の監視を手助けしてくれる人との接触を維持し続けることは，ラプスやリラプスの可能性を抑えてくれるのです．

(3) **毎日，少なくとも 1 時間を確保して**，以下のことを行なうようにしましょう（一番よいのは，一日を始める前か寝る前の時間です．一日に 2 回行ないたいのであれば，半分の時間を朝に取って，残りを夜に取るようにしましょう）．
- 腹式呼吸と少なくともあと 1 つのリラクセーション法の練習をする．腹式呼吸は，少なくとも 3 セット行なう（1 セットは，10 呼吸－10 回吸い込む，止める，吐き出す）．
- これまでにカードに書いた「自分に言い聞かせる言葉」を全部読み返す．
- 想像エクスポージャーを練習する「クライエント用情報シート：想像エクスポージャーの手順」を参照する．

クライエント用情報シート
想像エクスポージャーの手順

- 想像エクスポージャーの前に，自分のギャンブル衝動の強さを記録します。

- 最もリラックスする姿勢が取れるように，横になります。手や足を組まないようにします。きつい服装を緩めます。座ったまま，あるいは立ったままの姿勢でも想像を行なうことも可能ですが，好ましくありません。

- まぶたを固くつぶらずに，軽く目を閉じます。そうすることによって，外の世界を遮断することができます。

- 静かな場所であることを確認します。

- まず，気持ちを落ち着けます（腹式呼吸を活用します）。

- それぞれの場面を鮮明に思い浮かべるために，五感を活用して場面を想像するようにします。

- もし，ギャンブルができる環境にいるとしたら，他の楽しいこと（たとえば，友人と会話する）をすることによってギャンブルへの衝動に抵抗することができ，落ち着いた状態でギャンブルができる環境から立ち去ることを想像します。今までのところ，このプログラムで学んできた役立つ技法を使うことを想像します。

- セッションが終了したら，自分自身を肯定します。

- セッション中と終了後に，忘れずにギャンブル衝動の強さを評定します。

セッション7

問題解決と目標設定のスキル訓練

●**セッションの内容と目標**
1 - 宿題の振り返りをする
2 - セッションのねらいと理論的背景を話し合う
3 - 問題解決法について話し合う
4 - 目標設定について話し合う
5 - 問題解決と目標設定スキルの練習
6 - 宿題の説明をする

---

1 宿題の振り返りをする

　クライエントの宿題の進捗状況を振り返り，努力や成果をできる限り賞賛する。問題があった部分を解決し，宿題をやってこなかった場合はその理由を尋ねる。エクスポージャー項目について，クライエントの進捗状況を評価する。

2 セッションのねらいと理論的背景を話し合う

2-1 ねらい
　このセッションのねらいは，クライエントに問題解決法アプローチのステップと，問題解決法の有効性を教えることである。また，いかにして適切かつ実現可能な目標を設定するかを話し合うことも目的である。

2-2 理論的背景
　往々にして問題ギャンブラーには，自分の行動の長期的な結果を考慮することができず，それゆえに衝動的に行動ないしは反応するという印象がある。したがって，クライエントに基本的な問題解決スキルを教えることは，後々後悔することになるようなギャンブル行動を衝動的に起こす前に，別の行動を考えることができるようにさせるうえで，きわめて重要である。問題解決

テクニックは，ギャンブルへの衝動に対処する際にも活用することができる（Korn & Shaffer, 2004）。これらのスキルは，雇用，対人関係，経済的問題などギャンブルに起因するネガティブな結果に対処するためにも活用することが可能である（Korn & Shaffer, 2004）。

問題解決スキル訓練は（通常は，他のテクニックと同時に用いる），多様な心理的・行動的障害に対して効果的に活用されており，通常は治療成果の維持に役立つものである（D'Zurilla & Nezu, 1982）。問題ギャンブラーの治療に関して良好な結果を報告した実証的な治療研究には（たとえば，Doiron & Nicki, 2007; Dowling et al., 2007; Sylvian et al., 1997），通常，問題解決スキル訓練が治療要素の1つとして含まれている。

何らかの変化をもたらすためには，現実的な目標を設定し，それらの目標を簡単に達成できるようにする必要がある。また，クライエントは，治療プログラムの全体を通して多くの変化（ライフスタイルの変化，行動変容など）を達成するように奨励されているので，本プログラムにおいて，クライエントに目標設定スキルを教えることは非常に重要である。

3 問題解決法について話し合う

問題解決法とは，クライエントが学習することのできるプロセスであり，スキルである。それは，「目に見えるものであれ認知的なものであれ，行動的なプロセスであり，問題となっている状況に対してさまざまな効果的な対応の候補を提供し，それらのなかから最も効果的な対応を選択する可能性を高めてくれる」（Goldfried & Davison, 1994, p.187）ものである。そのためには練習が必要であり，必ずしも完璧な解決を保証してくれるものではないが，実行可能な選択肢をすべて考慮することを手助けしてくれる。それはまた，問題への解決法に合理的に焦点を当てることによって，クライエントの気分をコントロールするにも役立つ。クライエントが混乱，不安，あるいは抑うつ状態に陥っているときには，ことのほか役に立つ。問題解決のためには，論理的ワークシートを用いて，思考，問題，解決法を明確に紙に書き記すようにする。本項で論じる問題解決法のステップは，D'Zurilla & Goldfried（1971）の研究に基づいている。問題解決法にはいくかのステップがあり，その詳細を以下で説明する。

ステップ1：問題を明らかにする
クライエントが問題を明らかにする際には，以下の方法が役に立つ。

- 自分の感情を手がかりとする（何が原因でそのように感じているのか）。
- 自分の行動を手がかりとする（手に負えない状況とはどのようなものか）。
- 心配事の内容をよく考える。
- 「自分の目標達成を邪魔しているものは何か」と自問自答する。

ステップ２：問題を定義する

問題を定義するために，以下のことを考慮する。

- 具体的に，前向きな言葉で述べる（例：「自分は失業している」ではなく，「きちんとした仕事を見つけることが必要だ」)。
- 一度に考える問題は，１つにとどめる。
- もしそれが大きな問題であれば，いくつかの小さな問題に分け，それを１つずつ扱うようにする。たとえば，ギャンブル問題とそれが引き起こした結果が，生活上でさまざまな人との対人関係に問題を引き起こしているのであれば，それぞれの人との間の問題に別個に対処するようにする。

ステップ３：可能性のある解決法をブレインストーミングする

できるだけ多くの解決法をブレインストーミングする。思いついた解決法に理由づけはいらない。批判をめぐらせたり，判断を加えたりしてもいけない。ただ思いつくがまま，想像力を働かせるようにする。誰かからアイディアを募るのもよい（家族や友人など）。本やインターネットを調べて，可能性のあるアイディアや解決法を探ってみることもできる。

ステップ４：各選択肢について，プラス・マイナスを考慮して検討する

１つ１つの解決法候補のプラスとマイナスを評定する。短期的結果と長期的結果の双方をよく吟味する。

ステップ５：解決法を望ましい順に並べ換え，１つを選択する

解決法を望ましい順に並べ換える。場合によっては，複数の解決法を１つに結びつけてもよい。たいていの場合，すぐに実行可能で，実行するのが難しすぎないようなものを選ぶことが望ましい。そうすれば，ただちに着手できるし，最初の試みで早い時期にいくらかの成功体験を得やすく，失敗することもないであろう。

ステップ６：選んだ解決法の成果を判定する

計画を立て，自分の選んだ解決法を実行に移す。解決法を実行するための計画を立てることが難しいクライエントは，次項で述べる目標設定スキルを用いれば，計画作りと目標達成の手助けになるだろう。次に，選択した解決法が効果的であったかどうかを判断する。もし成果が得られなかった場合は，ステップ５に戻って，２番目に望ましい解決法を選択する。

129ページでは，「問題解決ワークシート」（附録Ｓ）を用いて，よくある問題を解決するための問題解決ステップの実行の仕方を例示してある。

問題解決ワークシート（記入例）

ステップ1：問題を明らかにする　クレジットカードのローンが5,000ポンドある。

ステップ2：問題を定義する（具体的に，前向きな言葉で）
クレジットカード請求書の支払いをするために，5,000ポンドを用意する必要がある。

ステップ3：可能性のある解決法をすべてブレインストーミングする
(1) 友達のポールから金を借りる。
(2) クレジットカード会社に相談し，月賦で支払いができるようにする。
(3) 母親から金を借りる。
(4) 消費者ローンを申し込む。

ステップ4：各選択肢について，プラス・マイナスを考慮して検討する

解決法	プラス	マイナス
友達のポールから金を借りる。	彼は間違いなくお金に余裕がある。	すでに3,000ポンド借りている。 多分「ノー」と言うだろう。 借りたお金を返すのは無理だろう。 前に借りてから1年もたっていない。
クレジットカード会社に相談し，月賦で支払えるようにする。	払えるだけの少しのお金なら返すことができる。 これ以上借金をする必要がない。	完済までに1年くらいかかるだろう。
母親から金を借りる。	たぶん何も聞かずにお金を貸してくれるだろう。	すでに10,000ポンド以上借りている。 母はもう働いていないのだから，それはよいことではない。 お金を返すのは無理だろう。 前に借りてから1年もたっていない。
消費者ローンを申し込む。	この会社は信用格付けの低い顧客を相手にしているので，お金を借りられるだろう。	今よりも借金が増える。 利率が高い。 期限までに返済できないだろう。

ステップ5：望ましい順に解決法を並べ換え，1つを選択する
望ましい順：(1) クレジットカード会社に相談し，月賦で支払えるようにする。
(2) 母親から金を借りる。　(3) 友達のポールから金を借りる。　(4) 消費者ローンを申し込む。

ステップ6：解決法の成果を判定する
クレジットカード会社に相談して，月賦で返済するようにしてもらうことができた。1年以内には返済することができるだろう。

4 目標設定について話し合う

目標達成のためには，いくつかのステップがある。以下にそれを述べる。

ステップ1：目標を定義する
解決法を実行し成功を収めるためには，クライエントが目標を明確に心に描いていることが重要である。
- 具体的に，前向きな言葉で述べる（例：「家族を避けるのをやめる」ではなく，「週に一度は家族を訪ねる」）。
- 行動を述べる（例：「健康を増進する」ではなく，「週に4回，30分のウォーキングをする」）。
- 大きな目標を，達成可能な小さな目標に分ける。
- 目標に優先順位をつけ，優先順位の高いものから遂行するようにする。

ステップ2：目標を達成したら，自分にご褒美をあげる
目標を達成したら，どのように自分自身に褒美をあげるかを考える。

ステップ3：目標達成のための計画を立てる
目標達成のために，クライエントは以下のような数多くのことを考慮する必要がある。何をする必要があるか。誰と一緒に行なうか。誰が何を行なうのか。計画のなかでは，誰かの協力を得ることができているか。一緒に行なう人は，自分がやるべきことを知っているのか。目標達成のための行動はどこで実行するのか。目標達成のために必要な物をどのように入手するのか。

ステップ4：目標達成の予定日時を設定する
目標を達成する予定の日時を決定する。

ステップ5：目標達成のために費やす時間（目標を振り返るための時間を含めること）を決める
目標達成のための行動をいつ，どれだけの期間，どれくらいの頻度で行なうのかを決める。目標を振り返るための日を決定する。

ステップ6：目標達成の障害となる可能性のあるものと，障害への対処方法を考える
目標を達成するにあたって，障害となる可能性のあるものがないかを探し出す。これらの障害をどのように克服するか。目標が達成できなかった場合の計画をどうするか。

ステップ7：目標達成の成果を評価する
目標達成の成果を評価するには，以下のことを考慮する。計画は役に立ったか。もしそうでなければ，それはなぜか。何がうまくいって，何がうまくいかなかったのか。別の方法はあったか。

うまくいかなかったのなら，落胆の気持ちを自覚する必要があるが，ただしそれですべておしまいだと絶望してはいけない。自分の人生での過去の成功を思い出し，あれができたのだからこれもできるのだと考える。自分の努力を，完全な失敗ではなく，部分的な成功であると位置づけるようにする。われわれは試行と失敗からこそ学ぶことができるのだということと，目標に挑んだことだけでも成功への一歩だということを思い出す。必要であれば，計画を修正，変更，再策定する。できるだけ早く再挑戦する。

132ページに示したのは，目標を達成するために「目標設定ワークシート」（附録T）を用いて，目標設定スキルをいかに活用するかという例である。

5 問題解決と目標設定スキルの練習

「問題解決ワークシート」を用いて，クライエントが実際に直面している現実の問題について，上記の問題解決ステップの練習をする。さらに，「目標設定ワークシート」を用いて，目標設定スキルの練習をする。

6 宿題の説明をする

「宿題ワークシート」を用いて，宿題の説明をする。クライエントが以下のものを持っているかどうかを確認する。

- 「宿題シート」
- 「クライエント用情報シート：問題解決と目標設定スキル」
- 「問題解決法ワークシート」（附録S）
- 「目標設定ワークシート」（附録T）
- 「非合理的思考記録B」「想像エクスポージャー・ワークシート」（クライエントが追加を希望した場合）

目標設定ワークシート（記入例）

ステップ１：目標を定義する（ポジティブかつ具体的な言葉と行動）
　販売員の仕事を見つける。

ステップ２：目標を達成したときのご褒美
　新しい洋服を買う。

ステップ３：目標達成のための計画
　(1) 履歴書を書く（姉に手伝ってもらう）。
　(2) ハローワークに行く。少なくとも２日に１度は行って，掲示板でいい仕事がないか探す。
　(3) 毎日，新聞とインターネットで仕事を探す。
　(4) よさそうな仕事に応募する（応募書類の書き方がわからなかったら，姉に手伝ってもらう）。

ステップ４：目標達成のための予定日時
　６月30日，午前０時

ステップ５：目標達成のために費やす時間（いつ，どれくらいの時間，どれくらいの頻度で実行するか。
　　　　　　目標を振り返るための日をいつにするか）
　(1) 目標に向けて，毎日午前９〜10時に作業する。
　(2) 少なくとも３か月はこの計画を続け，３か月後に仕事が見つかっていなければ，目標を見直す。

ステップ６：目標達成の障害となる可能性のあるものと，障害への対処方法
　計画を遂行するモチベーション。
　(1) ポジティブに考え，毎日自分自身を励ます。
　(2) 毎日，結果を想像し，思い出すようにする（例：仕事をしていて，借金を全部返している）。
　(3) モチベーションが低くなっていると感じたときは，姉に話す。

ステップ７：目標達成の成果を評価する（目標を達成したか。もしそうでなければ，それはなぜか。
　　　　　　別の方法はあるか。計画を修正，再策定し，できるだけ早く再挑戦する）
　目標達成。大きな家具店で，フルタイムの仕事に就いた。

注意：うまくいかなくても，それですべておしまいだと絶望してはいけません。自分の人生での過去の成功を思い出し，あれができたのだからこれもできるのだと考えましょう。自分の努力を，完全な失敗ではなく，部分的な成功であると位置づけるようにしましょう。われわれは試行と失敗からこそ学ぶことができるのだということと，目標に挑んだことだけでも成功への一歩だということを思い出しましょう。

宿題シート

(1) 「非合理的思考記録 B」を用いて，あなたのギャンブル行動と陰性感情に関連する思考の誤りを見つけ，それを修正してみましょう。

(2) 24時間電話相談に電話をするか，ギャンブル問題に関連した自助グループ（ギャンブラーズ・アノニマスなど）に参加しましょう。これを週1回行なうように習慣づけましょう。ギャンブルをコントロールする，あるいはやめることへの自信が高まるにつれて，週1回の電話・ミーティングへの参加を徐々に隔週にしたり，その後月1回にしたりしてもよいでしょう。これによって，プログラムが終了した後も，あなたが進むべき方向を見失わないようにすることに役立つのです。つまり，治療プログラムが終了した後も，定期的にあなたのギャンブル行動の監視を手助けしてくれる人との接触を維持し続けることは，ラプスやリラプスの可能性を抑えてくれるのです。

(3) **毎日，少なくとも 1 時間の時間を確保して，**以下のことを行なうようにしましょう（一番よいのは，一日を始める前か寝る前の時間です。一日に 2 回行ないたいのであれば，半分の時間を朝に取って，残りを夜に取るようにしましょう）。
- 腹式呼吸と少なくともあと1つリラクセーション法の練習をする。
- カードに書いた「自分で自分に言い聞かせる言葉」を全部読み返す。
- 「想像エクスポージャー・シート」を用いてエクスポージャー項目を練習する。

選択課題
- 「問題解決ワークシート」を用いて問題解決スキルを練習する。
- 「目標設定ワークシート」を用いて目標設定スキルを練習する。

**クライエント用情報シート
問題解決と目標設定のスキル**

問題解決法のステップ(D'Zurilla & Goldfried, 1971)

(1) 問題を明らかにする——自分の感情と行動を手がかりにしましょう。心配事の内容を吟味してみましょう。
(2) 問題を定義する—— 一度に考える問題は，1つにとどめましょう。具体的かつ前向きな言葉で述べましょう（例：「失業中である」ではなく，「いい仕事を見つける必要がある」）。もしそれが大きな問題であれば，いくつかの小さな問題に分け，それを1つずつ扱うようにしましょう。
(3) 可能性のある解決法をブレインストーミングする。
(4) 各選択肢のプラス・マイナスを考慮して検討する。
(5) 解決法を望ましい順にを並べ換え，1つを選択する。
(6) 選んだ解決法の成果を判定する。

目標設定のステップ

(1) 目標を定める——よい目標を立てるためには，以下のことを行なう。
   - 具体的に，ポジティブな言葉で述べる（例「家族を避けるのをやめる」ではなく，「週に一度は家族を訪ねる」）。
   - 行動を述べる（例「健康を増進する」ではなく，「週に4回，30分のウォーキングをする」）。
   - 大きな目標を，達成可能な小さな目標に分ける。
   - 目標に優先順位をつけ，優先順位の高いものから遂行する。
(2) 目標を達成したら，自分にご褒美をあげる。
(3) 目標達成のための計画を立てる——誰と一緒に行なうのか，誰が何をやるのか，目標達成のために必要な物をどのように入手するのか，目標達成のための行動はどこで実行するのか，何をする必要があるのか，などを考える。
(4) 目標達成の予定日時を設定する。
(5) 目標達成のために費やす時間を決める（目標を振り返るための時間を含めること）。
(6) 目標達成の障害となる可能性のあるものと，障害への対処方法を考える。
(7) 目標達成の成果を評価する。

注意：うまくいかなくても，それですべておしまいだと絶望してはいけません。自分の人生での過去の成功を思い出し，あれができたのだからこれもできるのだと考えましょう。自分の努力を，完全な失敗ではなく，部分的な成功であると位置づけるようにしましょう。われわれは試行と失敗からこそ学ぶことができるのだということと，目標に挑んだことだけでも成功への一歩だということを思い出しましょう。

セッション 8

陰性感情への対処

> ●**セッションの内容と目標**
> 1 －宿題の振り返りをする
> 2 －セッションのねらいと理論的背景を話し合う
> 3 －問題ギャンブラーに共通する陰性感情について話し合う
> 4 －クライエントの陰性感情を入念に調べる
> 5 －陰性感情に対処するための方策を話し合う
> 6 －宿題の説明をする

1 宿題の振り返りをする

クライエントの宿題の進捗状況を振り返り，努力や成果をできる限り賞賛する。問題があった部分を解決し，宿題をやってこなかった場合はその理由を尋ねる。エクスポージャー項目について，クライエントの進捗状況を評価する。

2 セッションのねらいと理論的背景を話し合う

2-1 ねらい
本セッションのねらいは，以下の通りである。

- クライエントに，ギャンブル問題の維持に関して陰性感情が果たしている役割を理解させる。
- クライエントが自分の陰性感情を入念に調べることを援助する。
- 陰性感情に対処するための非有効的な方法について，クライエントに理解してもらう。
- クライエントに，陰性感情に対処するための効果的な方法を教える。

> このプログラムは，陰性感情（例：抑うつ，怒り，罪悪感，不安）がクライエントの主要な問題であるとの前提に立っているわけではないことに注意されたい。このマニュアルの最初で述べたように，もし陰性感情が本人の最も懸念している問題であるのなら，それを最初に扱うほうがよいが，このマニュアルはその目的のためのものではない。

2-2 理論的背景

これまでにも述べたように，ギャンブルは陰性感情状態からの逃避や，緊張を和らげるために用いられることがしばしばある。数多くの研究が，陰性感情状態（例：抑うつ，罪悪感，不安，怒り）や関連した心理学的障害（例：うつ病性障害，不安障害）が，ギャンブル問題の発展と維持に大きな役割を果たしていることを見出している（Boughton & Falenchuk, 2007; El-Guebaly et al., 2006; Rush, Bassani, Urbanoski, & Castel, 2008）。陰性感情状態はまた，問題ギャンブラーのリラプス（Hodgins & El-Guebaly, 2004），治療からの脱落（Echeburúa, Fernández-Montalvo, & Báez, 2001）とも関連している。

陰性感情は，ギャンブル行動のさまざまな段階で生じうる（ギャンブルをする前，最中，そして後）。多くのギャンブラーは，陰性感情から逃避するためにギャンブルをする。つまり，彼らはこれらの感情に対処できず，それらがあまりに強烈になってしまい，結局最後にはギャンブルをしてしまうのである。そうしなければ，これらの感情に対処することができないのだ。問題ギャンブラーの陰性感情は，ギャンブル・エピソードの後（特に，多額の金銭を失ったとき），あるいはラプスの後にもまた生じることがある。ギャンブル・エピソードの後のこのような感情によって，問題ギャンブラーは，負けが続いているにもかかわらず，陰性感情を和らげるためにギャンブルを続けることになる。このように，陰性感情は，彼らのギャンブル問題を維持するうえで大きな役割を果たすため，こうした感情にどう対処するかを学習することが必須である。

3 問題ギャンブラーに共通する陰性感情について話し合う

感情が手に負えないものとなるのは，感情を無視したとき，感情があまりにも強烈であるとき，感情が行動を阻害するとき，感情をコントロールできないとき，感情が望ましくない行動を引き起こすとき（例：自傷，他害）などである。感情がコントロールできないものとなったとき，生産的なことが何もできなくなってしまうため，感情のバランスを維持することが必要である。一方，自分の感情を抑圧して，他の活動（仕事など）を行なうことに多くの時間を費やしすぎると，感情が自分に送ってくれている信号を見落としてしまうことになる。明晰な思考をし，ストレス状況に効果的に対処し，そして実際的な問題を解決するためには，感情のコントロール法を身につける必要がある。

これまでのセッションで，われわれの思考，感情，行動がどのように結びついているのかをすでに学んできた。クライエントがギャンブルを始めたきっかけとして，あるいはギャンブル問題の発展に関して，陰性感情が大きな役割を果たしている場合がある。あるいは，ギャンブル問題の結果として，陰性感情を持つに至った場合もある。以下に述べるのは，クライエントによく見られる陰性感情の例である。

3-1 不安

多くの研究者が，不安とギャンブル問題を関連づけている（Westphal & Johnson, 2007; Zangeneh, Grunfeld, & Koenig, 2008）。スキルがあまり求められないギャンブル（例：ギャンブル・マシンなど）を好む者は，不安やストレスをより一層抱きやすいようである（Coman et al., 1997）。Miu, Heilman, & Houser（2008）は，特性不安が意思決定力の欠陥と関連のあることを見出した。Echeburúa et al.（2001）は，不安が高く神経症傾向を有する者は，治療から脱落しやすく，1年後のフォローアップ時点でリラプスしやすいことを見出している。

3-2 罪悪感

罪悪感はクライエントにとてもよく見られる感情であり，このような感情は，ギャンブル問題ゆえに自分の人生に失望していることと関連がある。罪悪感はまた，クライエントの他者操作的行動（例：大事な人に嘘をつく，自分のギャンブル問題を大事な人のせいにする）とも関連している。罪悪感に関連してよく見られる認知的歪曲には，以下のようなものがある。

- 誇大視――「何もかもすべてめちゃくちゃにしてしまった」
- ラベリング――「私は本当にだめな人間だ」
- 個人化――「家族が何もかもうまくいかないのは，私のせいだ」
- 「すべき」発言――「今すぐ借金をすべて支払うべきだ」

3-3 怒り

自分が期待していた状況にならなかったとき，自分のニーズ（あるいは権利）が満たされなかったと感じ，他者への怒りとなる（Johnson, 1990）。怒りは，外的・内的できごとのいずれによっても引き起こされる（Johnson, 1990）。怒りは，欲求不満，失望，苦痛，興奮，不機嫌，皮肉，口論，他責，脅迫，ハラスメントとは区別される（Johnson, 1990）。

Collins, Skinner, & Toneatto（2005）は，問題ギャンブラーの60％が怒りに関する問題を報告したのに対し，問題なくギャンブルをしている人は40％であったと報告している。多くの研究がまた，問題ギャンブラーにドメスティック・バイオレンスを起こす割合が高いことを報告している（Lorenz & Shuttleworth, 1983; Korman et al., 2008; Muelleman, DenOtter, Wadman, Tran, & Anderson, 2002）。

3-4 抑うつ

抑うつは，問題ギャンブラーの間に非常に多い（Kim, Grant, Eckert, Faris, & Hartman, 2006; Moodie & Finnigan, 2006）。抑うつの症状としては，以下のようなものがある。

- 感情状態——悲しみ，悲嘆，怒り，欲求不満，イライラ，落ち着きのなさ，不安，罪悪感，恐怖，自信喪失，自己無価値感，自尊心の低下
- 思考過程——集中力低下，思考抑制，意思決定力低下，物忘れ，記憶力減退，ペシミズム（自己，世界，将来を悲観的に見る），希望喪失，自殺念慮
- 社会的機能——引きこもり，興味関心の喪失，意欲減退
- 身体的健康——疲労，エネルギー消耗，発語や動作の緩慢化，睡眠障害，性欲減退，食欲低下

スキルを要するギャンブル（例：競馬）を好む者は，深刻な抑うつを経験しやすい（Coman et al., 1997）。Clarke（2006）は，抑うつから深刻な問題ギャンブルへの発展には，衝動性が媒介すると報告している。

4 クライエントの陰性感情を入念に調べる

クライエントが，自分自身の陰性感情とそれに対処する方法を探索できるように手助けをする。クライエントに，最近，陰性感情（例：怒り，悲しみ，罪悪感，不安）を抱くに至ったできごとがなかったかを考えさせる。附録U「陰性感情ワークシート」を用いて，自分の思考や行動を入念に調べるように促す。このワークシートは，以下のような項目・質問によって，自分の陰性感情を探索できるようにするものである。

- 陰性感情について述べる（どのように感じていたか）。
- 陰性感情を持つに至った状況について述べる。
- 陰性感情を抱く前に，どのようなことを考えていたか。
- 陰性感情を抱いた後は，どのようなことを考えていたか。
- 陰性感情を抱いた後は，何をしたか。
- 陰性感情を抱いた後に考えたことや行なったことについて，何が役に立ち，何が役に立たなかったか。
- 次に別の方法で行動するとすれば，どのようにするか。

5 陰性感情に対処するための方策を話し合う

陰性感情に対処するための効果的な方法と，効果のない方法について話し合う。

5-1 陰性感情に対処する非有効的な方法

- もはやどうにもならなくなるまで感情をうっ積させ，それを他人にぶつける。言語的（例：嫌味や悪口を言う），あるいは身体的（例：猫や家具を蹴とばす）に他のものにあたる。
- もはやどうにもならなくなるまで感情をうっ積させ，それを自分自身に向ける（例：自責）。
- 黙り込んで，問題を回避したり，自分の殻に閉じこもったりする（例：不機嫌）。
- 陰性感情や，その原因となった問題が存在していることを否認する。
- 陰性感情を，過食，過重労働，物質乱用，ギャンブルなど，他のものに振り替える。

5-2 陰性感情に対処する効果的な方法

陰性感情に対処するために最も有効なのは，自分の陰性感情を，問題に効果的でない方法で対処する（例：ギャンブルをする）ことではなく，効果的かつ生産的に対処する（例：問題を解決する）ためのエネルギー源とすることである。以下の提言は，この方法を身につけるために役立つ。

- 陰性感情に影響を及ぼすような，自分の気分や周りの状況をモニターすることによって，陰性感情を自覚できるようにする。陰性感情を抱いているときは，日記をつけ，「陰性感情ワークシート」に取り組んでみる。これによって自覚を高め，これらの感情への理解を深めるだけでなく，対処するための方法を改善することができるようになる。記録をする際には，陰性感情が生じる前に会った人，生じた状況などを記載し，陰性感情の引き金，頻度，強度，状況，持続時間のみならず，その後生じた望ましい結果や望ましくない結果についてもより一層気づきを高めることができるようにする。

- 環境を変える。ときに身近な環境が，陰性感情の原因となっていることがある。自分にとって特にストレスフルだとわかっているような一日のうちの時間帯に，少し休息を取ったり，距離を取ったりすることは有効な方法である。場合によっては（たとえば，虐待を受けている場合など），その有害な環境から完全に離れることを考えることも有益である。

- 感情があまりにも手に負えなくなる前に，リラクセーション法を行なう（呼吸法など），前向きなことを想像する，体を動かすなど，感情をコントロールするためにこのプログラムで学んだコーピング法を実行してみる。

- 感情がコントロールできているように思えてきたら，その感情が生じた原因を考え（たとえば，そのように感じるに至った状況，思考，気持ちを探ってみる），解決を図るために問題

解決法を活用してみる。系統的な問題解決アプローチを用いることによって，生活のなかにある問題がいくらかコントロールできると感じられるようになる。問題を違った角度から眺め，それが解決されれば，通常，陰性感情は弱まっていく。

- 感情をコントロールするために，STARテクニックを用いる。これは，セッション2で紹介したSTARTテクニックと同様に，Meichenbaum（1977）の自己教示訓練である。方法は以下のとおりである。
    - STOP（ストップする）――陰性感情を引き起こしている今の行動や考えをストップし，ひとまずそこから離れる。必要であれば，呼吸法を行なう。
    - THINK（考える）――陰性感情はどこから生じているのか，一番問題になっていることは何かを考えてみる。問題解決法をやってみる。問題解決のために何ができるかを検討し，あらゆる選択肢とその結果を考え，安全な方法で感情に対処してみる。最適の選択肢を選ぶ。
    - ACT（行動する）――計画を実行する。実行すべき行動に焦点を当て，問題から逸れないようにする。実行に移す前に，計画の邪魔をする可能性のある障害について考えることも有益である。
    - REVIEW（振り返る）――やったことを振り返ってみる。何が効果的で，何に効果がなかったか。変えなければいけないのは何か。次はどのようにすればもっとうまくやれるか。

- 陰性感情に付随するネガティブな思考パターンを見きわめ，修正する。それには3つのステップがある。(1) これらの感情への気づきを高める，(2) それに伴うネガティブな，あるいは非合理的な思考を見きわめる，(3) これらのネガティブで非合理的な思考を修正し，より現実的な思考に置き換える。

    ステップ1：陰性感情や，それに伴うネガティブで非合理的な思考への気づきを高める
    　自分の問題への気づきを高めるには，次のような方法がある。

    - 気分の変化に注意を払う。気分が変化するたびに，何が起こっているのか，自分はどのように感じているのかに留意する。これは，自分の思考パターンを知るための手がかりを得るうえで重要である。気分の変化や，それぞれの気分に伴う思考をモニターするために，「非合理的思考記録A」（附録O）を用いる。
    - 感じたことを他者と話し合う（特に，自分のことをよく知っている人と）。いつもよく一緒にいる人は，自分の陰性感情について，重要な手がかりを持っているかもしれない。
    - 身体状況に留意することもまた，感情への手がかりを与えてくれる。姿勢，表情，動きに気をつけてみる。かつては好きだったのに，今は避けているような人，場所，活動にも注意してみる。

ステップ2：陰性感情に伴うネガティブな思考に気づく
そのためには，以下のようなたくさんの方法がある。

- 陰性感情が生じたらいつも，「今，自分は何を考えているのだろう」「頭のなかに浮かんでいることは何だろう」と自分自身に問いかけてみる。
- 何らかの陰性感情を抱いているが，はっきりとした思考をつかみ取ることができないときは，思考をとらえることができるまで繰り返し感情を再体験してみる。これがうまくいけば，そのできごとがあたかも今起こっているかのように想像してみる。
- 自分の思考を書き出す。その際には，「非合理的思考記録A」（附録O）が役に立つ。

ステップ3：非機能的な思考を修正し，より合理的な思考と置き換える
思考を修正する際には，ネガティブな考え方だけではなく，できるだけ幅広い考え方を考慮に入れ，それらの妥当性を検討する。さまざまな思考修正の方法は，セッション5を参照されたい。たとえば——

⇒罪悪感に関連する思考
- 思考：「ものすごく大きな間違いを犯してしまった」（誇大視）
- 修正：「そのように考えて何かよいことはあるだろうか。失敗を魔法のように元に戻してくれるわけではない。学びのスピードを上げてくれるわけでもないし，将来失敗を犯す可能性を減らしてくれるわけでもない。罪悪感を抱いたからといって，みんながもっと私を好きになって尊敬してくれるわけではない。確かに間違ったことをしてしまった。でも今，自責している行動はそんなにひどいものだろうか。状況が今よりもっと悪くなる可能性はあるだろうか。私はわざとやったのではない。誰も傷つけるつもりはなかった。それに，自分がやってしまったことを理解した後，それが二度と起こらないように努力している」

- 思考：「私は本当に悪い人間だ」（ラベリング）
- 修正：「どうして私は自分に悪人のラベルを貼っているのだろう。そんなふうに考えて何かいいことはあるだろうか。それは効果的な問題解決のためのエネルギーを削いでしまうものでしかない。行動と人とを分けて考えなければいけない。私がやったことは悪かった（私の行動），しかし私は悪人ではない（人）」

- 思考：「ギャンブル行動をコントロールするためには，私は完璧でないといけない」（全か無か思考）
- 修正：「私が完璧になるなんて現実的なことだろうか。結局，私は一人の人間にすぎないのであり，人間は誰しも間違いを犯すものだ。自分の間違いの1つ1つから，今

学びつつあるのだ」

- 思考：「家族の面倒を見ることができるようになるべきだ。彼らをがっかりさせるべきではない」（「すべき」発言）
- 修正：「～すべきだ」を「～したい」に変える。

- 思考：「罪悪感を感じる。だから私には罪があるのだ」（感情的理由づけ）
- 修正：「こんなふうに感じなければ，この状況はどのように見えるだろうか。感情が高まっているときは，明快に考えることができなくなる」

⇒怒りに関連する思考
- 思考：「妻はガミガミ言うべきではない。そのせいでますますギャンブルをしたくなる」（「すべき」発言）
- 修正：「人は誰でもやりたいように行動してよい。私がコントロールできるのは私の行動だけで，他人の行動をコントロールすることはできない。私がどのように感じているかを相手に告げることはできる。でも，人が自分の行動を変えるかどうかは，その人次第だ」

- 思考：「これが私にとってどれだけ難しいことなのか理解してくれないなんて，彼らはひどいやつらだ」（ラベリング）
- 修正：「誰かが自分を怒らせたからといって，彼らが悪人であることにはならない。ストレスに対処するには，自分の自覚や経験の程度に従って最善の方法でやればよい。何が正しくて何が正しくないかを誰かと言い争っても，何も解決しない」

⇒抑うつに関連する思考
- 思考：「これは今までで最悪のできごとだ。もうどうしようもない」（誇大視）
- 修正：「これまでいろいろなことに対処してきたし，これにも対処できる。今はこのような困難な時期をくぐり抜けるための，多くの方策を持っている」

- 思考：「ギャンブル問題のせいで，みんな私のことを嫌っている」（結論への飛躍）
- 修正：「尋ねたことがないので，彼らが私を嫌っているかどうかはわからない。彼らは，私がギャンブル問題を克服しようと努力していることを知っている」

- 思考：「何をやってもいつも失敗ばかりだ」（過度の一般化）
- 修正：「これまでやってきたなかでうまくいったこともたくさんある。たとえば……」

- 自分が有する基本的な人権について確認する（Jakubowski & Lange, 1978, pp.80-81）。
  - 他者の権利と同様に，自分の尊厳や自尊心を高めるような方法で行動する権利は，侵害されてはならない。
  - 敬意を持って扱われる権利
  - 罪悪感を持つことなく，「ノー」と言う権利
  - 自分自身の感情を抱き，それを表現する権利
  - 自分のペースで考える権利
  - 一旦決めたことを変える権利
  - 自分が望むことを人に頼む権利
  - 自分の限界の一歩手前でで行動する権利
  - 情報を求める権利
  - 失敗を犯す権利
  - 自分自身に満足する権利

- ポジティブな賞賛を行なう。
  - 自分が挑戦したことを自分でほめる（例：「できるだけのことはやったので，それでオーケーだ」）。
  - 折に触れて自分自身のために何かよいことをするか，好きな物を買う。

- 活動レベルを変える（特に，抑うつ状態の人）——ポジティブな活動への参加を増やし，ネガティブな活動を減らすようにすれば，気分を高めることに役立つ。

6 宿題の説明をする

「宿題シート」を用いて，宿題の説明をする。クライエントが以下のものを持っているかどうかを確認する。

- 「宿題シート」
- 「陰性感情ワークシート」（附録U）
- 「クライエント用情報シート：陰性感情に対処するための方策」
- 「非合理的思考記録A・B」「想像エクスポージャー・ワークシート」（クライエントが追加を必要とした場合）

宿題シート

(1)「非合理的思考記録 B」を用いて，あなたのギャンブル行動と陰性感情に関連する思考の誤りを見つけ，それを修正してみましょう。

(2) 24時間電話相談に電話をするか，ギャンブル問題に関連した自助グループ（ギャンブラーズ・アノニマスなど）に参加しましょう。これを週1回行なうように習慣づけましょう。ギャンブルをコントロールする，あるいはやめることへの自信が高まるにつれて，徐々に週1回の電話・ミーティングへの参加を隔週にしたり，その後月1回にしたりしてもよいでしょう。これによって，プログラムが終了した後も，あなたが進むべき方向を見失わないようにすることに役立つのです。つまり，治療プログラムが終了した後も，定期的にあなたのギャンブル行動の監視を手助けしてくれる人との接触を維持し続けることは，ラプスやリラプスの可能性を抑えてくれるのです。

(3) 毎日，少なくとも1時間の時間を確保して，以下のことを行なうようにしましょう（一番よいのは，一日を始める前か寝る前の時間です。一日に2回行ないたいのであれば，半分の時間を朝に取って，残りを夜に取るようにしましょう）。

- 腹式呼吸と少なくともあと1つリラクセーション法の練習をする。
- カードに書いた「自分で自分に言い聞かせる言葉」を全部読み返す。
- 「想像エクスポージャー・シート」を用いてエクスポージャー項目を練習する。

選択課題

必要であれば，「陰性感情ワークシート」「問題解決法ワークシート」「目標設定ワークシート」を活用する。

クライエント用情報シート
陰性感情に対処するための方策

- 自分の気分やそれに影響を与える状況をモニターすることによって，陰性感情に敏感になりましょう。
- 自分の陰性感情に付随するネガティブな思考パターンに気づき，それを修正しましょう。
- リラクセーション法，ポジティブな想像，身体運動など，このプログラムで学んだ感情をコントロールするためのコーピング方策を活用しましょう。
- 不安や心配に対処するために，問題解決スキルを活用しましょう。
  - あなたが有している基本的な人権を思い出そう（Jakubowski & Lange, 1978）。それは，自分の尊厳や自尊心を高めるような方法で行動する権利は，他者の権利と同様に侵害されてはならないということであり，敬意を持って扱われる権利，罪悪感を持つことなく，「ノー」と言う権利，自分自身の感情を抱きそれを表現する権利，自分のペースで考える権利，一旦決めたことを変える権利，自分が望むことを人に頼む権利，自分の限界の一歩手前で行動する権利，情報を求める権利，失敗を犯す権利，自分自身に満足する権利などがある。
- 感情の爆発をコントロールするために，STAR テクニックを活用しましょう（Meichenbaum, 1977 の自己教示訓練に基づく）。
  - STOP（ストップする）——問題となる感情を引き起こしている今の行動や考えをストップする。ひとまずそこから離れる。必要であれば，深呼吸をする。
  - THINK（考える）——陰性感情はどこから生じているのか，一番問題になっていることは何かを考えてみる。問題解決法をやってみる。問題解決のために何ができるかを計画し，あらゆる選択肢とその結果を考え，安全な方法で感情に対処してみる。最適な選択肢を選ぶ。
  - ACT（行動する）——計画を実行する。実行すべき行動に焦点を当て，問題から逸れないようにする。実行に移す前に，計画の邪魔をする可能性のある障害について考えることも有益である。
  - REVIEW（振り返る）——やったことを振り返ってみる。何が効果的で，何に効果がなかったか。変えなければいけないことはあるか。次はどのようにすればもっとうまくやれるか。
- ポジティブな賞賛を行なうようにしましょう。
  - 自分が挑戦したことを自分でほめる（例：「できるだけのことはやったので，それでオーケーだ」）。
  - 折にふれて自分自身のために何かよいことをするか，好きな物を買う。
- 活動レベルを変えてみましょう（特に，抑うつ状態の人）。
  - ポジティブな活動への参加を増やし，ネガティブな活動を減らすようにすれば，気分を高めることに役立つ。

セッション9

リラプス・プリベンションと治療成果の維持①
ライフスタイルのバランス

●セッションの内容と目標

1 －宿題の振り返りをする
2 －セッションのねらいと理論的背景を話し合う
3 －生活のどの部分を変えることが必要かをアセスメントするために，バランスの取れたライフスタイルとはどのようなものかを話し合う
4 －クライエントが生活のなかでバランスの取れていない領域を変える援助をする
5 －宿題の説明をする

---

1 宿題の振り返りをする

クライエントの宿題の進捗状況を振り返り，努力や成果をできる限り賞賛する。問題があった部分を解決し，宿題をやってこなかった場合はその理由を尋ねる。

2 セッションのねらいと理論的背景を話し合う

2-1 ねらい

本セッションのねらいは，ラプスやリラプスの危険性を最小限にするために，ライフスタイルのバランスを取ることの重要性をクライエントに示すことにある。さらに，クライエントが自分自身のライフスタイルを見直し，より一層バランスの取れたものへと変えていくことの手助けをすることも目的である。

2-2 理論的背景

治療全体を通して，クライエントはライフスタイルの多くを変えるように後押しされる（たとえば，ギャンブルとは別の行動や，楽しい行動を行なうこと）。しかし，クライエントのライフスタイルには，まだバランスが十分に取れていない領域があるかもしれない。

バランスの取れたライフスタイルとは，生活のさまざまな側面が適切に管理されていることを言う。バランスの取れたライフスタイルは，健康的であるだけでなく，リラプスを防止してくれる。生活のいくつかの局面は，仕事や家庭の事情のために，一時的にせよバランスを欠くことを免れない場合があるが，常にバランスを取ろうと努力をすることが大切である。そのこと自体が自分自身のためになるし，バランスが崩れたときには，それを調節することもできるからだ。クライエントが自分の生活の一面にしか意識を向けていないならば，それがうまくいっていないときは，すぐに不安になったり，落ち込んでしまったりするだろう。しかし，バランスの取れたライフスタイルを送っているならば，他の面に目を向けて，元気を取り戻すことができる。さらに，ギャンブルに代わる建設的な代替行動とするために，あるいはギャンブルをやめたときに問題ギャンブラーの多くが味わう退屈や孤独感に対処するために，さまざまな種類の活動に参加することも重要である。

③ 生活のどの部分を変えることが必要かをアセスメントするために，バランスの取れたライフスタイルとはどのようなものかを話し合う

クライエントのライフスタイルを検証し，アセスメントをしながら，バランスの取れたライフスタイルには何を含めればよいのかを話し合う。クライエントのライフスタイルは，最初のセッションでアセスメントしているが，まだ変えることが必要な領域があるかどうかをアセスメントすることは有益である。以下に述べるのは，バランスの取れたライフスタイルに必要なものである。この後の各項では，ライフスタイルの個々の部分にバランスが取れているのかどうかをアセスメントするために，セラピストがクライエントに質問すべき項目をリストアップしてある。クライエントに自分のライフスタイルを視覚化して眺めるように言うことも，しばしば大変有益である（たとえば，ライフスタイルの各領域にどれくらいの時間を費やしているかを円グラフにするなど）。それによって，クライエントは，自分の生活のうち，どの領域がバランスを欠いているのかを理解できるようになる（Beck, 1995）。

3-1 人間関係とソーシャル・サポート

一緒にいて楽しむことができる人々や，自分のサポート源となってくれる人々との時間を楽しむためには，人間関係と社交的な接触が必要である。周りの人々に自分の目標を宣言すれば，ギャンブルをやめるという決断を貫き通すことがより簡単になる。なぜなら，彼らが手助けをしてくれるだろうし（たとえば，ギャンブルをやめ続けることを励ましてくれる），決断のサポートを

してくれる。家族や友人と一緒の時間を過ごすことによって，時間を埋めることができ，ギャンブルについて考える時間も少なくなる。ギャンブルをしない人の周りにいるということもまた，有益なのである。このように，クライエントが，ギャンブルによってないがしろにしていた，または失った家族や友人との関係を取り戻すことで，人間関係を広めたり強めたりすることは有益である。家族や友人との関係を取り戻すことは，過去に行なったことの償いをすることにもなる（たとえば，罪悪感から逃れるための手段としてギャンブルをするようになったのであれば，その元にある罪悪感に対処する）。

対人関係はまた，家族や友人と過ごす時間を増やす，何かの団体やクラブに入って新しい人々と出会う，地域の活動や専門的な関心を持つ分野のグループに参加する，ボランティア活動をする，などの方法によっても広げたり，強めたりすることができる。クライエントの対人関係やソーシャル・サポートをアセスメントするために用いることのできる質問には，以下のようなものがある。

- 良好な対人関係を持っていますか？
- 良好なソーシャル・サポートを受けていますか？
- 家族に定期的に連絡していますか？
- 友人と定期的に会っていますか？

3-2 精神的・情緒的健康

われわれは誰しも，自分の感情や意見を上手に表明し，自分自身の身を守る（信念や価値観を含めて）ことができなければならない。われわれにはまた，心を開いて自分の恐れや懸念や喜びを打ち明けることのできる人が必要である。ソーシャル・サポートのネットワークを広げ，アサーション・スキル，効果的なコミュニケーション・スキル，陰性感情に対処する方法，機能不全思考を修正するためのテクニックなどを学習することによって，われわれの生活のなかの情緒的な部分を発展させることができるようになる。クライエントの精神的・情緒的健康をアセスメントするために用いることができる質問には，以下のようなものがある。

- 自分の感情を外に出すことができますか？
- 自分の意見を表明することができますか？
- 自分の立場を守ることが十分にできていますか？
- 他人に心を開くことが十分にできていますか？
- 自分の恐れ，懸念，喜びを表すことができますか？
- ストレスに上手に対処することができますか？
- ネガティブな感情に対処できていますか？
- ストレスに対処するための効果的な方法を持っていると思いますか？

3-3 知的な活動への参加

　知的な活動をすることは，われわれの知識を広げ，チャンスを増やし，その結果として自信を高めてくれる。さらに，関心の幅が広がれば，ギャンブルをする可能性も減ってくる。新聞，雑誌，本を読む，習い事をするなどの簡単な作業でもよい。クライエントがどれくらい知的な活動を行なっているかをアセスメントするための質問には，以下のようなものがある。

- 自分の心を刺激し続けるのに十分な活動を行なっていますか？
- 新しいことを学ぶことができるような活動を行なっていますか？
- 自分の知識を広げるのに役立つような行動を行なっていますか？

3-4 経済的状況

　問題ギャンブラーは，たいてい皆，経済的問題を抱えている（借金など）。クライエントの経済状況を正常な状態に戻すことは重要である。借金への対処を扱った選択セッション（選択セッション2）が，その第1のステップとなる。クライエントの経済的状況をアセスメントするための質問には以下のようなものがある。

- 自分の経済的状況に満足していますか？
- 借金はありませんか？
- 借金についての心配はありませんか？
- 借金の返済を迫られていませんか？
- 誰かに金銭を借りていますか？

3-5 自己回復とレクリエーション

　活力を取り戻すだけでなく，ギャンブルのことを考えないですむよう時間を埋めるために，何らかの活動に参加することが必要である。そのような活動には，編み物，デッサン，陶芸，クロスワードパズル，芸術，料理などの趣味の活動がある。こうした活動についての情報は，図書館，公民館，コミュニティセンター，あるいはインターネットなどで収集することができる。リラクセーションの重要さは，セッション6で述べられており，有益なリラクセーション法のいくつかを附録Qで紹介している。これらを再度読み返すことも役に立つだろう。クライエントが自己回復・レクリエーションのための活動を行なっているかをアセスメントするための質問には，以下のようなものがある。

- 何か面白いことを行なっていますか？
- 楽しめる活動を行なっていますか？
- 趣味はありますか？
- 何かレクリエーションを行なっていますか？

- リラックスできるポジティブな活動を行なっていますか？
- くつろぐのに役立つ方法を知っていますか？

3-6 スピリチュアルな健康

　スピリチュアルな健康を維持するということは，何も宗教施設（教会や寺院など）に礼拝しなければいけないということではない。それは，自分の信念や価値観を折にふれて検証し，それが自分にとってまだ役立つものであるかどうかを知ることである。このことによって，自分の人生に前向きな意義や存在理由を見出すことができるようになる。クライエントのスピリチュアルな健康をアセスメントするための質問には，以下のようなものがある。

- 自分の信念や価値観に満足していますか？
- 自分の人生には意味があると思いますか？
- 自分自身に満足していますか？

3-7 身体的健康

　身体的な健康を維持するには，いくつかの方法がある。第一は，適切な栄養を取ることであり，毎日3回健康的な食事をし，十分な水分摂取をし，カフェインやアルコールを控えることである。水泳，ウォーキング，ジョギングなどの身体活動やスポーツは，エネルギー，モチベーション，健康状態を高めるのに役に立つ。また，睡眠不足はエネルギーの低下，イライラ，集中力低下，不明瞭発語，記憶減退，視力障害など望ましくない結果を引き起こすので，十分な睡眠を取ることも重要である。クライエントの身体的健康をアセスメントするための質問には，以下のようなものがある。

- 毎日3回，健康的な食事を取っていますか？
- カフェインやアルコールの摂取を控え目にしていますか？
- ドラッグを使っていませんか？
- 水泳，ウォーキング，ジョギングなどの身体活動やスポーツを定期的に行なっていますか？
- 健康状態は良好ですか？
- 十分な睡眠を取っていますか？

3-8 仕事・学校

　仕事は，それを達成できれば金銭と満足感を与えてくれる活動である。仕事はまた，われわれに挑戦，目的，スキル，経験をもたらしてくれる。もし仕事自体をストレスと感じているならば，仕事に対する態度を変えてみるか，仕事を変えてみる必要があるかもしれない。ギャンブルのせいで金銭的な問題を抱えているのであれば，さらに別のアルバイトなどをする必要があるかもしれない。それは金銭問題の手助けになるだけでなく，自分をいつも忙しい状態にしておくことで，

ギャンブルをする時間やギャンブルのことを考える時間を持てないようにすることにも役立つ。クライエントの仕事の状況をアセスメントするための質問には，以下のようなものがある。

- 仕事・学校に満足していますか？
- 現在の仕事の量（勉強の量）に満足していますか？

④ クライエントが生活のなかでバランスの取れていない領域を変える援助をする

クライエントのライフスタイルのなかに「バランスが取れていない」と思われる領域が見つかったならば，その「バランスの取れていない」領域を改善するためのプランを話し合い，書き出すようにする。その際には，附録Ⅴ「バランスの取れたライフスタイルのためのワークシート」を活用する（「バランスの取れていない」ライフスタイルの領域を変えていくために，このワークシートをどう活用するかについては，この後の記入例を参照されたい）。ライフスタイルのバランスの取れていない部分を変えるための計画を作るときには，セッション7で学んだ目標設定のためのステップを活用するようにクライエントに勧める。

⑤ 宿題の説明をする

「宿題シート」を用いて，宿題の説明をする。クライエントが以下のものを持っているか確認する。

- 「宿題シート」
- クライエントに必要なほかのワークシート（例：「非合理的思考記録B」）
- セッション中に完成させた「バランスの取れたライフスタイルのためのワークシート」

バランスの取れたライフスタイルのためのワークシート（記入例）

以下のライフスタイルの各領域が，バランスが取れているか，変える必要があるかを知るために，チェックしてみましょう。

ライフスタイルの領域	バランスが取れている	変える必要がある
人間関係とソーシャル・サポート		✓
情緒的・精神的健康	✓	
知的活動	✓	
経済的状況		✓
自己回復・レクリエーション活動	✓	
スピリチュアル	✓	
身体的健康	✓	
仕事・学校の状況		✓

バランスが必要な領域

領域1： 経済的状況

この領域を改善するためのプラン： 経済的状況について，今夜夕食後に妻に話す。しばらくの間は，妻に金銭管理をしてもらう。その後，経済状況を改善する方法を話し合うため，ファイナンシャル・カウンセラーに相談をするよう調整をする。

領域2： 仕事――現在の仕事に満足していない。今自分が持っている資格では，昇進の見込みがないから。

この領域を改善するためのプラン： 来週の水曜日が休みなので，そのときにエレクトロニクス分野での自分のキャリアアップに役立つような講座を近くの大学でやっているかどうか，インターネットで調べる。もし，インターネットで何も見つからなかったら，その次の水曜日に大学のキャリア・アドバイザーに予約を取って相談する。そうすれば，6か月以内には何かの講座を受けることができるようになるだろう。

領域3： 対人関係とソーシャル・サポート

この領域を改善するためのプラン：
(1) 妻にギャンブル問題と経済状況について話す。
(2) 妻が夫婦カウンセラーに相談したいと言っていたので，それに同意する。
(3) 学生時代の友達に連絡を取り，お茶に誘う。イアンとケリー。
(4) 昔のサッカー仲間のブレットに連絡を取る。お茶に誘って友人関係を復活させ，サッカーチームにまた入れるかどうかブレットに相談する。
(5) 月曜日と木曜日（特に木曜日は給料日なので），GAの7時のミーティングに参加するようにする。

宿題シート

(1) 「バランスの取れたライフスタイルのためのワークシート」で計画したことを実行に移しましょう。

(2) 「非合理的思考記録 A, B」を使って，ギャンブル行動だけでなく，陰性感情にも関連のある思考の誤りを見きわめ，修正を続けましょう。

(3) 24 時間電話相談に電話をするか，ギャンブル問題に関連した自助グループ（ギャンブラーズ・アノニマスなど）に参加しましょう。これを週 1 回行なうように習慣づけましょう。ギャンブルをコントロールする，あるいはやめることへの自信が高まるにつれて，徐々に週 1 回の電話・ミーティングへの参加を隔週にしたり，その後月 1 回にしたりしてもよいでしょう。これによって，プログラムが終了した後も，あなたが進むべき方向を見失わないようにすることに役立つのです。つまり，治療プログラムが終了した後も，定期的にあなたのギャンブル行動の監視を手助けしてくれる人との接触を維持し続けることは，ラプスやリラプスの可能性を抑えてくれるのです。

(4) **毎日，少なくとも 1 時間の時間を確保して**，以下のことを行なうようにしましょう（一番よいのは，一日を始める前か寝る前の時間です。一日に 2 回行ないたいのであれば，半分の時間を朝に取って，残りを夜に取るようにしましょう）。

- 腹式呼吸と少なくともあと 1 つリラクセーション法の練習をする。
- カードに書いた「自分に言い聞かせる言葉」を全部読み返す。
- 「想像エクスポージャー・シート」を用いてエクスポージャー項目を練習する。

選択課題
　必要であれば，「陰性感情ワークシート」「問題解決法ワークシート」「目標設定ワークシート」を活用する。

セッション10

リラプス・プリベンションと治療成果の維持②　ハイリスク状況への対処

> **●セッションの内容と目標**
> 1 − 宿題の振り返りをする
> 2 − セッションのねらいと理論的背景を話し合う
> 3 − プログラム終了にあたってクライエントが抱く不安について話し合う
> 4 − ラプスやリラプスへとつながるハイリスク状況について話し合う
> 5 − ラプスやリラプスを避けるための方策について話し合う
> 6 − ラプスに対処する対策について話し合う

1 宿題の振り返りをする

クライエントの宿題の進捗状況を振り返り，努力や成果をできる限り賞賛する。

2 セッションのねらいと理論的背景を話し合う

2-1 ねらい

このセッションのねらいは，クライエントのリラプスの危険を最小限にし，クライエントが治療で得たものを維持できるよう後押しすることにある。そのために，以下のことについて話し合う。

- プログラム終了にあたって，クライエントが感じている不安について話し合う。
- 今後，クライエントが遭遇し，ラプスやリラプスへと陥ってしまいやすいハイリスク状況について話し合う。
- ラプスやリラプスを防止するための方法について話し合う。
- ラプス，あるいは「危機一髪」の状況に対処するための方法について話し合う。

2-2 理論的背景

このセッションが最後のセッションであるため，クライエントは治療的援助を受けていたことによる安心感が終わってしまうことや，治療的援助なしにさまざまな方策を首尾よく実行できるかということに不安を感じるかもしれない。したがって，このような不安に対して対処することが必要となる。

また，クライエントは，今後もラプスやリラプスを引き起こすようなハイリスク状況に遭遇し続けるだろう。しかし，それに遭遇したとしても，リラプスの危険を最小限に抑えるための準備をし，治療成果を維持し続ける必要がある。

ラプス，あるいは「危機一髪」の状況は，クライエントがプログラムを終了した後にも生じることがある。したがって，どのようにラプスに対処すればよいかを確実に知っておくことが重要であり，そうすることで，完全なリラプスに至らずにすむのである。

③ プログラム終了にあたって，クライエントが抱く不安について話し合う

プログラム終了にあたって抱いている懸念について，クライエントと話し合う。クライエントが抱きやすい不安としては，治療が終わったらまたギャンブルを始めてしまうのではないか，セラピストの助言がなければ大きなストレスに直面したとき，自力で対処できないのではないか，などがある。したがって，クライエントの不安を抑えるために，以下のようなことについて話し合うことが大切である。

- 回復の性質について話し合う。改善というものは少しずつ生じるもので，他のアディクション同様に，問題ギャンブルにも揺り戻しがないというのはまれであり，だからこそコントロールすること，やめることは難しいのだ，ということをクライエントにもう一度思い出してもらう必要がある。そして，それゆえに今後も困難な状況は生じうる。しかし，クライエントはプログラムのなかで，こうした困難への対処を手助けするための数多くの方策を学んできた。

- ラプスとリラプスの違いを明確にする。クライエントには以下のように説明すればよい。「非現実的な期待をしないように気をつけましょう（たとえば，もう二度とギャンブルをやらないと保証してほしいなど）。完璧になろうとするのはやめましょう。二歩進んで一歩戻るのは失敗ではないし，それがより現実的なのです。医学的，心理的，行動的問題からの回復には，ラプスや揺り戻し（あるいは危機一髪の事態）があるものです。ラプスや揺り戻しは，失敗とは違います。ラプスとは，しばらくギャンブルをやめていた後に，ちょっとだけギャンブルをやってしまったような場合を指し，それに対してリラプスとは継続してギャンブルをや

るようになってしまった場合を指します。回復とは，自転車の乗り方を学ぶようなものです。道路のくぼみにはまって転んだとしても，それは練習をやめる理由にはなりません。その後にすべきことは，再度自転車にまたがってペダルを踏むこと，そして道路のくぼみに気をつけることです。そうすれば，もう同じ失敗をすることはないでしょう。昔の習慣を新しい習慣に変えるためには，時間，練習，そして忍耐が必要なのです」。

- クライエントが治療プログラムを開始してから，これまでに成し遂げた成果について話し合う。このことは，クライエントのモチベーションと自信を高めるのにつながる。

- クライエントがプログラムのなかで学んだ方策について振り返る。特に，クライエントがうまくできていると感じているものを取り上げる。

4 ラプスやリラプスにつながるハイリスク状況について話し合う

　通常，ラプスは予測できるし，それに備えることもできる。ラプスやリラプスが生じる可能性をしばしば指し示す要因やハイリスク状況はたくさんある。それには以下のようなものがある。

- 感情——ギャンブル行動への渇望を高めるような特定の感情（ネガティブなもの，ポジティブなもの双方）の漸進的な蓄積。たとえば，以下のようなものがある。
  - 抑うつ
  - 不安
  - フラストレーションや怒り
  - 後悔や罪悪感（たとえば，クライエントは，みんなをがっかりさせてしまったと感じているかもしれない）
  - 孤独感
  - 退屈
  - 憤慨——利用された，見下された，否定されたという状況に関連するあらゆる感情（たとえば，大事な人に信用してもらえなかった）
  - 幸福感
  - 自信過剰

- 思考——ギャンブルへの渇望を強めるようなある特定の心的状態（例：歪曲された思考や思考の誤り）の漸進的な蓄積（たとえば，誘惑に抵抗するのがどれだけ上手にできるかを見てみようなどと自分をテストするような思考）。

- 行動──ラプスやリラプスにつながる行動には以下のようなものがある。
  - ライフスタイルのアンバランス
  - 不適応的行動（例：薬物やアルコールの乱用）
  - 不意のハイリスク状況に対処できないこと
  - ギャンブルを思い出させるような物，音，におい，気分に対処できないこと

- 場所──ラプスやリラプスにつながりやすい場所には以下のようなものがある。
  - ギャンブルを思い起こさせるようなもののある場所（例：テレビで競馬を見る）
  - ギャンブルをする場所（例：カジノ，クラブ，くじ売り場，商店街，飲み屋）

- できごと──ラプスやリラプスにつながりやすいできごとには以下のようなものがある。
  - 対人的な葛藤
  - トラウマになるできごと（例：家族の死亡や病気）
  - ストレスフルなできごと──ストレスがあると計画していた行動や治療計画に従うことが難しくなるので，生活の別の局面でプレッシャーにさらされたとき，コントロールをなくしやすい（例：金銭的問題，家族や仕事上の問題）
  - 給料日──お金が手元にあることは，しばしばギャンブルの引き金となる
  - 周囲からのプレッシャー（例：ギャンブルをする友人と一緒に時間を過ごす）

5 ラプスやリラプスを避けるための方策について話し合う

ラプスやリラプスの可能性を低減するのに役立つ方策は，数多くある。以下はその一例である。

- バランスの取れたライフスタイルを送る。
- メモを持ち歩く。メモには，ギャンブルの引き金となるもの（内的・外的なものいずれも）を書き出し，すぐにそれを見ることのできる場所に保管する（例：財布のなか）。また，ギャンブルをしないことの利点，ギャンブルによって生じたネガティブな経験などもカードに書いておくとよい。緊急事態のときに誰かと話をしたくなった場合に備えて（たとえば，ギャンブルをしたい衝動にかられ，そのときに自分一人だったとき），適当な24時間電話相談の番号を書いておくのもよい。
- ハイリスク状況を避ける。避けることができないハイリスク状況がある場合は，どのように対処してリラプスを防ぐのかを，前もって計画しておく。
- 定期的に自分の引き金と対処策を修正する。
- どのように対処しているかについて，定期的に誰か（電話相談，GAのスポンサー，友人，家族）と話し合う。

- 渇望サーフィン，イメージ転換，思考ストップ，想像エクスポージャー，認知的再構成など，渇望に対処するためにこのプログラムで学習した方策を活用する。
- ギャンブルをしない一日が確実に送れるように計画した，毎日のスケジュールを守る。
- 月に1度は，自分のノートを読み返す。
- ネガティブな認知が生じたら，それを修正する。
- ギャンブルへの誘いを断る。ギャンブルに誘う周囲からのプレッシャーに弱いのならば，プレッシャーを感じたときに用いるちょっとしたアサーティブな返事を用意しておくことは有益である（たとえば，「やらないよ」「ギャンブルをやらないことに決めたんだ」「ちょっとギャンブルをやめているんだ」「コントロールできないので，ギャンブルをやめたんだ」など）。別に言い訳をする必要はない。ギャンブルを断る必要があるような状況が生じたらいつも，すんなりと言えることを確実にするために，このセリフを練習する。
- 自分の進歩をモニターする。ラプスは急に起こるのではない。いつも前ぶれがある（例：陰性感情，思考の誤り，特定の行動）。前ぶれに気づく一番よい方法は，自分の進歩をモニターすることである。そのためにできる1つの方法は，毎日1度，あるいは週に1度，自分自身に次のように問いかけてみることである。
  - ギャンブルへの欲求を変えるようなことが，何か今日起こったか。
  - ギャンブルへの強い衝動を感じたか，ギャンブルに固執する考えがまだ抜けていないか。
  - 今日，ラプスの前ぶれに何か気づいたか。

6 ラプスに対処する方策について話し合う

　問題ギャンブラーがラプスをしたとき，さまざまな感情（例：抑うつ，フラストレーション，怒り，不安，罪悪感）や，ゆがんだ思考を抱き，それによってギャンブルを続けてしまいやすくなる。Marlatt & Gordon（1985）は，一度ラプスをしてしまった後に，回復への道のりに戻ることを手助けするための方策・ステップをいくつか報告している。それには以下のようなものがある。

- 落ち着くこと。罪悪感や自責の念を最初に抱くのは，自然なことである。ラプスはリラプスとは違うということを思い出す。大事なことはラプスに適切に対処することであり，それによってリラプスへと陥らないですむ，ということを思い出す。ラプスの経験から学ぶことができれば，将来それが再び生じるのを防ぐことができる。

- これまでうまくできていたということを思い出す。

- 自分の目標と，その目標に到達するためには，ギャンブルをやめ続けることがいかに重要であるかを思い出す。

- ギャンブルを続けることの望ましい結果と望ましくない結果を検討する。

- 覚え書きのためのメモとリラプス・プリベンションのためのメモを読んで，何をすべきかを検討する。

- 回復のために今すぐやるべきことの計画を立てる。
    - 何がラプスへと導いたのかを突き止めるために，ラプスを記録する（たとえば，昔ギャンブルをしていた場所を通り過ぎた，一日のうちのどの時間帯か，誰と一緒にいたか）。
    - その状況の「誰」「いつ」「どこ」を含む引き金の可能性のあるものと，ラプスに関連するネガティブな思考について分析する。これらの引き金は昔からの古い引き金であるかもしれないし，前には存在しなかった新しい引き金であるかもしれない。今後のために引き金と対策のリストをもう一度作る。
    - 行動計画をチェックし，もうやらなくなってしまっていることはないか確認する。必要であれば，行動計画を修正する。自分の失敗・ラプスから学ぶ。この経験を今後に生かす方法を考える。

- ネガティブな思考が生じたら，それを修正する。たとえば，
    - ネガティブ思考：「やめようと思ったけど，それは無理だった」
    思考の誤り：誇大視，失敗の破局視
    修正：「これまでやってこられたのだから，やめることはできる。今すべきことは，ラプスへと導いた引き金を突き止め，もう二度と起こらないように安全な対策を取ることだ」
    - ネガティブ思考：「難しすぎる。とてもじゃないがやめられない」
    思考の誤り：誇大視，失敗の破局視
    修正：「心のなかではちゃんとわかっている。自分はやめる決心をしたし，これは一時的なラプスなのだから，元に戻って努力を続ければ，頑張れば頑張るだけ強くなったような気分になれる」
    - ネガティブ思考：「今回失敗したということは，絶対にまた失敗するということだ。一度ギャンブラーになってしまえば，それからはずっとギャンブラーなのだ」
    思考の誤り：過度の一般化
    修正：「ラプスやその場その場の状況から，自分自身について何かを学び取ることができる。それぞれのラプスはみな違っていて，それぞれに別個のできごとだ。かつて，ラプスをしたときはコントロールを失っていたが，それ以来，多くのことを学んできた。今は，前よりずっと多くの対処スキルをこの手に持っている」
    - ネガティブ思考：「ラプスはみんなリラプスと同じだ。一度ギャンブルを始めれば，コントロールをすぐに失くしてしまい，ギャンブルをコントロールすることなどできない」
    思考の誤り：全か無か思考

修正：「ラプスをしたからといって，ギャンブルが永久にやめられないということにはならない。ギャンブルをやめ続けるためにやらなければならないことは，今ギャンブルをストップし，コントロールを取り戻すことだ」

- 問題解決——問題や危機的状況にただちに対処する。それによってこれらが積み重って，ギャンブルをしたくなる気持ちになるのを阻止できる。たとえば，生活上のストレスや問題からギャンブルに至っていたのであれば，これらの問題に直接，対処する必要がある。問題解決スキルを活用し，最善の解決法を決め，どのようにそれを実行に移すかを計画する。

- 誰かに電話をし，必要であれば助けを求める。自分のサポート・ネットワークを活用する（たとえば，家族，友人，GAのスポンサーに援助を求める），または必要であれば，セラピストに追加セッションをしてもらえるように調整する。

クライエントに，(1) ギャンブルをやめ続ける，あるいはギャンブル行動をコントロールするためのプラン，(2)「クライエント用情報シート：ラプス・リラプスを防ぐための対策」，(3)「クライエント用情報シート：ラプスへの対処」を渡す。ラプス，リラプスは，ほとんどの場合，これまで学んできた方策の実行をやめたときに起こるのだということを強調する。ギャンブル問題は，何年もかけて進展してきたのだから，そうした行動・思考を数週間の実践（プログラムへの参加を通して）で変えられると期待するのは，非現実的である。したがって，かつての不健康で非機能的な行動，習慣，思考，感情を新しいものへと置き換えたいのであれば，学んだ方策の練習を継続する必要がある。加えて，ギャンブル問題の克服に向けて，毎日何かを続けることは，安全策を実行することを思い出させ，ラプスやリラプスの可能性を抑制することにつながる。

ギャンブルをやめ続ける，ギャンブルをコントロールするためのプラン

次のことを**毎日，少なくとも1つ**は実行しましょう。
（10分もかからずに実行できますが，その効果は一生続くものです！）

- 覚え書きのメモとカードを読む。
- ノートのどこかを読み返す。
- 学習したスキルのどれかを練習する（例：思考の誤りの修正，腹式呼吸，リラクセーション・エクササイズ，想像エクスポージャー，問題解決法，目標設定）。
- 電話相談に電話をして現状報告をする。
- GAのミーティングに参加する。
- 誰かに自分の進捗状況を話す（例：家族，友達，GAのスポンサー）。

毎日，やるべきことを何か1つ選びましょう。

クライエント用情報シート
ラプス・リラプスを防ぐための方策

- バランスの取れたライフスタイルを送りましょう。
- ギャンブルの引き金となるもの，ギャンブルをしないことの利点，ギャンブルによって生じたネガティブな経験などを，カードに書き出し，いつもそれを見ることのできる場所に保管しましょう（財布のなかなど）。また，サポートしてくれる人や電話相談の番号も，手元に持っておきましょう。
- ハイリスク状況を避けましょう。避けることができないハイリスク状況がある場合は，どのように対処してリラプスを防ぐのかを，前もって計画しておきましょう。
- どのように対処しているかについて，定期的に誰か（電話相談，GAのスポンサー，友人，家族）と話し合いましょう。
- ネガティブな思考が生じたら，それを修正しましょう。
- ギャンブルに誘う周囲からのプレッシャーを感じたときに用いるちょっとした角の立たない返事を用意しておきましょう（そして練習しましょう）（たとえば，「やらないよ」「ギャンブルをやらないことに決めたんだ」「ちょっとギャンブルをやめているんだ」など）。
- ハイリスク状況を含むすべてのギャンブルへの引き金を避け，定期的に自分のハイリスク状況と対応策を修正しましょう。
- 自分の進歩をモニターしましょう。ラプスは急に起こるのではありません。いつも前ぶれがあります（例：陰性感情，思考の誤り，特定の行動）。前ぶれに気づく一番よい方法は，自分の進歩をモニターすることです。そのためにできる1つの方法は，毎日1度，あるいは週に1度，自分自身に次のように問いかけてみることです。「ギャンブルへの欲求を変えるようなことが，今日何か起こったか」「ギャンブルへの強い衝動を感じたか，ギャンブルに固執する考えがまだ抜けていないか」「今日，ラプスの前ぶれに何か気づいたか」。
- 月に1度は，自分のノートを読み返しましょう。
- 渇望に対処するために，このプログラムで学習した方策を活用しましょう。
- ギャンブルをしない一日が確実に送れるように計画した，毎日のスケジュールを守りましょう。

クライエント用情報シート
ラプスへの対処

- 落ち着いて対処しましょう。最初に罪悪感や自責の念を抱くことがよくありますが，これは自然なことです。十分に時間を取って，そのような気持ちが生じて，流れ去って行くのを待ちましょう。ラプスは1回の独立したできごとであって，次は避けることが可能であると考えましょう。これまではうまくやってこられたということを思い出しましょう。

- 覚え書きのカードを読んで，何をすべきかを検討しましょう。

- ギャンブルを続けることの望ましい結果と望ましくない結果を検討し，モチベーションを取り戻しましょう。

- ネガティブな思考が生じたら，それを修正しましょう。

- 回復のため，今すぐやるべきことの計画を立てましょう。
  - ラプスを記録する。これによって，何がラプスへと導いたのかを突き止めることができる（たとえば，飲み屋の前を通り過ぎた，1日のうちのどの時間帯か，誰と一緒にいたか）。
  - その状況の「誰」「いつ」「どこ」を含む引き金の可能性のあるものと，その前に生じていた思考について分析する。これらの引き金は昔からの古い引き金であるかもしれないし，前には存在しなかった新しい引き金であるかもしれない。今後のために引き金と対策のリストをもう一度作る。
  - 行動計画をチェックし，もうやらなくなってしまっていることはないか確認する。必要であれば，行動計画を修正する。自分の失敗・ラプスから学ぶ。この経験を今後に生かす方法を考える。

- 問題解決——問題や危機的状況にただちに対処すれば，これらが積み重って，ギャンブルをしたくなる気持ちになるのを阻止できます。問題解決スキルを活用し，最善の解決法を決め，どのようにそれを実行に移すかを計画しましょう。

- 誰かに電話をし，必要であれば助けを求めましょう。自分のサポート・ネットワークを活用しましょう（たとえば，家族，友人，GAのスポンサーに援助を求める），また必要であれば，セラピストに追加セッションをしてもらえるように調整しましょう。

(参考：Marlatt & Gordon, 1985)

選択セッション 1

アサーション・スキル訓練

> ●セッションの内容と目標
> 1 − 宿題の振り返りをする
> 2 − セッションのねらいと理論的背景について話し合う
> 3 − アサーティブであることについて話し合う
> 4 − よりアサーティブになるための方法を話し合う

1 宿題の振り返りをする

クライエントの宿題の進捗状況を振り返り，努力や成果をできる限り賞賛する。問題があった部分を解決し，宿題をやってこなかった場合はその理由を尋ねる。

2 セッションのねらいと理論的背景について話し合う

2-1 ねらい
クライエントの人付き合いの質が高まるよう，アサーティブな付き合い方について指導する(効果的なコミュニケーションのためのスキルも併せて)。

2-2 理論的背景
問題ギャンブラーにとって，アサーティブな付き合い方を身につけることのメリットは大きい。そう判断できる根拠はたくさんある。それは，以下に挙げるとおりである。

- 問題ギャンブラーは，回復までの間に多くの困難に直面する（たとえば，一緒にギャンブルに行く仲間を探していた友人に出くわすなど）。アサーティブな人なら，ギャンブルに関連したこのような社会的プレッシャーに抵抗できるだろう。たとえば，自分はもうギャンブルをするつもりはないという決意を，明確かつアサーティブに伝えることができれば，ギャンブルへのプレッシャーに屈するリスクは小さくなる。

- クライエントのなかには，アサーティブでないため，あるいはコミュニケーションや人付き合いのスキルが乏しいために，ギャンブルにはまりやすいというタイプも存在する。その場合は，自分の考えや感情をより直接，かつ適切に表出できるようになる方法を学ぶことのメリットは大きい。

- 問題ギャンブラーのなかには，ギャンブル問題ゆえに，家族や友人との間の葛藤が高まっている者がいる。そのようなクライエントにとっては，葛藤を上手に扱うための適切な方法を学ぶメリットは大きい。なぜなら，葛藤に適切に対処できないと，危機状況に陥ったときそれをますます悪化させるばかりとなり，問題ギャンブラーの場合は，それがラプスにつながってしまうからである。卓越したアサーション（およびコミュニケーション）スキルは，対人葛藤を効果的に解消するためにきわめて重要である。

このセクションで紹介されるさまざまなスキルについて，訓練の必要がないクライエントもいることを，セラピストは心に留めておくべきである。その一方で，ここで扱われるスキルを重点的に学ぶ必要があるクライエントもおり，さまざまなスキルを広くカバーした追加セッションが必要な場合もある。さらに，問題ギャンブラーの重要な他者にも，ここで扱われているテーマを学ぶことがプラスになる場合があるだろう。

3 アサーティブであることについて話し合う

　アサーティブであるとは，個人に固有の権利をしっかりと自覚し，他人の権利や欲求を損ねることなくそれらを表出できることを意味する。他人との交流の仕方には，一般に3つの方法がある（表13.1 参照）。
　これら3種の交流のあり方における利益と不利益について，クライエントと話し合ってみるとよい。たとえば，パッシブ（受け身）であることがもたらす利益には，他人から身を守ることができる，責任を回避し葛藤に巻き込まれにくくなる，他者から賞賛してもらいやすくなる，など

表13.1　対人交流の基本スタイル

アサーティブ（主張的）	パッシブ（受け身的）	アグレッシブ（攻撃的）
個人の権利に立脚し，他人の権利を踏躙することなく，自分の思考，感情，信念を，直接的で正直にかつ適切な方法で表現する。 →自分自身の権利や欲求も，他人の権利や欲求も尊重。	正直に思考や感情，信念を表出できないか，できたとしても，誰かが自己の権利や要求を踏躙したり無視したりするのを容認するような表現しかできない。 →他人の権利や欲求を尊重するが，自分自身のそれらを大切にできない。	個人の権利に立脚し，かつ他人の権利や要求への尊敬がまったくない方法で，自分の思考や感情，信念を表出してしまう。 →自分自身の権利は尊敬するが，他人のそれは大切にできない。

がある。しかし，受け身的であるために，独立した存在にはなれず，周囲がその人の権利や要求を軽んじるようになるため，物事を決定するうえでの影響力を失う。

Alberti & Emmons（1989）は，アサーティブな振る舞いについて，10の鍵となる要素を指摘している。それらは，以下のようなものである。

- 自己表現をすること
- 他者の権利を尊重すること
- 正直であること
- 回りくどくなく，毅然としていること
- 自分自身だけでなく，自分の人間関係も大切にすること
- 言語的コミュニケーションとして適切であり，感情，権利，事実，意見，要求，限界などのメッセージが内容に盛り込まれていること
- 非言語的コミュニケーションとして適切であり，アイコンタクト，声，姿勢，表情，ジェスチャー，相手との距離，タイミング，流暢さ，興味などがメッセージのスタイルに盛り込まれていること
- その場の人，状況に対して適切であること
- 社会的な責任を果たしていること
- 生得的なものではなく，後天的に獲得されるものであること

4 よりアサーティブになるための方法を話し合う

人がよりアサーティブになるための方法にはいくつかあり，以下ではそれを紹介する。本項をまとめるにあたっては，多くの人々の仕事を元にしている。それらは，Albert & Emmons（2001），Gottman（1976），Hanna（1995），Jakubowski & Lange（1978），Lange & Jakubowski（1976），Tannen（1986），Smith（1985）である。このセクションで紹介される方略のうち，目の前のクライエントに当てはまるもののみを取り上げてもよいだろう。クライエントには，この章の最後にある「クライエント用情報シート：アサーティブになるための方法」を手渡すとよい。

4-1 問題解決

葛藤状況に効果的に対処するために，前のセッション（セッション7）のプログラムで扱った問題解決スキルを用いることができる。クライエントには問題解決の手順を思い出してもらったうえで，問題解決に至るためには複数の人が協力してそれらを活用することもまた必要なのだ，と伝えたい。

4-2 自分に与えられた基本的な権利を尊重する
　　（Jakubowski & Lange, 1978, pp.80-81）

クライエントに，人間としての基本的な権利を思い出してもらう（セッション8参照）。

- 他人の権利を損ねない範囲で，自分の尊厳と自尊心を守るように振る舞う権利
- 敬意を持って扱われる権利，
- 罪悪感を持つことなく，「ノー」と言う権利
- 素直な感情を抱き，それを表現する権利
- 自分のペースで考える権利
- いったん決めたことでもそれを変える権利
- 自分が望むことを人に頼む権利
- 自分の限界を超えない範囲で行動する権利
- 情報を求める権利
- 失敗を犯す権利
- 自分自身に満足する権利

4-3 陰性感情に対処する

クライエントは，セッション8で学んだ，周囲のネガティブな反応や批判から生じた陰性感情に対処するテクニックを活用することもできる。

- たとえば，罪の意識を感じてしまうようなことを誰かにさせられるとき，「陰性感情ワークシート」（附録U）を用いて，どうしてそのような気持ちになるのかを明らかにすることができる。心から申し訳ないという気持ちがある状況でなければ，「申し訳ありません」などと口にしなくてもよい，とクライエントに伝える。
- たとえば，誰かがクライエントを怒らせたとき，クライエントは，その状況に対処するために，セッション8で学んだSTARテクニックを用いることができる。

4-4 ネガティブな思考を修正する

クライエントがアサーティブになることを邪魔するような思考の誤りは，多数報告されている。これらの誤りに気づき，それを修正する必要がある。以下がその例である。

- 思考：もし自分が自己主張すれば，皆は腹を立てるだろう（結論への飛躍）。
  修正：自分が自己主張したら，その成果は，プラス，ゼロ，マイナスのいずれかとなる。しかし，アサーションには他人の権利や要求への尊重も含まれるものであるから，結果はプラスとなるであろう。
- 思考：もし自分が自己主張をして，それで誰かが怒り出すことがあれば，とてもおそろしい

ことだ（破局視）。

修正：もし誰かが怒ったとしても，それで関係がだめになってしまうことがないように対応することはできる。自分が自己主張しても，それが適切なものであれば，それで生じた他人の怒りに対して責任を感じる必要はない。なぜなら，他人の反応や行為の選択をコントロールすることはできないからである。私がコントロールできるのは，自分がどう反応しどう振る舞うかだけだ。

- 思考：アサーティブになったら，他人の気持ちを傷つけてしまうかもしれない（結論への飛躍）。

修正：自分がアサーティブであることで，誰かが傷つくかもしれないし，傷つかないかもしれない。率直に接してもらうのを望むのは，他人もまた同じであろう。さらに，アサーティブであるということは，他人の権利や要求を尊重していることであり，意図があって誰かを傷つけているわけでない。

- 思考：アサーションを発揮して誰かを傷つけたとすれば，その責任は自分にある（自己関連づけ）。

修正：仮に誰かが自分のアサーティブな行動によって傷ついたとしても，私は自分が求めるものに対して素直でありつつ，彼らのことを気にかけていたということはわかってもらえる。たいていの人間は，そんなことがトラウマになるほど弱くはない。

4-5 効果的なコミュニケーション

コミュニケーションは双方向の過程であり，話し手と聞き手が存在する。自らが思っていることを口に出すだけなら簡単だが，明瞭かつ効果的なコミュニケーションを達成するのは難しい。

4-5-1 効果的なコミュニケーションを阻むものを探求する

効果的なコミュニケーションに到達するまでには，多くの落とし穴がある。それらは以下のようなものである。

- アドバイスする——他者にその人が直面している問題の解決策を与えること。たとえば，「もし私があなただったら……」などと言う。
- 批判する——他者にネガティブな評価を与えること。たとえば，「あなたは1つも正しいことをしていない」。
- 分析する——人がどうしてそういう振る舞いをしたのか細かく詮索する。たとえば，「あなたは私を傷つけるためだけにこういうことをするのですね」。
- 切り離す——相手のメッセージを上の空で聞いて脇へ押しやる。たとえば，「話題を変えましょうか」。
- ほめ殺し——行動や態度に肯定的な評価を下すことで，その人に対して罪悪感を抱かせたり，「感情的な脅しをかけられた」ような気持ちにさせたりする。たとえば，「あなたはいつも正

しいですからね，きっと今回も正しいのでしょうね」。
- 説教をする――誰かに対してそうすべきだとか，すべきではないと伝える。たとえば，「あなたは彼に助け出してあげますよと言うべきだ」。
- 命名する，またはラベリング――相手を決めつける，ステレオタイプ化する。たとえば，「おまえは負け犬だ」。
- 命ずる――自分が望むことを他の誰かに命ずること。たとえば，「二度と失敗しないように気をつけなさい」。
- 脅す――その行為をしないことが望ましくない結果を招くと警告することによって，誰かの行動をコントロールしようとすること。たとえば，「口やかましく言うのをやめないと，出て行くよ」。

クライエントと以下の点について話し合ってみる。

- 上に挙げたような落とし穴に陥ったことがありますか？
- もしあるとしたら，その結果はどうでしたか？
- 人とのやりとりでこんなことがあったら，あなたはどう感じますか？

4-5-2 効果的なコミュニケーションのためのルール
効果的なコミュニケーションには，以下のような共通するルールがある。

- 短く，明確で，シンプルで，ポジティブな言い方，あるいは質問をする。
- 一度に1つの質問，1つの依頼とする。
- 1つずつ具体的に話す。
- 強い感情的な表現は避ける。
- 声，声の調子，ボディランゲージは，そこで語る内容と一致させる。

より具体的なアドバイスとして，次が参考になるだろう。

- 積極的傾聴
  - 相手が話していることに耳を傾ける。積極的傾聴とは，相手の話に注意を集中しているということである。
  - もし相手の言っていることがよくわからないときは，その意図について質問してみる。
  - 話を促すような言い方をする（たとえば，「へえ」「なるほど」「それで？」「本当？」）。あるいは，うなずきによってあなたが注意を払っていることを示す。
  - 話を明確にしたいときは，オープンエンドな質問で（たとえば，「どうやって」「何を」「どこで」「だれが」など）。しかし，次々と詰問するような調子にならないように。

- 言い換えをする（相手が言わんとする内容を，自分の言葉で確認し，明確化する。あるいは，相手の言葉や気持ちを別の言葉で言い返す）。
- 相手の顔を見る（見つめるのではなく）時間の割あいを多くする。たとえば，アイコンタクトをし，相手が話すことに興味があるような様子を見せる。
- 気が散るような刺激を最低限にしておく（たとえば，ラジオやテレビのスイッチを消すなど）。

• 賞賛
- ごく些細なことでもできたら賞賛することは大切である。小さな達成の1つ1つをしっかり賞賛することなしに，より大きな達成は得られないからである。
- 相手を見て，相手があなたの話を聞いているかどうか確かめる。
- 相手がしてくれたことの何がうれしかったのかを，明確に伝える。
- 賞賛すべきことがあったらすぐに相手を褒める。これによって同じ行動が繰り返されやすくなる。
- 皮肉を含む褒め言葉は避ける（たとえば，「おや，おしゃれしているときはずいぶん素敵だね」）。

• 褒め言葉のお返し
- 褒めてくれる相手をよく見て，感謝を言葉にする。
- あなたが何に感謝したのかを相手に伝える。
- あなたがどんな気持ちになったか（幸福を感じた，誇りに思えた，心地よかった）を伝える。

• 何かをしてくれるようにお願いする
- 相手を見て，相手もあなたを見てあなたの話を聞いているかどうかを確認する。
- 小言を言ったり，押しつけたりしない。何らかの形で相手が罪の意識を感じるように仕向けない。
- どうしてほしいのか明確に伝える（行動のレベルで具体的に）。
- 相手の努力をどう感じたのかを言葉にする。
- 「もしこうしていただけたらとてもうれしいのですが」「もし〜をしていただけたら，だいぶ違ってくるのですが」「もしも〜をしていただけたら，本当にずいぶん楽になるのですが」といった表現を用いる。
- 声，声の調子，ボディランゲージには，言葉と同じくらいのメッセージ性があることを忘れない。
- タイミングがとても重要である。
- 過剰に頼みすぎないこと。また，多くの情報を提供しすぎないこと。

• ネガティブな内容を相手に返す

- 相手を見て，しっかりと話す。
- 「私は」という表現を用いる。正確に，相手の何が自分を怒らせたのか口にする（具体的に行動を指摘する）。それによっていかにしてあなたがその感情を抱いたのか伝える（感情を表現する言葉を用いて）。どうすれば将来同じことの繰り返しにならずにすむかを提示し，そうなりかけたときにはどうできるかを伝える。たとえば，「あなたが〜したとき，私は〜な気持ちになったのです。というのも，私としては〜だとよかったので」（ここで，「私は〜な気持ちになった」で感情の反応を述べ，「あなたが〜したとき」というのは相手の振る舞いを指し，「というのも」以下あなたが受けた影響を述べ，「私としては」で相手にどうしてもらえるとよかったのかを述べる）。
- 声，ボディランゲージ，声の調子は，そこでの言葉の内容と一致させること。

- ネガティブな批判を受ける
  - あなたの行為について批判された内容に同意できるならば，謝罪することが大切である。それから，自分の行為について変えなければならないところを変えていく。
  - もし，あなたに対するネガティブな意見がどんどん広がって，あなたへの非難に発展しかけたら，相手の感情を害したことは謝罪するが，それ以外は受け入れられないと伝えるべきである。

非言語的コミュニケーションは言語的コミュニケーションと同じくらいに重要であるということを忘れないようにする。たとえば，以下のようなことに注意する。

- 非言語的表現は，言語での表現と一致させる。
- 発話のパターンは，流暢で表現豊かに。クリアかつ，キーワードを強調して。
- 声は，場にふさわしい程度に大きく。
- アイコンタクトは，しっかりとかつまっすぐに（じっと見つめ続けるのはよくない）。
- 姿勢は直立でかつリラックス。
- ジェスチャーは言語的メッセージを補強するものとする。不安げなジェスチャー（たとえば，両手を何度ももみ合わせる，手で口を覆う）や，威嚇するようなジェスチャー（たとえば，相手を指差す，腰に手を当てる）はできるだけ避ける。

コミュニケーションがうまくいっていないとき（たとえば，誰かが批判してくるとき，理屈に合わない動きをしているとき，あなたの話を聞こうとしないとき，あなたからのコミュニケーションに反応しないときなど）は，自分自身を守りたくなるものである。その場合，次のようなテクニックがある。

- 壊れたレコード法——もしあなたの言うことをまったく受け入れようとしない人がいたら

（相手からの適切でない要求を断るときなど），説明したり質問にまともに答えようとするのではなく，ただひたすら，相手がそのメッセージを受け止めるまで，何回も同じことを繰り返す。

- 選択的無視——適切でない会話や要求に対して（たとえば，誰かがあなたの過去の失敗について，自分では十分に反省したのでもう議論するつもりがないのに，しつこく非難してくるようなとき），あきらめるまで相手にしないこと。相手がその話を持ち出したときにはいつでも，無視するようにする。相手に自分はそのように対応していくつもりだと伝えてもよいだろう。「あなたが言わんとすることはわかりました。しかし，この件についてはすでに話し合ってきましたし，それについて私がどう考えているかは，もうすでにお伝えしたとおりです。もうこれ以上，それについてお話しするつもりはありません。また蒸し返されても，私はそれに応じることはありません。しかし，他の話題なら，話し合いを続けても結構です」などと伝えてもよい。

> クライエントが一晩でアサーティブに変身することなど不可能である。本書が紹介するプログラムで用いられる他のスキルや方略と同様に，反復練習が必要である。

クライエント用情報シート
アサーティブに生きるための方法

- 問題解決法を活用しましょう。

- あなたの人間としての基本的な権利（Jakubowski & Lange, 1978, pp.80-81）には，以下のようなものがあることを覚えておきましょう。誰かの権利を損ねない範囲で，自分の尊厳と自尊心を守るように振る舞う権利。敬意を持って扱われる権利。罪悪感を持たずに「ノー」と言う権利。素直な感情を抱き，それを表現する権利。自分のペースで考える権利。いったん決めたことでもそれを変える権利。自分が望むことを人に頼む権利。自分の限界を超えない範囲で行動する権利。情報を求める権利。失敗を犯す権利。自分自身に満足する権利。

- 陰性感情に対処する。周囲のネガティブな反応や批判から生じた陰性感情に対処するテクニックを活用してみましょう。

- アサーティブであることを心がけつつ，ネガティブな思考を修正してみましょう。

- 効果的なコミュニケーション。コミュニケーションを持つときには，以下のようにしましょう。
  - コミュニケーションの壁（例：注意散漫，批判）を避ける。
  - 具体的に。
  - 自分の考えや質問を伝える際は，短く，明確に，シンプルに，そしてポジティブな表現を用いる。
  - 一度に1つの質問，1つの依頼とする。
  - 相手の望ましい行動や変化には，感謝の意を示す。
  - 相手に自分がきちんと話を聞いているということを示す。
  - 強い感情的な表現は避ける。
  - 声，声の調子，ボディランゲージは，そこで語る内容と一致させる。
  - ネガティブな内容を伝えるときは，「私は」の形式で。「あなたが〜したとき，私は〜な気持ちになったのです。というのも，私としては〜だとよかったので」（「私は〜な気持ちになった」で感情の反応を述べ，「あなたが〜したとき」というのは相手の振る舞いを指し，「というのも」以下であなたが受けた影響を述べ，「私としては」で相手にどうしてもらえるとよかったのかを述べる）。

　一晩でアサーティブに変身するなど不可能なことです。本書が紹介するプログラムで用いられる他のスキルや方略と同様に，反復練習が必要なのです。

（参照：Alberti & Emmons（2001），Gottman（1976），Hanna（1995），Jakubowski & Lange（1978），Lange & Jakubowski（1976），Tannen（1986），Smith（1985））

選択セッション2

借金の返済

> ●**セッションの内容と目標**
> 1 －宿題の振り返りをする
> 2 －セッションのねらいと理論的背景について話し合う
> 3 －借金返済までのステップについて話し合う

1 宿題の振り返りをする

　宿題の進捗状況を振り返り，努力と成果をできる限り賞賛する。問題があった部分を解決し，宿題をやってこなかった場合はその理由を尋ねる。

2 セッションのねらいと理論的背景について話し合う

2-1 ねらい
　このセッションのねらいは，クライエントに借金返済のための基本的ステップを教えることである。加えて，計画的なお金の使い方を身につけてもらうこともねらいとしている。

2-2 理論的背景
　ギャンブルの問題を抱えた人の多くは，ギャンブルを続けるため，あるいはギャンブルで作った借金の返済のため，負債の問題を抱えている。このセッションでは，クライエントが借金から抜け出すために役立つ方策を説明する。もちろん，借金の問題を抱えていないクライエントもいるが，計画的なお金の使い方を学ぶことだけでもメリットがある。

> きわめて深刻な金銭上の困難を抱えているクライエントに対しては，このセッションで紹介する内容では不十分である（つまり，役に立つ範囲が限られる）。より深刻な金銭上の問題を抱えている場合は，ファイナンシャル・カウンセラーあるいは弁護士への相談を勧めるべきである。

3 借金返済までのステップについて話し合う

　以下は，クライエントが借金生活から抜け出すためのステップを示したものである。これらは，ニュー・サウス・ウェールズ州（オーストラリア）の若手弁護士による『借金ハンドブック』（"Debt Handbook"（New Young Lawers, 2004））に記載された情報と，ギャンブルによる借金の問題を抱えたクライエントを支援してきた筆者の個人的な経験を元にまとめたものである。

　ステップ１：借金のリストを作成する
　クライエントに，すべての借金についてのリストを作成してもらう。このなかには，罰金，負債（金融機関から，家族から，友人から，職場の同僚から，高利貸しからなど），質屋，クレジットカード会社，不渡り手形，未払い請求（例：電話代，電気代，家賃，自動車税，保険，固定資産税など），税金，レンタル料（ビデオ，ステレオ，洗濯機，乾燥機，冷蔵庫など），有料テレビの受信料などが含まれる。
　リストが作成されたら，クライエントが優先順位を決められるよう支援する。たとえば，優先順位の高いものには，高利で借りているものなどがある。また，公共料金の請求書は，クレジットカードの請求書よりも優先したほうがよいかもしれない。優先順位の高いものから返済を進めていくことになる。

　ステップ２：債権者のリストを作成する
　クライエントによる債権者のリスト作成を支援する。そのなかには以下の情報を盛り込むようにする。

- 債権者（クライエントがお金を借りている人）の氏名
- 各債権者から借りている総額
- どのくらいの間隔で返済することになっているのか
- 毎回いくら返済することになっているのか
- いつから返済が開始となるのか
- どのような手段で返済するのか

- それぞれの利率がどのくらいになっているのか
- クライエント1人の借金なのか連帯債務なのか
- その借金に保証人がいるのか
- 担保付きの借金かどうか（例：その借金には抵当による保証があるのか）

　セラピストは，すべての債権者に対して直ちに手紙を出すようクライエントに勧めることもある（たとえば，債権回収業者が関わってくる前に）。その手紙では，クライエントの経済状況，返済が困難であることの理由，実現可能な返済計画について交渉するつもりがあること，などを伝えるべきである。手紙のなかでは，クライエントの経済状況をできる限り詳しく記載する。さらに，下記の事柄を加えるとよい。

- クライエントの資産負債表
- 金融資産のリスト
- すべての収入源についてのリスト
- すべての借金についてのリスト
- 必要経費についてのリスト

　可能なら，金融資産，収入，借金，必要経費の証拠となるものを添付すべきである。
　債権者は通常，その手紙を受け取った後，クライエントに新しい支払いプランを交渉するために連絡してくるだろう。債権者と交渉する際には，以下のことを心がけておく必要がある。

- 収入のすべてを債権者に渡すようなことがないようにする。
- 債権者に対しては正直であるようにする。
- 返済能力を超えた提案や約束は，決してしないようにする。
- 債権者との間で新しく合意した事項は，すべて文書に残すよう依頼する。
- 債権者とのすべての応答ややりとりを記録に残しておくようにする（たとえば，連絡した日時，クライエントに対応した人の氏名，合意した金額など）。

　債権者が当初の返済計画を変更したがらない場合は，ファイナンシャル・カウンセラーに代理人として仲裁してもうらうこともできる。

　ステップ3：予算計画を立てる
　予算を文書にし，それを活用できるようにさせる。その際は，「予算ワークシート」（附録W）が役に立つ。クライエントは，週ごとの収入，支出をリストにする必要がある。その際は，確実に「総支出」が「総収入」を下回っていること，そして毎週いくらかの「貯蓄」を残すことが大切である。初めのうちは，返済のため蓄えが残らないかもしれないが，それでも「総支出」が，「総

収入」を上回ることは絶対にないようにすることが大切である。さらに，何かの事情で支払いが計画通りに進まないような事態になった場合はいつでも，支払い期日の前に，債権者に連絡を取るようにする。

ステップ４：これ以上の借金をしないようにする

クライエントは，自分の借金がこれ以上膨らむことが絶対にないようにしなければならない。借金が膨らむのを防ぐ手立ては数多くあるが，以下はその一例である。

- クレジットカードを停止する。支払いや消費には，現金かデビットカードを使うようにする。クレジットカードの負債を支払い終えたら，カードはもう使えないようにする。
- これ以降一切のローンを組まないようにする。一本化したローンはしばしば高利率になりがちである。
- 消費の少ない生活スタイルに変える（たとえば，被服代を減らす，出来合いの料理の購入をやめて自炊する，公共交通機関で移動する，など）。

他にも，セラピストは以下のようなことをクライエントと話し合ったり，強調したりする。

- 借金の返済が速やかに進むよう，副業をしてみるのも１つの手である。これによってクライエントの生活が忙しくなり，ギャンブルのための時間が制限される。
- 金銭管理に問題があるクライエントなら，資格のあるファイナンシャル・カウンセラーに相談してみる。ファイナンシャル・カウンセラーの多くは，地域貢献の仕事をしており，相談料がかからないこともある。家計上のアドバイス，予算立ての準備，債権者との交渉や破産手続きの支援など，幅広いサービスを提供してくれる。
- 役所の窓口で，自分が福祉の支援や一時的な生活保護を受ける資格があるかどうか，相談してみるのもよい。
- 教会や地域の団体のなかには，一時的な金銭的支援を提供しているところがあるので，検討の価値がある。
- 破産の危機にあれば，弁護士に相談することも重要である。

選択セッション 3

ギャンブラーの問題行動への対処を
重要な他者に助言する

◉**セッションの内容と目標**
1 －セッションのねらいと理論的背景について話し合う
2 －クライエントと家族の振る舞いが相互に及ぼす影響をアセスメントする
3 －心理教育を行なう
4 －問題行動が消失するまでの段階について話し合う
5 －クライエントの変化への準備を促し，回復までを支える方策について話し合う
6 －クライエントの行動がもたらしたネガティブな結果に対処する方策について話し合う
7 －家族とセルフケアの方策について話し合う

---

1 セッションのねらいと理論的背景について話し合う

1-1 ねらい

　このセッションでは，ギャンブラーにとっての重要な他者（パートナー，子，親，同僚，友人，きょうだい，親戚など）が求める支援への対応を取り上げる。ギャンブラーの振る舞いに重要な他者がどのように対処すれば，ギャンブル行動そのものを変容させ，得られた変容を維持する手助けとなるのかの伝授が大目標である。セッションのねらいをより具体的に表現すれば，以下のとおりである。

- クライエントのギャンブル行為を理解できるよう重要な他者を支援する。
- クライエントのギャンブルの問題とその結果への対応で，効果的でないのはどこか，重要な他者が認識できるよう支援する。
- クライエントの変化への準備を整えつつ，回復までを支える術を伝授する。
- クライエントのギャンブル行動がもたらしたネガティブな結果へ対処する方策を伝授する。
- セルフケアの方策について（セルフケアがいかに大切かも含めて），重要な他者と話し合う。

　このセッションでは，重要な他者との面接で扱う可能性のあることをガイドラインとして示している。ここに紹介することのすべてが，すべての人に当てはまるわけではない。セラピストは

必要なことを取捨選択し，話題としていく必要がある。重要な他者それぞれについて，クライエントとの関係のあり方はもちろんのこと，彼らが支援者としてその時点でどれだけしっかり機能しているのか，個人的なニーズはどこにあるのか，クライエントが引き起こしている問題の程度はどれくらいか，などに応じて取り上げるべきテーマは異なる。したがって，このセッションで取り上げる内容を1回の面接のなかで話し合えばすむ場合もあれば，何回も面接することになる場合もある。さらに，複数の重要な他者と面接をする場合もある。セラピストはまた，クライエント本人に，これらのセッションへの参加を求めるかどうかを決める必要がある。少なくとも本章のいくつかのセクション（たとえばセクション6）で述べる内容を話し合う際には，クライエント本人を参加させることが望ましい。

1-2 理論的背景

問題ギャンブラーの行動は，重要な他者に深刻な影響を及ぼす（Hodgins, Shead, & Makarchuk, 2007; Makarchuk, Hodgins, & Peden, 2002）。クライエントと重要な他者の関係の悪化は，多くの場合とても深刻である。たとえば，関係の断絶，ドメスティック・バイオレンス，性的問題，家族のネグレクト（Lorenz & Yaffee, 1986; 1988; 1989; Muelleman et al., 2002）などを挙げることができる。この他，問題ギャンブルは多くの場合，家族に深刻な経済的影響をもたらす。クライエントの負債の問題は，重要な他者の精神的健康と経済状況に深刻な影響をもたらし，かつそれは，彼らの仕事や楽しみの活動のための時間を奪ってしまうこともある（Ingle, Marotta, McMillan, & Wisdom, 2008）。多くの問題ギャンブラーは，家族の一員としての当たり前の役割と責任を果たせなくなってしまっている（Fanning & McKay, 2000）。問題ギャンブラーとその重要な他者の間の信頼が損なわれると，重要な他者の健康までが脅かされる。それは，人間関係面（たとえば，家族が，家庭内のストレスのせいで人付き合いが悪くなり，引きこもりがちになる），情緒面（たとえば，抑うつや怒り），また身体面（たとえば，頭痛，消化器系の問題）の変化など，多方面にわたる。問題ギャンブラーの子供には，深刻な心理社会的不適応として，物質乱用，非行，抑うつ，自殺あるいはその他の行動的あるいは心理的問題が，多く認められることがわかっている（Lorenz & Yaffee, 1988; Lorenz & Shuttleworth, 1983）。

これらの困難は，それがギャンブルの問題に先立って生じたのか，あるいはギャンブルの問題の結果なのかにかかわらず，治療の成功を妨げやすい（Raylu & Oei, 2007; Hudak et al., 1989）。問題ギャンブラーにとっての重要な他者が，しばしば治療的援助を求めることもまた多くの研究で明らかになっている（Hodgins et al., 2001; Potenza, Steinberg, McLaughlin, Wu, Rounsaville, & O'Malley, 2001）。問題ギャンブラーの回復には，その重要な他者の支援はとても重要である。問題ギャンブラーが，ギャンブル行為の頻度を減らし，ついにはやめるに至った主たる理由として挙げるのは，重要な他者の存在であったり，自らのギャンブルが重要な他者に及ぼした影響への懸念である，ということは多くの研究で報告されているとおりである（Hodgins & El-Guebaly, 2000; Hodgins, Makarchuk, El-Guebaly, & Peden, 2002; Makarchuk et al., 2002）。重要な他者の治療への関与が，問題ギャンブラーの治療結果の向上につながっていることを示す研究

も多い。たとえば Ingle et al.（2008）は，重要な他者の存在が，問題ギャンブラーの治療の成功と関連があることを見出した。さらに，重要な他者が治療に加わると，治療からの脱落防止にプラスの影響をもたらすことが明らかになった。このことは，適切な支援ネットワークの存在と重要な他者の治療への関与が，治療の成功率を高める（Hudak et al., 1989），リラプスの深刻度を緩和する（Zion, Tracy, & Abell, 1991），治療からのドロップアウト率を低くする（Grant, Kim, & Kuskowski, 2004）ことを示した研究結果とも合致する。

　このように，問題ギャンブラーのギャンブル行為がその重要な他者に望ましくない結果もたらす一方で，重要な他者はギャンブラーの回復に影響を及ぼす。したがって，重要な他者に対し，クライエントの変化へのレディネスを後押しし，回復過程を通して支援するための方策を教えるだけでなく，問題ギャンブラーのギャンブル行動とそれがもたらす望ましくない結果に対処する方策の伝達が重要である。ギャンブルの問題が悪化し，それが持続している要因を重要な他者が理解し，問題ギャンブラーの困った行動に対して効果のない対応がどのようなものであるかを知ることは，問題ギャンブラーにとっても，また重要な他者自身にとっても有益であろう。そのような教育を提供することによって，重要な他者が問題ギャンブラーの回復を意識的あるいは無意識的に妨害してしまうこと（たとえば，問題ギャンブラーがギャンブルによるネガティブな結果を被らないように，つい手助けするような行動を取ってしまうなど）を防ぐことができる，治療効果を補強し，問題ギャンブラーの回復に及ぼす彼らの貢献をより効果的にしてくれる。

　夫婦関係の問題にからんで深刻な心理的困難を抱えたクライエントの場合は，そこにある複雑な夫婦間の問題，およびよくある性生活の困難にまでは踏み込まないことがベストだと思われる。そのようなクライエントであれば，夫婦関係専門のカウンセラーや心理学者に紹介することでよい支援が受けられるだろう。同様に，深刻な家族の問題を抱えているクライエントであれば，家族カウンセリングの専門家から支援を受けることが望まれる。

2 クライエントと家族の振る舞いが相互に及ぼす影響をアセスメントする

　クライエントの家族に対して（家族がクライエント本人を連れて来談した場合は，クライエントに対しても），クライエントのギャンブルの問題とそれがもたらしている結果に関連した感情，懸念，思考，意見，期待を表出する機会を提供するべきである。その関係にどのような葛藤が潜在しているのか，また，各自は原因についてどうとらえているのかなどについて探求していく。また，家族が，問題ギャンブル行動に対して取っている効果のない対処にはどのようなものがあるのかについてもアセスメントする。下記に，ありがちな望ましくない対処の例を挙げた。このリストは，Fanning & McKay（2000）の考察と，問題ギャンブラーとその家族に対する筆者らの介入の経験に基づいている。

- 否認──否認は，問題ギャンブラーの家族に広く認められる。とりわけ，ギャンブルの問題の初期に多い。否認はさまざまな形態を取る。たとえば，問題が存在しないかのように振る舞う，それについて語ることを拒否する，家族以外の者からこれらの話題に触れられると怒り出すか防衛的になる，などがある。否認は，短期的には役に立つ。家族関係の安定やそれまでと同じ日常生活をもたらしてくれる。また，体験したくない感情（たとえば抑うつ，不安，怒り，罪悪感，羞恥心など）を遠ざけてくれる。しかし，長期的に見れば，否認によって，家族は，ギャンブルの問題とその結果に目を向けないままの状態が続くことになり（この場合，問題はいつか自然に解消するだろうと信じ込んでいる），問題に直接対処することを妨げてしまう。

- 問題の矮小化──家族のなかには，ギャンブル問題とその結果を，実際よりも小さいものとみなして反応する人もいる。それはたとえば，「彼は大きく負けたときに口汚くなるだけで，いつもそうであるわけではない」とか，「週のうち数回ギャンブルするだけだから」といった言い方に現れている。矮小化が働くと，家族は，実際には問題が深刻になっているかもしれない場合ですら，問題は深刻ではない，状況はそれほど悪いわけではない，などと信じ込んでしまう。矮小化のせいで，問題に直接取り組もうとしなくなる。

- 言い訳──問題ギャンブラーの行動に対して言い訳をしてあげる家族もいる（たとえば，「彼がこんななのは……だからですよ」などと）。このような言い訳が出てくるというのは，起こっているできごとを正当化しようという気持ちがあることを示している。しかしこのせいで，家族は，現在生じている問題の本当の理由を探求しないままとなってしまう。また，ギャンブルの責任を，ギャンブラー本人から，自分自身に移し替えてしまう。これによって，家族のほうが罪悪感や無力感を覚えてしまう。

- 「イネイブリング」と「レスキュー」行動── 一見したところ，適切で必要性がある対応に見えるが，実はそれこそが問題ギャンブラーの行動を支え，強めているのだということを認識できずに，こうした行動を取ってしまう家族もいる。そのような振る舞いの1つが，「イネイブリング」である。「イネイブリング」行動とは，問題ギャンブラーがギャンブルを続けることの手助けすることである（たとえば，息子をサッカーの練習に連れて行くという，本来なら夫がすべきことを肩代わりしてしまう妻，などである）。「イネイブリング」は一般に，家族の機能を維持するために行なわれる。もう1つは，「レスキュー」行動である。「レスキュー」行動とは，本来なら問題ギャンブラーが経験すべき体験のひどさの程度を軽減させてしまうことである（たとえば，ギャンブルでの負けの連続や負債から助け出してしまうこと）。「レスキュー行動」は，問題ギャンブラーが受ける短期的なダメージを軽減するために行なわれる。しかしこれは，問題ギャンブラーにとって，深刻な問題の長期化という結果にしかならない。「イネイブリング」と「レスキュー」行動はしばしば，問題ギャンブラー

の行動が招くネガティブな結果に対する，家族自身の怯えから生じている（たとえば，自分がこれを返済しないと，彼は追い立てられてしまう，とか，私が彼を毎朝起こさないと，彼は仕事を失ってしまう，など）。「イネイブリング」と「レスキュー」行動は，「すべし」とか「ねばならない」で表現されるような思考の結果生じることもある（たとえば，「人は常に愛する者を許さなければならない」とか，「気にかけているならその人をいつも助けてあげるべきだ」など）。

- 他者非難——問題ギャンブラーの行動が招いた問題のせいで，家族が互いに非難し合う展開もよくある。他人を非難することで，人は，自分のせいかもしれないという懸念から湧いてくる不安を軽くすることができる。他人を非難することは，短期的には気が楽になるが，長期的には望ましくない結果をもたらす。非難された者は，怒り，憤怒，羞恥といったマイナスの感情をつのらせる。その結果，防衛的になったり，問題の存在を否定したりすることになる。そしてさらに，彼らの効果的なコミュニケーションや問題の解決を妨げてしまう。

- 自己非難——家族のなかには，問題ギャンブラーのせいで生じた問題について，自分自身を非難する者がいる。非を責めることに焦点を当てているということは，起こってしまった結果に対してどのようにして対応していくべきかということよりも，誰があるいは何が問題を引き起こしたのか，ということで頭が一杯になっていることを意味する。

- 引きこもりと孤立——人との接触を避け，家族や友人などから孤立し（これらの人間関係は，つらいときに支えになってくれるかもしれないし，ギャンブルに代わる活動を提供してくれる可能性を秘めている），問題ギャンブラーからも自らを遠ざけてしまう。ギャンブル行為が家族の生活を支配するようになるにつれ，その家族は，家族としての機能を維持する方向にばかり努め，自分の楽しみには意識が向かなくなってしまう。引きこもりや孤立は，問題ギャンブルを扱ううえでは不都合が多い。なぜなら，そこに関わる人が問題を認識して受け入れること，懸念される問題について話し合うこと，互いにサポートを与え合うこと，問題の解決，サポートと情報を求めること，といったすべてを妨げるからである。

3 心理教育を行なう

セッション2に挙げた情報と書式を用いて，家族に対して，問題ギャンブルに対する認識と理解を高めるための心理教育を提供することができる。これには，以下の点についての話し合いが含まれる。すなわち，ギャンブル問題の本質，ギャンブル問題を抱えた人が見せる兆候，問題ギャンブルが本人および家族にもたらす影響，治療の内容，ラプスとリラプスの初期における警告サイン（所在不明になる，気分の揺らぎ，金銭上の問題など），ギャンブル行為の引き金としてあ

りがちなこと，問題ギャンブルの発展と維持に関連する諸要因，問題ギャンブラーの適応的でない思考のパターンなどである。この他に，前項で説明した，家族にありがちなクライエントにマイナスの効果をもたらす対応のパターン（すなわち，「イネイブリング」と「レスキュー」行動），ギャンブルの問題だけでなく対人関係の悪化をもたらしがちな家族の対応などにも触れる。もし家族のなかに，問題ギャンブラーの問題の否認，矮小化，あるいは言い訳を代弁するようなところが認められれば，セラピストはそれを指摘し，家族が，現に生じている現実の問題に対処しやすくなるよう導いていく必要があるだろう。

4 問題行動が消失するまでの段階について話し合う

　変化の段階モデル（Prochaska & DiClemente, 1982, 1986）では，問題行動が収束するまでの過程にあるいくつかの段階が紹介されている。家族との話し合いを通して，問題ギャンブラーが今どの段階にあるかを特定できるよう支援していく。

- 前熟考期——前熟考期にある問題ギャンブラーには，自分のギャンブル行動を変える気持ちはない。自分のギャンブル行為のリスクや望ましくない結果について気づいていないか，それとも，ギャンブル行為のリスクや望ましくない結果が自分にだけは起こらないと感じているかのいずれかである。前熟考期にある人は，ギャンブルを続けるコストや悪影響よりも，ギャンブルを継続することから得られるもののほうが大きいと認識している。

- 熟考期——熟考期にある問題ギャンブラーは，自らのギャンブル行動に対して，両価的な（相容れない気持ちが同居する）状態にある。ギャンブルをやめたい気持ちもあるが，ギャンブルから得られるものをまだ求める気持ちもある。頭のなかで，ギャンブルをやめることのメリットとデメリットや，このままでいた場合の行く末などを思い巡らせ始めている。ギャンブルを続ける利益と不利益についての気持ちの強さは，五分五分である。

- 準備期——準備期にある問題ギャンブラーは，ギャンブルをやめようと心に決め，それに向けた計画の準備をすることができる状態にある。ギャンブルを継続することのデメリットの認識は，メリットの認識を上回っている。この段階に到達すると，ギャンブルをやめたいという動機づけに沿った活動を始めることもある（たとえば，家族の前で，やめる意志とそのための計画を口にするなど）。もちろん，言うばかりで実際のギャンブルに変化が見られないこともあるが，変化に向けた計画，準備は進みつつある。

- 実行期——実行期にある問題ギャンブラーは，自らのギャンブル行動をよい方向へと変えたがっており，変化に向けてさまざまな努力している。現金を持ち歩かない，ギャンブルの引

き金になるような人，場所，状況には接触しないなどを試み始める。あるいはギャンブルに代わる行為（たとえば，エクササイズや新しい趣味など，楽しめる活動を徐々に増やしていく）に取り組み始めることもある。この段階にある者にとっては，ギャンブルを続けた末の悲惨さのほうが，ギャンブルがもたらすメリットよりも明らかに大きいと感じるようになっている。

- 維持期——維持期における問題ギャンブラーは，ギャンブルを防ぐためのたくさんの方策を用いることで，望ましい変化を維持しようと努力を続けている（たとえば，ギャンブルの引き金になるような特定の人，場所，状況を避けようとする。ギャンブルの引き金になるネガティブな考えが浮かんだら，それを修正するなど）。この段階にあるギャンブラーならば，ギャンブルへの欲求や衝動は弱く，ギャンブルをやめる，あるいはしっかりコントロールするための願望と能力は強固なものになっている。しかしそれでもまだ，リラプスの危険は残っている。

- リラプス——リラプスは，上記のすべての段階にわたって，いつ生じてもおかしくない。変化には時間がかかるものであり，少なからぬギャンブラーが再び過剰なギャンブルを始めてしまうのも事実である。また，前の段階への逆戻りもめずらしくない。たいていの問題ギャンブラーは，変化の段階のいくつかを行きつ戻りつした末に，ギャンブルを完全にやめる，あるいはしっかりコントロールできる境地にたどり着いている。

5 クライエントの変化への準備を促し，回復までを支える方策について話し合う

　問題行動の変容におけるそれぞれの段階において，動機づけの程度，態度や意思，行動のパターンはそれぞれ異なっている（Prochaska & DiClemente, 1982, 1986; Prochaska, DiClemente, & Norcross, 1992）。したがって，用いる方略は，問題ギャンブラーが今いる段階に合わせて変えていくべきである。家族には，以下に挙げるような情報を提示しつつ，問題ギャンブラーを変化の段階に応じてどのように支援できるか考えてもらう。以下に示す情報は，Smith & Meyers (2004)，Meyers, Smith, & Miller (1998) によって論じられた方略と，問題ギャンブラーとその家族への支援におけるわれわれの個人的な経験から得られた知見を合わせて，まとめたものである。それぞれの段階における方略は，ギャンブラーが次の変化の段階へ進んでいくことを手助けするものである。「クライエント用情報シート：問題行動が消失するまでの変化の段階と各段階における行動変容のために有効な方略」（本セッション末）を，セッション終了間際に家族に手渡すのもよい。

5-1 前熟考期
- ギャンブラーへの説教は避ける。なぜなら，彼らはギャンブルを楽しんでおり，聞く耳を持たないだろうからである。
- ギャンブラーに論争を仕掛けたり，脅したり，がなり立てたりしても，一切役に立たないので，すべきではない。これらはギャンブラーと家族との関係を悪化させるだけであり，後に彼らに変化への気持ちが高まってきたとしても，助けを求めに来るという展開が期待しにくくなる。
- 関係の構築に努め，コミュニケーションのパイプは必ず残しておく。彼らが自分のギャンブル行動を変えようという気になれば，いつでも力になるということを伝える。ギャンブラーは，一定の準備が整い次第，自ら行動を変えていくものである。
- ギャンブラーのどのような行動を心配しているのかを具体的に指摘し，なぜそれが心配なのかをギャンブラーに説明する。選択セッション1（4.5.2）で説明したように，「私は」という表現を用いて，自分が懸念している点について，問題ギャンブラーと話し合う。
- ギャンブラーに，ギャンブルの問題とその治療についての情報を提供する。あまりに「押しつけがましい」伝え方となり，ギャンブラーがかえって聞く耳を持たなくなるのを防ぐことが重要である。情報をただ手渡すだけでもよい。そうすれば，時間があるときにそれに目を通すこともできる。
- 現実的な境界線（容認する・しないの境目）を設け，もしその境界線が破られることがあったら，容赦なく断固とした対応を取るようにする。
- ギャンブラーのことをまだ愛していて，大切に思っており，受け入れてはいても，そのギャンブル行動を受け入れ，ギャンブルを容認することはできないということをギャンブラーにしっかり伝えることで，行為と行為者を切り離してとらえるようにする。
- 「イネイブリング」と「レスキュー」行動をしてはならない。

5-2 熟考期
- 前熟考期にある人に対して用いる方法と同様の方法を用いる。
- ギャンブルの利益と不利益を評価していけるよう，ギャンブラーを支援する。
- ギャンブラーがヘルスケアの専門家（たとえば，一般開業医，心理学の専門家）からアドバイスをもらうことを提案してみる。
- 支えつつ励ますことを継続する。

5-3 準備期と実行期
- 支えつつ励ますことを継続する。
- ギャンブルに関連して望ましい変化があれば，どんな些細なことでも賞賛する。
- 問題ギャンブラーの過去の過ちを蒸し返しながらの小言は控える。
- ギャンブラーのあらゆる動きを絶えず監視するようなことはしない。

- ギャンブルを助長するようなことはしない（例：ギャンブル場に行く）。
- ギャンブル以外の活動を計画する（例：映画に行く，スポーツクラブに入る）。
- 問題ギャンブラーにとってのギャンブルの引き金を理解したうえで，ギャンブルをしないままでいられるように協力する（ギャンブルを思い出すような何かを家のなかに置かないようにするなど）。
- ギャンブルをしないでいることに対して，ご褒美になるものを用意する。

5-4 維持期
- 実行期・準備期にある人に対する方略と同様の方略を用いる。
- 問題ギャンブラーがラプスに傾きつつあるときの初期の警告サインと見なせるものを理解し，リラプスを防ぐために，それを問題ギャンブラーに建設的な方法でフィードバックする。
- リラプスを防ぐため，ギャンブラーとともに，ギャンブラーが「行為寸前」となったとき，あるいはラプスをしてしまったときのための「行動計画」を本人と一緒に立てておく。

5-5 リラプス
- もし問題ギャンブラーがラプスをしてしまったときには，ラプスとリラプスの違いを再認識させる。本格的なリラプスに発展することを防止するために，ラプスにしっかり対処することが重要であるということを思い出してもらう。
- これまでギャンブル行動をやめてきた，あるいは制限し続けてきたことによって，どのような利益があったのかをすべて想起させる。
- リラプスが起こるのを防ぎ，あるいはその影響を最小限にできるよう，「行動計画」を実行する。

家族と話し合って，強く意識しておいてもらうべき重要な事項は，以下に挙げたとおり多岐にわたる。

- 責任——家族とはいえ，ギャンブラーに対して変化を強制することはできないということを理解しておく。できるのは，上述したような方略（すなわち，前熟考期，熟考期のところで挙げた方略）の実行を通して，ギャンブラーが変化するのを励ますこと，その動機づけを高めることである。ギャンブラーは，準備が整えば，変化してくるものである。
- 信頼——問題ギャンブラーの家族にとって，よく懸案事項となるのが信頼である。問題ギャンブラーの他者操作的行動やこそこそと隠れて振る舞うような行動が，信頼感を損ねる。ギャンブラーとその家族は，信頼の再構築には時間がかかることを心にとどめておくべきである。さらに，信頼というのは一朝一夕に築かれるものではないことを自覚する必要がある。
- 境界——どこまでが受け入れられる行動で，どこから先が受け入れられない行動であるかという境界を設定することの重要性について，家族（とりわけ，両親）と話し合っておくこと

が大切である。これらの境界をなし崩しにしてしまうと，どのような展開や結果になってしまうかを家族に示し，境界を守って生活していく備えを進めるよう，伝えておく必要がある。
- 「イネイブリング」行動と「レスキュー」行動——家族には，「イネイブリング」行動（たとえば，本来問題ギャンブラーが背負うべき責任を肩代わりしてしまうこと），あるいは，「レスキュー」行動（たとえば，問題ギャンブラー宛ての請求書を代わりに精算すること）をしないように念を押すべきである。

家族によくある認知の歪みを修正することも，セラピストの役目である。Epstein & Schlesinger (1991) は，家族にありがちな5種類の認知の歪みのパターンを紹介した（Baucom & Epstein, 1990; Epstein & Baucom, 1989）。

- 家族の間で起こったことについて，目が向くところと向かないところの差が大きい。
- 家族に生じたできごとについて，間違った原因探しをしてしまう。
- あるできごとがこの先どれだけの確率で起こるか，妥当な予測ができなくなる。
- 家族のそれぞれとその相互の関係のあり方について，非現実的な思い込みをしてしまう。
- 家族のそれぞれとその相互の関係のあり方について，非現実的な期待をかけてしまう。

6 クライエントの行動がもたらしたネガティブな結果に対処する方策について話し合う

すでに論じたとおり，家族は，問題ギャンブラーの行動がもたらしたネガティブな結果に何度も巻き込まれた経験を持っている。以下は，ひどい経験をさまざま体験してきた家族の支援について，まとめたものである。

6-1 健康上の問題
抑うつ，怒り，罪悪感，不安などの陰性感情は，ギャンブラーの家族に広く認められるものである。陰性感情への対処法については，セッション8を参照されたい。家族が，他の心理的な障害（摂食障害，物質使用障害など）を併存させており，継続的な支援が必要だと判断された場合は，心理学の専門家や精神科医に紹介すべきである。家族のなかには，持続的なストレスのせいで，身体面での健康問題を抱えている場合もある。家族がそのような状況にあれば，一般医への受診を勧めるべきである。

6-2 経済的圧迫や困難
ギャンブラーの行動が原因で，経済的な困難に直面している場合は，まず家族自身を経済的に保護すべきである（たとえば，共有する口座を分けるとか，閉鎖するなど）。この場合，借金か

ら抜け出す方法を扱った選択セッション2「借金の返済」で紹介した方略のいくつか，たとえば，借金の返済や予算計画のアドバイスなどが役立つかもしれない。家族には，弁護士からの法的なアドバイス（たとえば，保証人になった負債をどうするか）に加えて，金銭面のアドバイス（たとえば，資産を守るための手続きなど）を会計士やファイナンシャル・カウンセラーから受けることもまた有益であろう。場合によっては，ギャンブラーを説得して，短期間でも（たとえば，ギャンブル行為が収まるまで），金銭管理を家族に委ねるようにさせることも有効である。

6-3 虐待の問題

家族が虐待を受けている場合は，身体的にも情緒面でも，自分自身の身を守るように働きかける必要がある。さらに，もしギャンブラーのギャンブル行動がその子供にまで影響している危険があれば，家族（たとえば，配偶者）は，子供たちを育児放棄や傷害から守るため保護する必要がある。セラピストは，家族に役立つ情報を提供するべきである（たとえば，ドメスティク・バイオレンス支援サービス，一時保護施設，弁護士などの電話番号）。

6-4 法的問題

家族には，さまざまな理由から法的な支援が必要になる場合があるので（たとえば，離婚を決心した，保証人になったローン返済についてのアドバイスが必要だなど），そのニーズにふさわしい法律の専門機関に紹介することも必要である。

6-5 対人関係の問題

問題ギャンブラーには，対人関係の問題も多い。したがって，家族とギャンブラーはともに，それぞれの対人関係において，関与や親密さの度合いを高めることが有益であることが多い。それには以下に挙げたようないくつかの基本的な方略が役に立つ。Baucom & Epstein（1990），Epstein & Baucom（1989），Epstein & Schlesinger（1991），Jacobson & Margolin（1979）をはじめ，さまざまな参考文献から得られた情報が盛り込まれている。対人関係の問題が複雑でより深刻であれば，家族とギャンブラーを対人関係が専門のカウンセラーや心理学者に紹介する必要があるだろう。

- 互いにオープンなコミュニケーションを持つ。
  - ギャンブルの問題，およびその影響についてオープンに話し合い，それによってその問題を扱うための適切な解決策を編み出せるようにする。
  - 自分が考えていること，望んでいること，感じていることを，家族は「言わなくてもわかっていてくれる」などと期待しない。
  - 「放っておいても何とかなる」などと甘く考えないこと。最初の段階で建設的なフィードバックを与えないと，困っていながら黙って耐えていることによる悪影響が，ますます深刻になっていく。その一方で，どうでもよいことまで，一々口をはさまないようにする。

些細な問題までを一々口にすると，周囲の人たちがいつも身構えてしまうようになる。
  - ネガティブな感情だけでなく，プラスの感情も表現するようにする。
  - 家族に対しては，定期的におだてたり，褒めたり，ポジティブなフィードバックを心がけること。たとえば，家族の思いやりにあふれた行動を毎日記録しておき，週末ごとにそれらを互いに伝え合うようにしてみる。

もし，家族あるいはギャンブラーが，効果的にコミュニケーションを取ることに問題を抱えているのであれば，選択セッション1の4.5で示した方略が役立つであろう。

- 一緒に問題を解決する。家族やギャンブラーが問題解決に困難を覚えるのであれば，セッション7（7.3）に示した問題解決のステップが役に立つ。
- 楽しみな活動を報酬として，交換条件で交渉してみる（たとえば，「この週末に私の希望をかなえてくれるというならその代わりに，今日はあなたが望むことをしてあげましょう」など）。
- やらなくてはならないけど退屈な課題で，普段は家族がやってくれたり不満を言ったりしていることを，何の見返りも期待せずあなたが実行してみる。
- 一緒に楽しむことのできるような，ただしそこにギャンブル性は含まれず，ギャンブルに繋がらないポジティブな活動やレジャー活動に取り組んでみる。

7 家族とセルフケアの方策について話し合う

ギャンブラーの家族とセルフケアの大切さ，そのメリットについて話し合う。あなたが健康的であれば——

- 他人を助け支える強さを兼ね備えることができる（たとえば，ギャンブラーの回復をサポートするなど）。
- よりしっかりと考えることができる。それによって，問題解決や合理的な判断をすることがずっとスムーズになる。
- 感情が高まってそれに飲み込まれるようなことが少なくなる。
- 生活の他の領域（人間関係，仕事，親としての役割など）について悩まされることが少なくなる。
- ギャンブラーが負うべき責任の肩代わりが少なくなり，適度に境界を引く（距離を保つ）ことができるようになる。
- よいモデルを示せるようになるだろうし，さまざまな感情に対して健全な形で対処する方法を示すことができる。

ギャンブラーの家族と，自分自身の健康を維持するためにはどうしたらよいか話し合う。以下は，セルフケア方略のいくつかをまとめたものである。

- 適度な運動とともに，十分に食べ，眠り，身体面のケアをする。
- 前向きな気持ちを持ち続ける（たとえば，生活のなかでうまくいっていることを思い起こす，精神面に影響するような言葉や読み物を読む，前向きな気持ちになる格言を繰り返してみる）。
- ちょっと一息入れてみる。
- 人間関係は生きる目的と意味をもたらしてくれるものであるから，人とのつながりに時間を費やすようにする。
- 責任を共有する。
- 楽しい活動に取り組む。
- 自分自身へのサポートを求める（たとえば，GAのような問題ギャンブラーの家族へのサポートグループに参加する）。
- 自分自身のためにカウンセリングを受けてみる（たとえば，家族カウンセリング，人間関係カウンセリング，個人カウンセリング，ストレス・マネジメント）。
- リラクセーション・エクササイズを行なう。附録Qに示したリラクセーション・エクササイズについて，セラピストと話し合ってみたり，実践したりすることもできる。

クライエント用情報シート
問題行動が消失するまでの変化の段階と各段階における行動変容のために有効な方略

　Prochaska & DeClemente（1982；1986）は，問題行動が収束するまでの過程にあるいくつかの段階をまとめています。それぞれの段階によって，動機づけ，態度のパターン，考え方，行動などが異なっています。したがって，ギャンブラーがどの段階にいるかに応じて，行動変容を後押しするための方略も異なってきます。

前熟考期
　前熟考期にある問題ギャンブラーには，自分のギャンブル行動を変える気持ちはありません。自分のギャンブル行為のリスクや望ましくない結果に気づいていないか（確かにこれらはよくあることではないかもしれません），それとも，ギャンブル行為のリスクや望ましくない結果が自分にだけは起こらないと感じているかのいずれかなのです。前熟考期にあるギャンブラーのなかには，自分にはギャンブル行動を変えることなどできないのだと思い込んでいる人もいます。ギャンブルを続けるメリットのほうが，ギャンブルを続けるコストや悪影響を上回っているのです。

　前熟考期にあるギャンブラーを支援するために，あなたには何ができるでしょうか？

- ギャンブラーへの説教は避ける。なぜなら，彼らはギャンブルを楽しんでおり，聞く耳を持たないだろうからである。
- ギャンブラーに論争を仕掛けたり，脅したり，がなり立てたりしても，一切役に立たないので，このようなことはすべきではない。
- 関係の構築に努める，コミュニケーションのパイプは必ず残しておく。彼らが自分のギャンブル行動を変えようという気になれば，いつでも力になるということを伝える。ギャンブラーは，一定の準備が整い次第，自ら行動を変えていくものである。
- ギャンブラーのどのような行動を心配しているのかを具体的に指摘し，なぜそれが心配なのかをギャンブラーに説明する。
- ギャンブラーに，ギャンブルの問題とその治療についての情報を提供する。あまりに「押しつけがましい」伝え方となり，ギャンブラーがかえって聞く耳を持たなくなるのを防ぐことが重要である。情報をただ手渡すだけでもよい。そうすれば，時間があるときにそれに目を通すこともできる。
- 現実的な境界線（容認する・しないの境目）を設け，もしその境界線が破られることがあったら，容赦なく断固とした対応を取るようにする。
- ギャンブラーのことをまだ愛していて，大切に思っており，受け入れてはいても，そのギャンブル行動を受け入れることはできないということをしっかり伝えることで，行為と行為者を切り離してとらえるようにする。
- 「イネイブリング」と「レスキュー」行動をしてはならない。

熟考期

　熟考期にある問題ギャンブラーは，自らのギャンブル行動に対して，両価的な（相容れない気持ちが同居する）状態にあります。ギャンブルをやめたい気持ちもありますが，ギャンブルから得られるものを求める気持ちもまだあるのです。頭のなかで，ギャンブルをやめることのメリットとデメリットや，ギャンブルから得られる利益とこのまま変わらずにいた場合の行く末などを思い巡らせ始めています。ギャンブルを続ける利益と不利益についての気持ちの強さは，五分五分です。

　熟考期にあるギャンブラーを支援するために，あなたには何ができるでしょうか？

- 前熟考期にある人に対して用いる方法と同様の方法を用いる。
- ギャンブルについての利益と不利益を評価できるよう，ギャンブラーを支援する。
- ギャンブラーがヘルスケアの専門家（たとえば，一般開業医，セラピスト，心理学の専門家）からアドバイスをもらうことを提案してみる。
- 支えつつ励ますことを継続する。

準備期

　準備期にある問題ギャンブラーは，ギャンブルをやめようと心に決め，そこに向けた計画の準備をすることができる状態にあります。ギャンブルを継続することのデメリットの認識は，メリットの認識を上回っています。この段階に到達すると，ギャンブルをやめたいという動機づけに沿った活動を始めることもあります（たとえば，家族の前で，やめる意志とそのための計画を口にするなど）。もちろん，言うばかりで実際のギャンブルに変化が見られないこともありますが，変化に向けた計画，準備は進みつつあるのです。

実行期

　実行期にある問題ギャンブラーは，自らのギャンブル行動をよい方向へと変えたがっており，変化に向けてさまざまな努力をしています。現金を持ち歩かない，ギャンブルの引き金になるような人，場所，状況には接触しないなどのことを試み始めています。あるいはギャンブルに代わる行為（たとえば，エクササイズや新しい趣味など，楽しめる活動を徐々に増やしていくなど）に取り組み始めることもあるでしょう。ギャンブルを続けた末の悲惨さのほうが，メリットよりも明らかに大きいと感じるようになっています。

　準備期または維持期にあるギャンブラーを支援するために，あなたには何ができるでしょうか？

- 支えつつ励ますことを継続する。
- ギャンブルに関連して望ましい変化があれば，どんな些細なことでも賞賛する。
- 問題ギャンブラーの過去の過ちを蒸し返しながらの小言は控える。
- ギャンブラーのあらゆる動きを絶えず監視するようなことはしない。
- ギャンブルを助長するようなことはしない（例：ギャンブル場に行く）。
- ギャンブル以外の活動を計画する（例：映画に行く）。

- 問題ギャンブラーにとってのギャンブルの引き金を理解したうえで，ギャンブルをしないままでいられるように協力する（ギャンブルを思い出すような何かを家のなかに置かないようにするなど）。
- ギャンブルをしないでいることに対して，ご褒美になるものを用意する。

維持期

　維持期における問題ギャンブラーは，ギャンブルを防ぐための方策を用いることで望ましい変化を維持しようと努力を続けています（たとえば，ギャンブルの引き金になるような特定の人，場所，状況を避けようとする。ギャンブルの引き金になるネガティブな考えが浮かんだら，それを修正するなど）。この段階にあるギャンブラーならば，ギャンブルをやめる，あるいはしっかりコントロールするための願望と能力は強固なものになっています。しかしそれでもまだ，リラプスの危険は残っているのです。

　維持期にあるギャンブラーを支援するために，あなたには何ができるでしょうか？

- 実行期・準備期にある人に対する方略と同様の方略を用いる。
- 問題ギャンブラーがラプスに傾きつつあるときの初期の警告サインを理解し，リラプスを防ぐために，それを問題ギャンブラーに建設的な方法でフィードバックする。
- リラプスを防ぐため，ギャンブラーとともに，ギャンブラーが「行為寸前」となったとき，あるいはラプスをしてしまったときのための「行動計画」を本人と一緒に立てておく。

リラプス

　リラプスは，上記のすべての段階にわたって，いつ生じてもおかしくありません。変化には一定の時間がかかるもので，少なからぬギャンブラーが再びギャンブルを始めてしまうのも事実です。また，前の段階への逆戻りということもめずらしくありません。たいていの問題ギャンブラーは，変化の段階のいくつかを「行きつ戻りつ」した末に，ギャンブルを完全にやめるか，あるいは，しっかりコントロールできる境地にたどり着いているのです。

　ラプスやリラプスを経験したギャンブラーを支援するために，あなたには何ができるでしょうか？

- もしも問題ギャンブラーがラプスをしてしまったときには，ラプスとリラプスの違いを再認識させる。本格的なリラプスに発展することを防止するために，ラプスにしっかり対処することが重要であるということを思い出してもらう。
- これまでギャンブル行動をやめてきた，あるいは制限してきたことによって，どのような利益があったのかをすべて想起させる。
- リラプスが起こるのを防ぎ，あるいはその影響を最小限にできるよう，「行動計画」を実行する。

附録 A

宿題のガイドライン

　治療プログラムでは，セッションで学んだスキル・方策を日常生活場面で活用できるように，クライエントはさまざまなワークシートや宿題に取り組む必要がある。宿題は，治療のなかのきわめて重要な要素である。なぜなら，それによってクライエントには以下のような機会が提供されるからである。すなわち，(1) 配布された資料を読むことを通して自主学習を行なう，(2) 自分の身体やその機能に対する気づきを増やす（たとえば，感情，思考，行動をモニタリングすることによって），(3) 自分の回復と進捗状況に関する気づきを増やす，(4) セッション中に学んだスキルと方策を実践する。また，宿題は学んだ方策を強固なものにし，クライエントの自己効力感を増やすことにも役立つ（Beck, 1995）。

　宿題を十分にやってこない，あるいはうまくできないクライエントがいるかもしれない。宿題に対するコンプライアンスが低かったり，宿題の出来が悪かったりする理由について，セラピストが検討することは重要である。宿題について多くのセラピストが直面する問題と，このような問題を解決し，コンプライアンスを高めるための方策は，以下に示したとおりである。このセクションをまとめるために，いくつかの先行研究（Beck, 1995; Kazantzis & Daniel, 2009; Kazantzis, Deane, Ronan, & L'Abate, 2005; Najavits, 2005; Simmons & Griffiths, 2009）を参考にした。

- **問題**：クライエントが繰り返し宿題をし忘れる，あるいは時間がないことを理由に宿題をしてこない。
  問題を打開するための方策：クライエントに，宿題に取り組むための決まった時間を確保するように言ってみる。決まった場所に資料や宿題を置くよう話し合ってみる。そうすることで，クライエントは宿題をやる時間になったら，宿題をすぐ目にすることができる。

- **問題**：クライエントが自分のギャンブルによって二次的に生じているネガティブな問題（例：経済，住居，法，職業，対人関係に関する問題）にいつも気を取られていて，宿題ができないのかもしれない。
  問題を打開するための方策：これらの問題には緊急の対処を要する場合があるので，治療プログラムの初期の段階で，クライエントが特定の要因・ストレッサーに対処できるよう支援することが重要である。それらの問題の解決（あるいは，解決できそうだと感じられること）によって，クライエントはより治療に集中できるようになるであろう。ケース・フォーミュレーションと治療計画を行なうためのさらなる情報については，セッション1の「ケース・

フォーミュレーションと治療計画を作成する」を参照されたい。

- **問題**：クライエントが宿題の課題に取り組む動機づけが低い。
  問題を打開するための方策：課題に取り組む動機づけが高くなりやすい特定の時間（例：治療セッションの直後）を確保するように促すとよい。プログラムの初期では，宿題にかける時間は少しでよい。そして，治療が進んでクライエントがある程度の成功体験を積むに従って徐々に増やしていくようにする。そうすれば，クライエントの動機づけと自己効力感の水準も高まる。また，セラピストは治療と宿題に対するクライエントの動機づけを改善するために，動機づけ面接法のテクニック（附録E参照）も活用できる。

- **問題**：クライエントが「宿題」という言葉にネガティブなイメージを持っている（たとえば，学校の成績が悪かったクライエントの場合）。
  問題を打開するための方策：「宿題」という言葉には，しばしばネガティブな意味が含まれていることから，「宿題」という言葉の使用を避けてもよい（Kadden et al., 1995）。その代わりに，「実践課題」「自宅課題」「課題」といった言葉を用いることができる。

- **問題**：クライエントは，治療の成功のために必ずしも宿題は必要ではないと考えているかもしれない。
  問題を打開するための方策：クライエントが治療の成功のために必ずしも宿題は必要でないと考えている理由を検討する。クライエントは，今はギャンブルをしていないので宿題は必要ないと考えている可能性がある。また，治療の成功のために，積極的に治療に参加することが必要ではないと考えている可能性がある。つまり，宿題の実施と治療の成功との間に明らかな関係があることを理解していないクライエントがいる。そのような信念の誤りは，セッション中に話し合い，修正しなければならない。セラピストは，宿題を出すときには毎回，その理論的背景を念入りに説明することを確実に行なうようにしなければならない。そして，学んだ方策とスキルを実践する際に，個々の宿題がどのように役に立つのか，または学んだ方策やスキルを実生活においてどのように活用すべきかなどを話し合うようにする。さらに，クライエント個々の詳細な状況に合わせて，宿題の内容を修正してもよい。

- **問題**：クライエントは，宿題が難しすぎて完了できないと感じている。
  問題を打開するための方策：宿題は，難しすぎず，クライエントが関心を持てるようなものにするべきである。セッションが終了するまでに，課題の内容だけでなく，課題をどのように実行すればよいかもクライエントがきちんと理解できるようにしておかねばならない。また，クライエントが宿題を完了するために必要な資料をすべて持っていることを確認する。

- **問題**：クライエントは，課題をしている自分の様子を他者が見ることに対して，決まりの悪

さを感じるかもしれない。

問題を打開するための方策：他者の目が届かない場所に資料や宿題を置くようにすることを話し合うとよい。また，どこで課題を遂行すれば，自分のプライバシーが守られるかを話し合うとよい。公の場でしなければならない課題の場合（たとえば，ルーレットの結果を予想するような行動実験を行なうなど），クライエントは結果を紙に書き出す代わりに，オーディオテープを用いて録音するようにしてもよい。

- **問題**：恐怖心から，宿題をすることを回避している。

  問題を打開するための方策：クライエントはさまざまな恐怖を感じているために，宿題をすることを回避しているのかもしれない。それらには，失敗することへの恐怖，課題によって引き起こされるかもしれない陰性感情への恐怖，それらの陰性感情に対処できないことへの恐怖，宿題をうまく実施できないことへの恐怖，自分の行動を変えることへの恐怖がある。セラピストは，これらの恐怖心や信念の誤りをアセスメントし，セッション中に話し合って，修正する必要がある。

附録 B

ロールプレイ・行動リハーサルに関するガイドライン

　行動リハーサル（クライエントがセッション中に学んだ行動を実践するすべての手続きが含まれる）は，新しいスキルを身につけるために，疑似環境あるいは現実場面においてセラピスト（または他者）と相互に関わることによって行なわれる（Kadden et al., 1995）。実践形態には，顕在的な反応（本当の実践）と潜在的な反応（想像を用いた実践）がある。セラピー場面は，クライエントにとって，実生活でスキルと方策を試してみる前に練習ができる安全な場所となる（Masters et al., 1987）。

　Goldfried & Davison（1994）は，行動リハーサルに関する4つのステップをまとめている。

- クライエントの心の準備をする——新しいスキルの学習に関する行動リハーサルの重要性と効果について話し合うとよい。新しいスキルと方策を初めて試すときに，不安を感じることは当たり前のことであると伝え，クライエントを安心させるようにする。行動リハーサルは実行すればするほど，簡単にできるようになる。必要に応じてこのことを指摘し，まずはセラピストが最初に見本を見せてもよい。

- 標的とする状況を選択する——セラピストは，最近のクライエントの環境に関する情報に基づいて，適切な状況を選択する。あるいは，新しいスキルと方策を実践するのに個人的に適切であると思える状況を考え，伝えるようにクライエントに促してもよい。クライエントがそのような状況を考え出せるようにするため，これらの方策が役に立ったであろう状況（例：ギャンブルに行くかどうか尋ねられたときに断る）や，今後役に立つことがありそうな困難な状況（例：以前一緒にギャンブルをしていた友人と会う）について考えるよう言ってみてもよい。

- セッション内でリハーサルをする——クライエントが新しいスキルを学習することを支援するために，モデリング，強化，建設的なフィードバックを用いるとよい。セッション内でこれらの方策・スキルを何度も練習するよう促せば，クライエントが実生活のなかでスキルを試してみる可能性が高まるであろう。

- 学んだスキル・方策を実生活で用いる——クライエントに実生活でスキル・方策を実践し続けるよう促す（たとえば，宿題として，セッションで学んだ新しい方策・スキルを練習してもらう）。

附録 C

自殺の危険性のあるクライエントをアセスメントし，対処する

　自殺の危険性に対処するおもな目的は，クライエントの生命を確実に守ることである。セラピストが自殺の危険性のあるクライエントをアセスメントし，それに対処するために取るべきステップは，以下の通りである。

ステップ1
　最初のステップは，クライエントの自殺への動機づけとリスクを特定することである。リスクを検討するのに役立つ質問は，以下の通りである。

- 今何を考えているか？
- どのくらい（何度）このように考えてきたか？
- そのように考えたのは，最近ではいつか？
- あなたは何をするつもりか？
- あなたは何を使うつもりか？
- あなたが使おうと思っているもの（例：銃，薬）を手にすることはできるか？
- これまでに何か自殺に関して実行したことはあるか？（例：財産について検討した，人々に言葉を残した，遺言を残した，遺書を書いている）
- 他人に何か頼んでいることはあるか？
- 特定の状況・時間帯に，このような考えが浮かぶのか？
- どうしてこのように感じるかわかるか？
- これまで，自殺を試みたことはあるか？　もしそうであるなら，どのくらい前に，どのように試みたのか？
- 生き続けていることについて，どのように考えているか？
- これまで，自殺に関する考えに沿って行動しようとするあなたを止めたものは何か？
- どうすれば，現在直面している問題への対処がより容易になるか？
- あなたの親戚，家族などに与える自殺の影響について，どのように考えているか？

　セラピストはまた，クライエントが将来について考えたり，話したりすることができるかどうかを判断する必要がある。
　問題ギャンブラーの自殺を引き起こすリスク要因には，ネガティブな生活上のできごと（例：金銭的損失，対人関係の破綻，法的責任），ソーシャルサポートの欠如，抑うつ，自殺に関する

遺伝的・家族内素因，孤立，物質使用などがある。

ステップ2
クライエントの自殺企図のリスクが高いと思われる場合は，セラピストはこのリスクを減らすよう努力しなければならない。Freeman et al.(1990)は，そのための方法をいくつか挙げている。その方法は以下の通りである。

- クライエントが自殺しない理由と自殺によって得られると感じていることを検討するとよい（つまり，自殺と生き続けることの利益・不利益をそれぞれ検討する）。これは，自殺することによる不利益が利益を上回ること，また目標を達成するために別のよい方法があることを，クライエントに示すことによって達成することができる。
- これまでに，自殺に関する考えに沿って行動しようとする自分を止めてきた要因を強固なものにする。
- 自殺が家族や友人に与える影響についてクライエントに思い出してもらう。
- クライエントが，現在直面している問題に対処しやすくなるような選択肢を引き出せるよう支援する。
- クライエントが自殺したいと考えるに至った思考の誤り（例：「何もかもが絶望的だ」）を修正する。たとえば，「その状況が絶望的である根拠は何か？」「この絶望的な状況は永久に続くか？」「物事はまったく変わらないとあなたが考えている証拠は何か？」「他の選択肢はないか？」。クライエントが思考の誤りを理解できたとき，現在の状況は困難であるが絶望的ではないことに気づくであろう。
- 自殺衝動が陰性感情（自己あるいは他者に対する怒り）の所産である場合，（差し迫った危機に対処した後に）陰性感情に対処する。

ステップ3
クライエントがまだどのくらい自殺しようと思っているかによって，異なるアプローチを取る必要がある。もしクライエントが自殺をしないという態度を明らかにしていない場合は，入院が必要であるだろう。一方，自殺をしないという態度を信頼できる形で明らかにしたならば，自殺企図のリスクを最小化するステップに移ることができる。治療プロトコール・プロジェクト（Treatment Protocol Project, 1997）は，自殺を考えている人々がその期間を安全に乗り切ることができるよう支援するために，彼らに対するマネジメント・プランを提供している。そのマネジメント・プランで示されているものは，以下の通りである。

- クライエントの自殺衝動を遅らせる契約（自殺契約）を策定する。自殺契約とは，クライエントとセラピストの間で交わされる合意（できれば文書で）であり，そのなかでクライエントは，自殺に関連する考えが浮かんだ場合に，自殺以外の具体的な行動計画を取ることに

同意する（Callahan, 1996）。そのような契約が交わされる前に，クライエントとセラピストの間には良好な治療関係が成立していることが，きわめて重要である（Jacobs, Brewer, & Klein-Benheim, 1999）。この契約では，以下のことを取り決める。

- 定められた期間中には自殺しないという約束。
- もし自殺念慮が生じた場合の代替活動。
- 治療に訪れる頻度と時間，対処すべき問題，協力者，緊急時にすべきこと。
- クライエントが不安を感じたときにつながる電話番号。もしクライエントに現在自殺の危険性がない場合，クライエントが24時間体制の適切な医療ケアの連絡先を有していることを確かめる（例：関連する電話相談，精神科外来の緊急・夜間受付，一般開業医，家族や友人の電話番号）。また，契約で定めた事項の1つまたは複数を遂行することができなくなった場合，それに伴って行なう事項を明確に定めておくようにする。

- クライエントが自殺に使用できる道具を持っていないことを確かめる（例：銃，薬，化学薬品，車のキー，ナイフ，ロープ，あるいはその他の武器）。
- ほとんどの問題は解決可能であり，その解決方法を教えてもらうことができるとクライエントに伝え，安心させる。ギャンブル行動に対する支援を求めることによって，すでに現在の状況を改善させるのに必要なステップを踏んでいるのだということを強調する。
- 治療プログラムに重要な他者を含める。
- 自殺念慮にまで発展する可能性のあるハイリスク状況と，それに対処する方法について話し合う。
- 自殺念慮を維持している可能性のある思考の誤り（例：「このまま何ひとつ変わりっこない」）を修正する。
- クライエントが多職種専門家チームから援助を受けているのなら，そのメンバーと定期的な接触を持ち続けるようにさせる。

> プログラムを通して自殺のモニタリングを継続することは，とりわけリスクのあるクライエントにとって，とても重要である。

附録 D

変化の段階

　Prochaska & DiClemente（1982；1986）は，問題行動をやめることに関するさまざまな変化の段階を明らかにしている。行動の変化は直線的なプロセスではなく，クライエントはどの段階にも行きつ戻りつをする循環的なプロセスであることに留意することが重要である（Korn & Shaffer, 2004）。それぞれの段階では，動機づけの水準のみならず，態度，意図，行動のパターンがそれぞれ異なっている（Prochaska & DiClemente, 1982; 1986; Prochaska, DiClemente, & Norcross, 1992）。セラピストは，クライエントの変化の段階に従って，対応の仕方を変えていく必要がある。その方法については，以下に述べる。これらの情報を収集するために，いくつかの文献（Bell & Rollnick, 1996; Miller, 1989; Miller & Rollnick, 1991）を参考にした。動機づけ面接法のテクニックに関するより専門的な記述については，附録 E を参照されたい。

前熟考期

　前熟考期の人々は，自分のギャンブル行動と生活上の問題が関係していることに気づいていないため，自分に問題があると思っていない（Korn & Shaffer, 2004）。このようなクライエントは，たいてい治療の場に現れない。しかし，問題ギャンブラーのなかには，家族や法的機関から，治療を受けるよう強要されたり，無理強いされたりしている者もいる。したがって，このような人々が治療に参加する場合，彼らは自分のギャンブル行動やそれによるネガティブな結果を気にかけていないかもしれない。前熟考期段階の問題ギャンブラーは，しばしば自分の問題を最小化したり（例：「やめようと思うなら，やめることはできる。ただ，そうしていないだけだ」），ギャンブル行動の影響を否認したり（例：「妻が過剰反応しているだけだ」），防衛的であったり（例：「私はギャンブル依存などではない」），もしくはギャンブル行動を擁護したりする（例：「負けることよりも勝つことのほうが多い」）。

セラピストがすべきこと：クライエントは自分を変えるための準備ができておらず，問題が生じていることにも気づかず，自尊心が低く，または問題に直面していることを認めようとしない。したがって，直接アドバイスをしないことが一番である。クライエントが現在気にかけていることを共有することによって，ラポールを形成するとよい。そして，ギャンブル行動のマイナス面とプラス面の双方を話し合い，情報提供をすることによって，両価性を芽生えさせる。焦点を当てるべきことは，クライエントにいくらかの疑念を喚起すること（つまり，それによって気づきを高める），そして情報とフィードバックを与えてクライエントを教育することによって，ギャンブル継続に関連するリスクについての認識を高めることである（Bell & Rollnick, 1996）。セル

フ・モニタリングを通して，クライエントのギャンブル行動とそれによって生じているネガティブな結果を検討するよう促すのもよい。クライエントがもしギャンブルをやめると決断したならば，どのようにしてそれに取り組んでいくのかを教える。

熟考期
ギャンブラーは，自分がギャンブル問題に直面しているのではないかと考え始めるが，ギャンブルを続けるべきかやめるべきか，あるいは減らすべきかについては両価的であり，変化するための行動を取ってはいない。

セラピストがすべきこと：クライエントが何を心配しているのかを理解するようにする。もしクライエントが抵抗していると感じる場合，前の段階の対処に戻る必要がある。ギャンブルを続けることの利益と不利益，そしてギャンブル行動をやめたり減らしたりすることの利益と不利益を検討するとよい。ここでは，ギャンブル行動を続けることの利益よりも不利益を強調する。変わるべき理由と変わらないことのリスクを強調し，自己効力感を強固なものにするとよい。また，クライエントと対決しないようにすることが最善である。なぜなら，対決はクライエントをギャンブル継続の利益を擁護する方向や，問題を否認する方向にすら押しやってしまうからである（Rollnick, Kinnersley, & Stott, 1993）。

準備期・決断期
ギャンブラーは取り組むべき問題があると考え，変化という選択肢を考え始める（つまり，自分自身を変える準備を始める）。

セラピストがすべきこと：クライエントが治療の選択肢を検討することの支援をし，取るべき最善の行動を決断し，変化に向けての努力を強めていくことができるようにする（Miller & Rollnick, 1991）。この段階は，最も重要である。なぜなら，自分を変えたいと思うようになった理由や初期の決意の強さが，リラプスの可能性に影響を与えるからである（Allsop & Saunders, 1991）。クライエントの自己効力感や，自分には変化を成し遂げる力があるという信念を強固なものにする（Bell & Rollnick, 1996）。

実行期
ギャンブラーは具体的に行動を変化させ始める。新しい対処スキルを教わり，古い非機能的な行動（例：ギャンブル行動）を置き換えていく。

セラピストがすべきこと：プログラムを進めていくことによって，クライエントが変化に向けて進んでいけるように支援する。クライエントが自分自身の活動プランを選択することを認め，変化は望ましいものであると認識させることが重要である（Bell & Rollnick, 1996）。時に両価的に

なることは普通であると伝えるとよい。うまくいったことを強化するための報酬は，とても重要である。

維持期

ギャンブラーは何らかの変化を成し遂げ，現在はこの変化を維持するために努力を続けている。実行期の成果が長期間にわたって維持されるかどうかを決定し，ラプスやリラプスが生じるかどうかを決定するのは維持期であることから，この時期はとても重要である（Marlatt, 1988）。

セラピストがすべきこと：クライエントが成し遂げた変化を維持するために，クライエントにこれまで成し遂げた変化を維持するためのスキル・方策を教える。習熟が必要な新しい行動を学ぶために，新しいスキルや行動の実践を促すのもよい（Korn & Shaffer, 2004）。

リラプス

ギャンブラーが再びギャンブル行動を始めてしまう。

セラピストがすべきこと：ラプスから学習することによって，できる限り早くラプスから回復できるよう支援する。

附録 E

動機づけ面接法

　動機づけ面接法は，ギャンブル行動について両価的な問題ギャンブラーを支援するために用いることのできる面接技法である。たとえば，ギャンブル行動（例：「日常生活で，ギャンブルは唯一の楽しみだ」「これまでに負けたお金を取り戻してから，ギャンブルをやめたい」）と，ギャンブルをやめる必要性（例：「金銭的に，ギャンブル行動を続ける余裕がない」「もしギャンブル行動を続けたら仕事を失うだろう」）との間には，葛藤がある。動機づけ面接法のねらいは，開かれた質問，是認，要約，振り返りといった非指示的なカウンセリングスキルを用いて，問題ギャンブラーの不安や非機能的な行動を変える理由を引き出し，それによってこうした葛藤を検討し，拡大することである。同時に，現在の行動と将来の目標の間に認知的不協和を生み出すことによって，現在の非機能的な行動を変えることを動機づけ，変化に対する言明を引き出すことにも役立つ（Rollnick, Heather, & Bell, 1992）。

　Miller & Rollnick（1991）は，動機づけ面接法で使用されるいくつかの原理をまとめている。この原理は，以下のとおりである。

- 共感——クライエントの行動に関する不安を振り返り，両価性を抱くのは正常なことであると伝える。共感するには，必ずしもクライエントと自分を同一視する必要はなく，クライエントが直面している問題と不安を理解し，受容をすればよい。
- ギャンブルのネガティブな結果を強調することによって，ギャンブルによって生じた結果とクライエント個人の目標との間に矛盾を生み出す。
- クライエントの防衛を減らすために，論争を回避する。
- 問題に直面させるというよりもむしろ，振り返り，リフレイミング，新たな視点の提示，探索などを通して，クライエントの抵抗を減らす。
- 自分には計画を実行し，何らかの目標を達成する能力があると自覚すれば，変化をする可能性にも影響を及ぼすので，クライエントの変化する力への自覚を支える（Bell & Rollnick, 1996）。

自己を動機づける言葉を引き出す

　動機づけ面接法では，クライエントと論争をしないようにすることを重要視する。というのは，論争をすれば，それが対決-否認のスパイラルにセラピストとクライエントの双方を突き落とす可能性があるからである（Miller & Rollnick, 1991）。したがって，非指示的なカウンセリングスキルを用いて，クライエントに，以下のような自己を動機づける言葉を表出させることが重要で

ある（Miller & Rollnick, 1991）。自己を動機づける言葉には，3つのカテゴリーがある。以下に挙げたのは，セラピストがこのような言葉を引き出すために用いることができる質問である。

- 問題の自覚（認知的）――問題があることを認める言葉（例：「問題は深刻で，ギャンブルにいくら使ってしまったのかもわからない」といった言葉を引き出す）。このような言葉を引き出すには，以下のような質問をするとよい。
  - 「あなたはギャンブルで，どのような問題を経験していますか？」
  - 「あなたのギャンブルのせいで，あなたや周りの人にどのような害を与えていますか？」
  - 「何がきっかけで，これは問題だと考えるようになりましたか？」

- 自覚した問題に関する懸念の表出（感情的）――これはしばしば非言語表現によっても表出される（例：「このことが心配だ」「先行き真っ暗だ」）。このような言葉を引き出すには，以下のような質問をするとよい。
  - 「あなたのギャンブルのどのようなところが，あなたや周りの人の懸念材料になっているのですか？」
  - 「あなたのギャンブル行動について，何を心配しているのですか？」
  - 「自分の行動を変えなければ，将来的にどうなるか想像できますか？」
  - 「自分のギャンブルについて，どのように感じているのですか？」
  - 「ギャンブルについて心配なのはどのようなことですか？」

- 変わることへの意欲，努力，決意の表明（行動的）――これは言葉によって表出されるだろう（例：「今がやめるときだと思う」「変わるために何かをしなければいけない」）。このような言葉を引き出すには，以下のような質問をするとよい。
  - 「あなたが変わろうと考えた理由は何ですか？」
  - 「変わらなければならないと考えるようになったのはなぜですか？」
  - 「変わることのメリットは何だと思いますか？」

クライエントが変化に対する楽観視を示したならば（すなわち，自分を変える力について，希望や楽観を示す），以下のようなことを尋ねるようにする。

- 自分が変われると思ったのはなぜですか？
- 変わりたいと思ったとき，何があなたの後押しをしてくれるでしょうか？

問題ギャンブラーに活用可能な動機づけ面接法のテクニック

以下の方策は，ギャンブル行動を変えようとしている問題ギャンブラーの動機づけを増加させるために活用することができる。以下のリストをまとめるにあたって，Miller & Rollnick（1991）

や Rollnick et al.（1992）の研究を参考にした。

- ギャンブルの魅力やギャンブルに対する態度を変容するためには，明確なアドバイスを与える（たとえば，ギャンブルによるネガティブな結果やギャンブルをしないことのポジティブな結果を伝える）。そして，それによって，ギャンブル行動をやめる方向へと導く。目的を達成するための実践的なステップを提示する。

- クライエントに選択するべき代替活動を示す。

- ギャンブル行動をやめるにあたっての現実的な障害を取り除く（このプログラムが他の問題ギャンブラーの治療にどのように役立ってきたかを強調する）。

- ギャンブル行動や併存する問題（例：金銭的問題，対人関係上の問題）について，客観的なフィードバックをする。

- クライエントが，変化に関する現実的で，達成可能な，具体的目標を設定できるよう支援する。

- クライエントを積極的に支援する（たとえば，夫婦間の問題に直面しているギャンブラーに対して，対人関係カウンセラーの紹介をする）。

- ラポールを築き，共感的な質問をすることによって，ネガティブな結果にもかかわらず，変わることに気が進まないクライエントの気持ちを理解する（自分の生活のなかで，ギャンブルをどのようなものと捉えているかを客観的に検討する）。そして，ギャンブルがクライエントにとってどのくらい重要であるかが理解できたということを伝える。このことは，クライエントの典型的な一日やギャンブル行動を検討することによっても成し遂げることができる。

- 疑念を抱かせ，リスクや問題の自覚を促す。このことは，以下のようなネガティブな結果を紹介することによって成し遂げることができる。
  - 「ギャンブルを楽しむことが，あなたの健康，人間関係などにどのような影響を及ぼしていますか？」と尋ねる。
  - 「ギャンブルの利益と不利益」を話し合う。
  - 「これからの5年間に，どのような自分の姿を見たいですか？」「5年間で目標を達成するためには，何が必要ですか？」と尋ねる。
  - 「ギャンブルをしていなかったとき，あなたの身の回りはどのような状態でしたか？」と尋ねる。

- ギャンブルに関連するネガティブな結果についての情報を提供する。しかし，そのタイミングが重要である。たとえば，クライエントが関心を持っているように見えたら，情報を聞きたいかどうかを尋ねてみるとよい。情報提供をするのによいもう1つのタイミングは，クライエントに自分の現状をどう考えているか，それがギャンブルとどう関連しているかについて，セラピストが質問した後である。情報提供するときは，あまり形式張らずに，また一般的な話として行なうのがよい。さらに，客観的な情報として述べるようにする。問題を外在化するとよい（たとえば，「専門家は……と考えています」など）。

- 不安を検討する――クライエントが抱えている不安を1つ1つ検討し，意思決定プロセスに沿って援助しながら，クライエントが自分の立場についてじっくり考えることができるよう援助する（Bell & Rollnick, 1996）。しかし，その際は，クライエントが自分の問題に気づいているということが前提であるということに留意しなければならない。もしクライエントがまだ前熟考期にいる場合，クライエントは抵抗を示したり，困惑したりするだろう。

- どのくらいのお金と時間をギャンブルに費やしてきたかをクライエントに計算してもらう。たとえば，1年間にギャンブルに費やした総額を計算するためには，1週間に使った金額を52倍すればよい（1年は52週）。

附録 F

ギャンブルの制限

　ギャンブルを「やめる」のではなく、「制限」を治療目標として選んだクライエントは、1週間にギャンブルに費やしてもよい金額の上限を決める必要がある。また、1週間に負けてもよい金額の上限も決めなければならない。しかし、もしクライエントが収入より多い金額をギャンブルに支出しているような場合は、クライエントは治療目標を「やめる」に変更するよう検討する必要があるだろう。さらに、いくらかのあるいはすべてのお金をある週に使わなかったとしても、それを次週に持ち越すべきではないことを話しておくことが重要である。クライエントが1週間に費やしてもよい金額と負けてもよい金額の上限をいったん決めたならば、次は以下のことを決めるようにする。

- 1週間のうち、ギャンブルをする予定の日——ギャンブル予定日を逃した場合、別の日にギャンブルをして埋め合わせることはできない。
- 各ギャンブル予定日に使ってもよい金額——ギャンブル予定日に使ってもよい金額の合計は、1週間にギャンブル行動に使ってもよい金額の上限を超えてはいけない。

たとえば、
- 1週間にギャンブルに使ってもよい金額の上限：50ポンド。
- ギャンブルをする予定日：土曜日と日曜日。
- 各ギャンブル予定日に使ってもよい金額の総額：土曜日25ポンド、日曜日25ポンド。

以下の「ギャンブルの制限」のためのルールをクライエントに強調する。

- 限度設定（例：ギャンブルに費やす金額および時間）は、定期的に改定しなければならない（例：2週間ごと、あるいは1か月ごと）。
- ギャンブルで勝ってもカウントしてはいけない。ギャンブルに勝った場合の計画を決めておくようにする（たとえば、勝ったお金は特定の口座に入金するようにし、そこへは預け入れるだけで、みだりに引き出してはいけない）。ギャンブルをしなかった場合、使う予定だったお金のすべては、この口座に入れる。
- クライエントは、ギャンブルに使う予定の金額しか持ち歩いてはならない。
- クライエントが結果的に予定日にギャンブルをしなかった場合、予定日以外にギャンブルをして埋め合わせてはいけない。また、次のギャンブル予定日に使わなかったお金を追加で使

うことはできない。使わなかったお金は，即座に口座に入金するようにする。

　上記のような制限やルールをカードに書き出し，そのカードをよく見える場所（例：冷蔵庫の扉，財布のなか）に置くように勧める。

附録 G

ケース・フォーミュレーションと治療計画シート

クライエント：＿＿＿＿＿＿＿＿＿＿＿＿＿＿＿　　日　付：＿＿＿＿＿＿＿＿＿＿

生年月日：＿＿＿＿＿＿＿＿＿＿＿＿＿＿＿＿　　性　別：＿＿＿＿＿＿＿＿＿＿

現在の問題：＿＿＿＿＿＿＿＿＿＿＿＿＿＿＿＿＿＿＿＿＿＿＿＿＿＿＿＿＿＿＿＿

＿＿＿＿＿＿＿＿＿＿＿＿＿＿＿＿＿＿＿＿＿＿＿＿＿＿＿＿＿＿＿＿＿＿＿＿＿＿＿

＿＿＿＿＿＿＿＿＿＿＿＿＿＿＿＿＿＿＿＿＿＿＿＿＿＿＿＿＿＿＿＿＿＿＿＿＿＿＿

素　因：＿＿＿＿＿＿＿＿＿＿＿＿＿＿＿＿＿＿＿＿＿＿＿＿＿＿＿＿＿＿＿＿＿＿

＿＿＿＿＿＿＿＿＿＿＿＿＿＿＿＿＿＿＿＿＿＿＿＿＿＿＿＿＿＿＿＿＿＿＿＿＿＿＿

＿＿＿＿＿＿＿＿＿＿＿＿＿＿＿＿＿＿＿＿＿＿＿＿＿＿＿＿＿＿＿＿＿＿＿＿＿＿＿

増悪要因：＿＿＿＿＿＿＿＿＿＿＿＿＿＿＿＿＿＿＿＿＿＿＿＿＿＿＿＿＿＿＿＿＿

＿＿＿＿＿＿＿＿＿＿＿＿＿＿＿＿＿＿＿＿＿＿＿＿＿＿＿＿＿＿＿＿＿＿＿＿＿＿＿

＿＿＿＿＿＿＿＿＿＿＿＿＿＿＿＿＿＿＿＿＿＿＿＿＿＿＿＿＿＿＿＿＿＿＿＿＿＿＿

遷延化要因：＿＿＿＿＿＿＿＿＿＿＿＿＿＿＿＿＿＿＿＿＿＿＿＿＿＿＿＿＿＿＿＿

＿＿＿＿＿＿＿＿＿＿＿＿＿＿＿＿＿＿＿＿＿＿＿＿＿＿＿＿＿＿＿＿＿＿＿＿＿＿＿

＿＿＿＿＿＿＿＿＿＿＿＿＿＿＿＿＿＿＿＿＿＿＿＿＿＿＿＿＿＿＿＿＿＿＿＿＿＿＿

予後要因：＿＿＿＿＿＿＿＿＿＿＿＿＿＿＿＿＿＿＿＿＿＿＿＿＿＿＿＿＿＿＿＿＿

＿＿＿＿＿＿＿＿＿＿＿＿＿＿＿＿＿＿＿＿＿＿＿＿＿＿＿＿＿＿＿＿＿＿＿＿＿＿＿

＿＿＿＿＿＿＿＿＿＿＿＿＿＿＿＿＿＿＿＿＿＿＿＿＿＿＿＿＿＿＿＿＿＿＿＿＿＿＿

5つの基本事項の相互関係

治療目標：

治療計画
(a) 実施すべきセッション：

(b) 自殺傾向，住居，職業，経済，対人関係，法律，身体的・精神的健康，ソーシャルサポートに関連する問題に必要な具体的介入・外部委託

附録 H

治療プログラムを完了するための契約書

　私，＿＿＿＿＿＿＿＿＿＿は，自分のギャンブル行動をやめる，あるいはコントロールすることとし（どちらか1つを選ぶ），ギャンブルのない生活を送る，あるいは節度の取れたギャンブル行動のみを行なう（どちらか1つを選ぶ）ために，この12週間（＿＿月＿＿日から＿＿月＿＿日までの）にプログラムを完了することを誓います。

目標を達成した場合にもらえる毎日の報酬

_____
_____
_____
_____
_____

1週間達成した場合の報酬

_____
_____
_____
_____
_____

目標を達成できなかった場合に課される罰

_____
_____
_____
_____
_____

クライエント：＿＿＿＿＿＿＿＿＿＿＿＿＿＿＿　　　**日付：**＿＿＿＿＿

セラピスト：＿＿＿＿＿＿＿＿＿＿＿＿＿＿＿　　　**日付：**＿＿＿＿＿

証人：＿＿＿＿＿＿＿＿＿＿＿＿＿＿＿＿＿　　　**日付：**＿＿＿＿＿

附録 I

ギャンブル行動モニタリング・シート

日時	ギャンブル状況に先行するできごと	ギャンブル状況前のギャンブルの思考と感情	ギャンブル状況 (a) どこで (b) 誰と (c) 使用可能な金額	ギャンブル状況時のギャンブルの思考と感情	結果 (a) 使用金額 (b) 勝ち・負け	ギャンブル状況後のギャンブルの思考と感情

附録 J

ギャンブルへの動機づけワークシート

パート A：なぜ，私はギャンブルを始めたのか？

パート B：何のために私はギャンブルを続けているのか？

附録 K

ギャンブルの引き金の特定と防御手段の設定ワークシート

引き金：

使用可能な防御手段：

引き金：

使用可能な防御手段：

引き金：

使用可能な防御手段：

引き金：

使用可能な防御手段：

引き金：
使用可能な防御手段：

引き金：
使用可能な防御手段：

附録 L

スケジュール・シート

日付：＿＿＿

時　間	活　動

スケジュール・シートへの記入の際に考慮すべきこと
「楽しい活動」や「雑用」なども含めて，さまざまな活動を記入しましょう。また，スケジュールを実施した際の報酬も記載し，空白をすべて埋めましょう。

附録 M

代替活動ワークシート

　あなたがやってみたいと思う活動に ☑ をつけましょう。今はもうやっていないが，かつて楽しんでいた活動を思い出してみてください。また，いつもやりたいと思っていた活動についても考えましょう。実際にやる気が起こるまで待つ必要はありません。やる気があろうとなかろうと，まずは何かをする決心をしましょう。動機づけは活動の後にやってくるものであり，その逆はありません。もし前もって計画をすれば，その活動をより行ないやすくなるでしょう。

活　動	✓
運動	
サーフィン	
水泳	
自転車	
ウォーキング，犬の散歩	
ランニング	
スポーツをする，スポーツクラブに行く（サッカー，テニス，スキー，ラグビー，ボーリング，ネットボール）	
護身術，あるいは空手	
ヨガ，ピラティス，瞑想，太極拳	
ジムに行く	
雑事	
庭の手入れ	
家事	
する予定であった課題	
ガレージの掃除	
部屋・家の模様替え	
ファイルの整理	
楽しい活動	
映画を借りる，映画館に行く	
ライブショーに行く（コンサート，お笑い，演劇，スポーツの試合）	
雑誌，書籍，新聞を読む	
食事を作る，新しいレシピに挑戦する	
のんびりと風呂に入る	

ドライブに行く	
列車の旅に出る	
買い物に行く，ウィンドウ・ショッピングに行く	
動物園に行く	
友人，親戚に手紙を書く	
友人，親戚に電話をかける	
ガレージセールに行く	
日帰り旅行を計画する	
海に行く	
カフェやレストランに行く	
のんびりと運動をする	
テレビゲームをする	
ネットサーフィンをする	
写真を撮る	
魚釣りに行く	
ピクニックに行く	
バーベキューをする	
ダンスの練習する，ダンスをする	
日記を書く	
車，バイク，自転車の手入れをする	
週末旅行を計画する	
慈善事業のボランティアをする	
子供との時間を過ごす	
ペットと遊ぶ	
歌の練習をする，歌を歌う	
ビリヤードをする	
知人を訪ねる（友人や親戚など）	
公園に行く	
小説を書く	
楽器を学ぶ	

美術館に行く	
画廊に行く	
カードゲームをする	
市場に行く	
図書館に行く	
音楽を聞く	
キャンプに行く	
詩を書く，作曲をする	
コレクションを始める（例：コイン，切手）	
パズル，クロスワードをする	
模型を製作する	
自分自身を満足させる	
エステに行く	
髪を切る，新しい髪型にする	
マッサージを受ける	
体験入学をする	
職業訓練校，あるいは他の教育機関の授業を受ける（例：新しいスキルや語学を学ぶため，コンピュータ・スキルをみがく，仕事に関連するスキルをみがく）	
美術工芸	
陶芸をする	
絵を描く，スケッチをする	
家族や友人のためのプレゼントを作る	
編み物，クローシェ編み，クロスステッチ，刺繍，裁縫，ニードルポイントをする	
ジュエリーを作る	
本の切り抜きをする	
ろうそくを作る	
木工細工をする	
クラブ・グループに参加する（例：教会，若者向けのクラブ）	

附録 N

START テクニック・シート

私 _____（名前を記入）は，もしプログラムが進むなかで，ラプスを経験する，あるいは強い衝動を感じた場合，START テクニックを使います。

S（Stop）——すぐに今行なっていることをやめる。

T（Think）——ギャンブル行動（「危機一髪」となったとき），あるいは継続的なギャンブル行動（ラプスをしてしまったとき）によって引き起こされるマイナスの結果，またはギャンブル行動をコントロールしたり，やめたりすることによってこれまで経験してきたポジティブな結果について考える。

A（Act）——特定の状況から遠ざかるよう行動する。

R（Ring）——（電話相談や友人など）すぐに話をすることのできる人に電話をかける。

T（Try）——衝動をコントロールするために，このセクションで学習したテクニックを試す。

このテクニックをうまく実行できたときには，私は _____

_____
_____
_____
_____
_____
_____
_____

このテクニックをうまく実行できなかったときには，私は _____

_____
_____
_____
_____
_____
_____
_____

クライエントの署名と日付 _____
セラピストの署名と日付 _____
クライエントの重要な他者の署名と日付 _____

START テクニックは，Meichenbaum（1977）の自己教示訓練を基にしている。

附録 O

非合理的思考記録 A （Beck et al., 1979 を改変）

賦活事象——ネガティブな気分や行動を引き起こすできごと，思考，記憶，感情（例：ギャンブル行動）	思考——できごとの解釈や思考 ・どんなことを考えましたか？ ・どんな思考の誤りがありましたか？	結果——結果として生じた行動や感情

附録 P

非合理的思考記録 B (Beck et al., 1979 に基づいて作成)

賦活事象――ネガティブな気分や行動（例：ギャンブル）を引き起こすできごと。思考，記憶，感情	思考――できごとの解釈や思考 ・どんなことを考えましたか？ ・どんな思考の誤りがありましたか？	結果――結果として生じた行動や感情	非合理的思考の修正	結果――非合理的思考を修正した後，生じた行動や感情

修正の方法――思考の誤りは何か？　その思考の証拠は何か？　このように考えることのデメリットは何か？　この代わりとなる思考は何か？　思考が正しいかどうかを検証するために行動実験を行なうとよい。ギャンブルに特有の思考の誤りに対して，ランダム性の概念（例：「ほとんどの形態のギャンブルでは，起こりうるすべての結果が同等の確率で生じているので，独立した偶然事象の間に関係はない」），さまざまなギャンブルに関連するチャンススキルやスキルの水準（例：「ギャンブルの結果は，スキルよりも運によって決定される」），ギャンブル・マシンの構造上の特徴，損失にもかかわらずギャンブルを続けさせるギャンブル環境について，思い出すとよい。

224

附録 Q

リラクセーション・テクニック

腹式呼吸法

呼吸は，あなたが自分の体に招き込んでいる緊張の度合いを直接的に反映するものです。緊張していると，呼吸はより浅く速くなり，胸の高い位置で呼吸をします。リラックスしているとき，呼吸はより十分に，より深くなり，腹部で呼吸をします。腹部で呼吸することと同時に緊張することは難しいのです。

- 片方の手を自分の胸の高い位置に置き，もう一方の手をお腹に置くことによって，自分の呼吸に意識を向けましょう。もし，呼吸とともに胸が上がったり，下がったりしているのであれば，胸を使った呼吸をしていることになります。
- 胸ではなくお腹を使った呼吸をしてみましょう。お腹を使った呼吸をしているときは，息を吸ったり吐いたりするとともにお腹が上がったり下がったりするはずで，胸はわずかに動くだけのはずです。
- 鼻から肺の「底」に向けてゆっくりと，十分に息を吸い込みましょう。つまり，できる限り深く，下のほうへと空気を送りましょう。過呼吸を起こしてしまう可能性があるので，深い呼吸をするのではなく，ゆっくりと十分な呼吸をしましょう。つまり，たくさんの量の空気を無理に入れたり出したりするというよりはむしろ，普通の量の空気で呼吸をしましょう。
- 安定したリズムで呼吸をしてみて，毎回同じ深さの呼吸をしましょう（たとえば，一気に大きく息を吸い込んだり，あるいは一気にすべてを吐き出そうとしたりしてはいけません）。そして，確実に十分に息を吐き出してください。息を吐き出しながら体全体の力を抜くようにするとよいでしょう（ぬいぐるみのように，自分の腕と足がだらんとしている状態を思い浮かべると助けになります）。
- ゆっくりと十分な呼吸を10回しましょう。吸い込む後と吐き出す前に一息置きましょう。めまいを感じたら30秒止めて，もう一度試してみましょう。最初のうち，特にこの方法の呼吸に慣れていないのであれば，めまいを感じることはめずらしいことではありません。初めは十分に空気を吸い込んでいないと感じるかもしれませんが，習慣的に実践することで，このゆっくりとした速度がすぐに快適に感じるようになるでしょう。
- 実践するときは，少なくとも30呼吸しましょう（10回吸い込む，止める，吐き出すを3セット）。

漸進的筋弛緩法（Jacobsen, 1968）

漸進的筋弛緩法（progressive muscle relaxation: PMR）とは，自分の体から緊張を取り除く

ことをマスターするまで，体のそれぞれの筋肉群を緊張させることとリラックスさせることを日々練習する筋弛緩法です。PMR の目的は，自分の体から筋緊張を減らすことです。これができるようになるためには，意図的に緊張状態を作り出すことによって，過度の緊張に気づいてそれを感じ取ること，そして緊張の解放に気づくことが必要です。この技法は，自身の体の 16 の筋肉群を標的にします。はじめのうちは完了するのに 30 分ほどかかるかもしれませんが，練習とともに，この時間を減らすことができるでしょう。

　まず，ゆったりとした快適な服装をしましょう。座り心地のよい椅子に座りましょう。すべての心配な気持ちや邪魔な考えを，心から追い出すようにしましょう。リラックスしている間に，これらの心配な気持ちや考えが心に押し戻されてくるのであれば，それをどうにかしようとするのではなく，そっと心からふわふわと流れ去るようにしていきましょう。心をすっきりと穏やかにしましょう。それぞれの筋肉群を緊張させるときは，一瞬のうちに筋肉を強張らせるようにしましょう（ゆっくりと，あるいは少しずつではなく）。また，特定の筋肉群を緊張させているときは，その他の筋肉はすべてリラックスしたままになるように努めましょう。この技法を 1 日 1 回練習するようにしましょう。それぞれの筋肉群につき，7 〜 10 秒間筋肉を緊張させ，次に 10 〜 15 秒間リラックスさせましょう。手順は以下のとおりです。

- こぶしを握って右手と前腕の筋肉を緊張させ，次にゆるめる。
- 椅子のひじ掛けに右ひじを押し付けて右の上腕二頭筋の筋肉を緊張させ，次にゆるめる。
- こぶしを握って左手と前腕の筋肉を緊張させ，次にゆるめる。
- 椅子のひじ掛けに左ひじを押し付けて左の上腕二頭筋の筋肉を緊張させ，次にゆるめる。
- 眉をできるだけ高く上げて額の筋肉を緊張させ，次にゆるめる。
- 目を細めて鼻にしわを寄せて上顔面，頬，そして鼻の筋肉を緊張させ，次にゆるめる。
- 歯を噛みしめ口の端を引っ張り上げて下顔面と顎の筋肉を緊張させ，次にゆるめる。
- 胸のほうに顎を引いて首の筋肉を緊張させると同時に，顎が胸に触れないようにし，次にゆるめる。
- 深く呼吸をして止め，胸，肩，上背の筋肉を緊張させると同時に，肩甲骨を引き寄せ，次にゆるめる。
- 腹をできる限り固くして腹筋を緊張させ，次にリラックスさせる。
- 右大腿部の上の筋肉を下に押し付け，下の筋肉を押し上げて，右大腿部の筋肉を緊張させ，次にゆるめる。
- 右のつま先を上に向けて頭のほうまで持ち上げ，右のふくらはぎの筋肉を緊張させ，次にゆるめる。
- 右のつま先を上に向けて手前に足を傾けると同時に，つま先を縮めて右の足の筋肉を緊張させ，次にゆるめる。
- 左大腿部の上の筋肉を下に押し付け，下の筋肉を押し上げて，左大腿部の筋肉を緊張させ，次にゆるめる。

- 左のつま先を上に向けて頭のほうまで持ち上げ，左のふくらはぎの筋肉を緊張させ，次にゆるめる。
- 左のつま先を上に向けて手前に足を傾けると同時に，つま先を縮めて左の足の筋肉を緊張させ，次にゆるめる。

想像によるリラクセーション
まず呼吸に焦点を当てます。ゆっくりとなめらかに，数分間呼吸をしましょう。

- 呼吸をしながら，より深く，深くリラックス状態に沈み込むように5から逆に数える。「深くリラックスしている」と心のなかで言う。
- 次に，リラックスしたいときや不安をやわらげたいときに行きたい心地よい場所を想像する。たとえば，暖かくて静かな海岸など。集中しやすくするために目を閉じる。
- すべての感覚を使ってその場所を体験する。見て，触れて，嗅いで，聴いて，そして味わう。不安やストレスをやわらげるために必要な時間に応じて，5分かそれ以上そのままでいる。
- 想像を自由に広げる。
- 再び呼吸に注意を向けながら，想像を注意の焦点から外していく。リラックスした感覚を保つ。準備ができたと感じたときに，ゆっくりと5つ数えて，目を開ける。

自律訓練法
　自律訓練法は，心身がリラックスし，バランスの取れた状態へと戻るために，自分自身の言語的な命令に，すばやく，かつ効果的に反応することを体と心に教えるものです（Davis, Eshelman, & Mckay, 1982）。興奮がギャンブルの問題を維持する役割を果たしていると考えられているため，これは重要なことです。Johannes Schultz（1932）が，自律訓練法を最初に紹介しました。自律訓練法は，19世紀の心理学者であるOskar Vogtの催眠ワークとヨガ技法を組み合わせたものです。この方法は，ストレスを感じたときに生じる闘争－逃走反応を転じることを目指しています（Davis et al., 1982）。

　はじめに，ゆったりとして，目を閉じましょう。次に，ゆっくりと思いを込めて，心のなかで次の文を繰り返しましょう。

- 足が温かい，重い，リラックスしている。足首が，温かい，重い，リラックスしている。膝が，温かい，重い，リラックスしている。お尻が，温かい，重い，リラックスしている。足，足首，膝，お尻のすべてが，温かい，重い，リラックスしている。
- お腹と体の中心が，温かい，重い，リラックスしている。
- 手が，温かい，重い，リラックスしている。腕が，温かい，重い，リラックスしている。肩が，温かい，重い，リラックスしている。手，腕，肩すべてが，温かい，重い，リラックスしている。

- 首が，温かい，重い，リラックスしている。顎が，温かい，重い，リラックスしている。顔が，温かい，重い，リラックスしている。額が，温かい，重い，リラックスしている。首，顎，顔，そして額すべてが，温かい，重い，リラックスしている。
- 体全体が，温かい，重い，リラックスしている。体全体が，温かい，重い，リラックスしている（これらの最後の2つの文を複数回繰り返す）。
- 2～5分の間リラックスしたままでいる。準備ができたと感じたときに，ゆっくりと目を開けて，動き始める前にさらに2～5分の間リラックスしたままでいる。
- もし温かい環境で行なうならば，「温かい」と「重い」の代わりに，「涼しい」と「軽い」という言葉を使うようにする。

附録 R

想像エクスポージャー・ワークシート

日付と時間	項　目	実行前の衝動の強さ（0-100）	実行後の衝動の強さ（0-100）

附録 S

問題解決ワークシート

ステップ1：問題を明らかにする。

ステップ2：問題を定義する（具体的に，前向きな言葉で）。

ステップ3：可能性のある解決法をすべてブレインストーミングする。

ステップ4：各選択肢について，プラス・マイナスを考慮して検討する。

解決法	プラス	マイナス

ステップ5：望ましい順に解決法を並べ換え，1つを選択する。

ステップ6：解決法の成果を判定する。

附録 T

目標設定ワークシート

ステップ１：目標を定義する（ポジティブかつ具体的な言葉と行動で）。

ステップ２：目標を達成したときのご褒美。

ステップ３：目標達成のための計画。

ステップ４：目標達成のための予定日時。

ステップ5：目標達成のために費やす時間（いつ，どれくらいの時間，どれくらいの頻度で実行するか。目標を振り返るための日をいつにするか）。

_____
_____
_____

ステップ6：目標達成の障害となる可能性のあるものと，障害への対処方法。

_____
_____
_____
_____
_____
_____
_____

ステップ7：目標達成の成果を評価する（目標を達成したか。もしそうでなければ，それはなぜか）。

_____
_____
_____
_____
_____
_____
_____

注意：うまくいかなくても，それですべておしまいだと絶望してはいけません。自分の人生での過去の成功を思い出し，あれができたのだからこれもできるのだと考えましょう。自分の努力を，完全な失敗ではなく，部分的な成功であると位置づけるようにしましょう。われわれは試行と失敗からこそ学ぶことができるのだということと，目標に挑んだことだけでも成功への一歩だということを思い出しましょう。

附録 U

陰性感情ワークシート

あなたが抱いた陰性感情について書いてください（どんな気持ちでしたか？）。

どんな状況でそのような陰性感情を抱きましたか？

そのような陰性感情を抱く前に，どんなことを考えていましたか？

陰性感情を抱いた後には，どのようなことを考えましたか？

陰性感情を抱いた後に，どのようなことをしましたか？

陰性感情を抱いた後に考えたことや行なったことのなかで，何が役に立ちましたか？
あるいは役に立ちませんでしたか？

次に同じ状況が起きたら，どのようにしたいですか？

附録 V

バランスの取れたライフスタイルのためのワークシート

以下のライフスタイルの各領域が，バランスが取れているか，変える必要があるかを知るために，チェックしてみましょう。

ライフスタイルの領域	バランスが取れている	変える必要がある
人間関係とソーシャル・サポート		
情緒的・精神的健康		
知的活動		
経済的状況		
自己回復・レクリエーション活動		
スピリチュアル		
身体的健康		
仕事・学校の状況		

バランスが必要な領域

領域 1

この領域を改善するためのプラン

領域 2

この領域を改善するためのプラン

領域 3

この領域を改善するためのプラン

領域 4

この領域を改善するためのプラン

附録 W

返済ワークシート

最近の収入の総額を週単位で記入してください

純粋な手取り	＿＿＿＿＿ 円
年金給付	＿＿＿＿＿ 円
家族への給付	＿＿＿＿＿ 円
附属する給付	＿＿＿＿＿ 円
下宿や賃貸からの収入	＿＿＿＿＿ 円
子供からの扶養	＿＿＿＿＿ 円
その他	＿＿＿＿＿ 円
総収入	＿＿＿＿＿ 円

最近の支払いの総額を週単位で記入してください

家賃／住宅ローン返済	＿＿＿＿＿ 円
利息	＿＿＿＿＿ 円
保険（自動車）	＿＿＿＿＿ 円
保険（医療）	＿＿＿＿＿ 円
保険（住宅）	＿＿＿＿＿ 円
保険（その他）	＿＿＿＿＿ 円
電気代	＿＿＿＿＿ 円
ガス代	＿＿＿＿＿ 円
電話通信代	＿＿＿＿＿ 円
交通費やガソリン代	＿＿＿＿＿ 円
食品や食料雑貨	＿＿＿＿＿ 円
被服代	＿＿＿＿＿ 円
自動車税	＿＿＿＿＿ 円
学費	＿＿＿＿＿ 円
養育費	＿＿＿＿＿ 円
タバコ	＿＿＿＿＿ 円
遊興費	＿＿＿＿＿ 円
分割支払い／借金返済	＿＿＿＿＿ 円
その他定期的にかかるもの	＿＿＿＿＿ 円
現在の支払い（クレジットカード返済などで）	＿＿＿＿＿ 円
その他の出費	＿＿＿＿＿ 円
総支出	＿＿＿＿＿ 円

収支（総収入－総支出） ＿＿＿＿＿ 円

監訳者あとがき

　本書は，Namrata Raylu および Tian Po Pei による"A Cognitive Behavioural Therapy Programme for Problem Gambling: Therapist Manual"の全訳である。著者は，ギャンブル問題とその治療のみならず，臨床心理学分野において幅広い見識と経験を有する名高い専門家であり，その著作をわが国に紹介することができたのは，われわれにとって大きな喜びである。

　ギャンブル問題は，近年世界中で大きな注目を集めている。かつては，それが「心がけの問題である」「意志の弱さゆえの問題である」などというとらえ方をされてきたが，最近になってようやく，それはアルコール依存症やニコチン依存症などと同じ1つの「疾患」「依存症」であるという見方が主流になってきた。2013年に改訂された米国精神医学会の『精神疾患の診断と統計の手引き』（DSM-5）でも，「ギャンブル障害」は，「物質関連障害および嗜癖性障害群」のなかの疾患として，アルコール依存症などの物質依存症とならんで記載されるようになった。こうした，ギャンブル問題をめぐる疾患概念の変化にともなって，今後「ギャンブル障害」に対する研究や臨床がますます盛んになっていくだろう。

　わが国において，ギャンブル問題は長年にわたって大きな社会問題であり続けている。それは本人に対して，経済的，対人的問題など幅広いネガティブな問題をもたらすだけでなく，周囲の家族や友人，職場などに対しても大きな影響をもたらすものである。さらには，ギャンブルに起因する犯罪などによって，社会的な問題に発展することもある。そして，ギャンブル問題が深刻なのは，このようなネガティブな問題が明らかになっても，そして本人や周囲がいくら「やめよう」「やめさせよう」としても，やめることができないという点にある。

　現在のところ，わが国にはギャンブル障害の治療を提供している医療機関や相談機関は非常に少ない。そのため，適切な治療や助言を受けることができず，問題に苦しみ続けている人たちが巷にあふれているというのが現状であろう。一方，メンタルヘルスの専門家のほうも，こうした人々にどのような支援をすればいいのかわからず，途方に暮れているという状況もあるのではないだろうか。つまり，疾患概念が変わっても，治療提供側がまだそれに追いついていないのである。

　本書は，ギャンブル障害の治療に関する1つの有効な選択肢として，専門的な「治療プログラム」を提供するものである。著者が第2章でこれまでの研究をつぶさにレビューしているように，現在のところギャンブル障害に対して最も効果のある治療アプローチの1つが「認知行動療法」であり，本書もそのアプローチに基づいて構成されている。認知行動療法は，依存症の分野においても大きな発展を遂げており，数多くの研究がなされている。わが国のギャンブル障害の治療において，本書が少しでもお役に立てることがあればこの上ない喜びである。

　とはいえ，その一方で，海外のギャンブル事情とわが国のそれとは，大きな相違点があるのも事実である。著者の1人，Oei 先生が来日した際にも，その点について訳者との間で議論を行なったが，本書で紹介された治療プログラムを活用しながら，わが国の実情に合わせて修正をしてい

くことは，今後わが国の専門家に課せられた大きな課題のひとつとなるだろう。

　本書の翻訳にあたっては，多くの方々のご支援をいただいた。まず，著者のお二人Raylu先生とOei先生に深く感謝したい。特に，Oei先生には，日本語版に対する序文を寄せていただいたほか，翻訳に当たっても数多くのアドバイスを頂戴した。また，金剛出版の藤井裕二氏，および伊藤渉氏には，長期間にわたって粘り強いご支援をいただき，数多くのご示唆とご助言をいただいた。最後に，翻訳の労を取られたわが同僚の諸氏に対しても，この場を借りてあらためて感謝を申し上げたい。監訳の作業のなかで，私からの無理難題に見事に応えていただき，無事本書の完成までに至ることができたのは，ひとえに彼らの努力によるところが大きい。

2015年5月
原田隆之

文　献

Adkins, B.J. (1988). Discharge planning with pathological gamblers: An ongoing process. Journal of Gambling Behavior, 4, 208-218.
Alberti, R.E., & Emmons, M.L. (1989). Your perfect right: A guide to assertive living. California: Impact Publishers.
Alberti, R.E., & Emmons, M.L. (2001). Your perfect right: Assertiveness and equality in your life and relationships (8th ed.). California: Impact Publishers.
Allcock, C.C. (1986). Pathological gambling. Australian & New Zealand Journal of Psychiatry, 20, 259-265.
Allsop, S., & Saunders, B. (1991). Reinforcing robust resolutions: Motivation in relapse prevention with severely dependent problem drinkers. In W.R.Miller, & S.Rollnick (Eds.), Motivational interviewing: Preparing people to change addictive behavior. New York: Guildford Press.
American Psychiatric Association (1994). Diagnostic and statistical manual of mental disorders (4th ed.). Washington, DC: American Psychiatric Press.
American Psychiatric Association (2000). Diagnostic and statistical manual of mental disorders (4th ed., Text Revision). Washington, DC: American Psychiatric Press.
Amor, P.J., & Echeburú a, E. (2002). Psychological treatment in pathological gambling: A case study. Análisis y Modificacion de Conducta, 28, 71-107.
Anderson, G., & Brown, R.I.F. (1984). Real and laboratory gambling, sensation-seeking and arousal: Towards a Pavlovian component in general theories of gambling and gambling addictions. British Journal of Psychology, 75, 401-411.
Anjoul, F., Milton, S. & Roberts, R. (2000). An Empirical Investigation of DSM-IV Criteria for Pathological Gambling. Paper presented at the International Conference on Gaming and Risk Taking, Las Vegas, USA.
Arribas, M.P., & Martinez, J.J. (1991). Tratamiento individual de jugadores patologicos: Descripcion de casos. Analisis y Modificacion de Conducta, 17, 255-269.
Bagby, R.M., Vachon, D.D., Bulmash, E., & Quilty, L.C. (2008). Personality disorders and pathological gambling: A review and re-examination of prevalence rates. Journal of Personality Disorders, 22, 191-207.
Bagby, R.M., Vachon, D.D., Bulmash, E.L., Toneatto, T., Quilty, L.C., & Costa, P.T. (2007). Pathological gambling and the five-factor model of personality. Personality & Individual Differences, 43, 873-880.
Bain, J.A. (1928). Thought control in everyday life. New York: Funk & Wagnalls.
Bannister, G. (1977). Cognitive and behavior therapy in a case of compulsive gambling. Cognitive Therapy & Research, 1, 223-227.
Barker, J.C., & Miller, M. (1968). Aversion therapy for compulsive gambling. Journal of Nervous & Mental Disease, 146, 285-302.
Barlow, D.H. (1988). Anxiety and its disorders: The nature and treatment of anxiety and panic. New York: Guilford Press.
Barlow, D.H., & Rapee, R.M. (1991). Mastering stress: A lifestyle approach. Dallas, Texas: American Health Publishing Co.
Baron, E., & Dickerson, M. (1999). Alcohol consumption and self-control of gambling behavior. Journal of Gambling Studies, 15, 3-15.
Baucom, D.H., & Epstein, N. (1990). Cognitive-Behavioral Marital Therapy. New York: Brunner/Mazel.
Beck, A.T. (1963). Thinking and depression: I. Idiosyncratic content and cognitive distortions. Archives of General Psychiatry, 9, 324-333.
Beck, A.T. (1976). Cognitive therapy and the emotional disorders. New York: International Universities Press.
Beck, A.T., Rush, A.J., Shaw, B.F., & Emery, G. (1979). Cognitive therapy of depression. New York: Guilford.
Beck, A.T., Wright, F.D., Newman, C.F., & Liese, B.S. (1993). Cognitive therapy of substance abuse. New York: Guilford Press.
Beck, J.S. (1995). Cognitive therapy: Basics and beyond. New York: Guilford Press.
Bell, A., & Rollnick, S. (1996). Motivational interviewing in practice: A structured approach. In F.Rotgers, D.S.Keller, & J.Morgenstern (Eds.), Treating substance abuse: Theory and technique. New York: Guildford Press.
Bergh, C., Eklund, T., Soedersten, P., & Nordin, C. (1997). Altered dopamine function in pathological gambling. Psychological Medicine, 27, 473-475.
Bergler, E. (1957). The psychology of gambling. New York: International Universities Press.
Black, D.W. (2004). An open-label trial of Bupropion in the treatment of pathologic gambling. Journal of Clinical Psychopharmacology, 24, 108-110.
Black, D.W., Monahan, P.O., Temkit, M., & Shaw, M.C. (2006). A family study of pathological gambling. Psychiatry Research, 141, 295-303.
Black, D.W., & Moyer, T. (1998). Clinical features and psychiatric comorbidity of subjects with pathological gambling behavior. Psychiatric Services, 49, 1434-1439.
Black, D.W., Moyer, T., & Schlosser, S. (2003). Quality of life and family history in pathological gambling, Journal of Nervous & Mental Disease, 191, 124-126.
Black, D.W., Shaw, M.C., & Allen, J. (2008). Extended release Carbamazepine in the treatment of pathological gambling:

An open-label study. Progress in Neuro-Psychopharmacology & Biological Psychiatry, 32, 1191-1194.

Black, D.W., Shaw, M.C., Forbush, K.T., & Allen, J. (2007). An open-label trial of Escitalopram in the treatment of pathological gambling. Clinical Neuropharmacology, 30, 206-212.

Blanco, C., Ibáñez, A., Saiz-Ruiz, J., Blanco-Jerez, C., & Nunes, E.V. (2000). Epidemiology, pathophysiology and treatment of pathological gambling. CNS Drugs, 13, 397-407.

Blanco, C., Orensanz-Munoz, L., Blanco-Jerez, C., & Saiz-Ruiz, J. (1996). Pathological gambling and platelet MAO activity: A psychobiological study. American Journal of Psychiatry, 153, 119-121.

Blanco, C., Petkova, E., Ibáñez, A., & Saiz-Ruiz, J. (2002). A pilot placebo-controlled study of Fluvoxamine for pathological gambling. Annals of Clinical Psychiatry, 14, 9-15.

Blaszczynski, A.P., Drobny, J., & Steel, Z. (2005). Home-based imaginal desensitisation in pathological gambling: Short-term outcomes. Behaviour Change, 22, 13-21.

Blaszczynski, A.P., & Farrell, E. (1998). A case series of 44 completed gambling-related suicides. Journal of Gambling Studies, 14, 93-109.

Blaszczynski, A.P., Ladouceur, R., & Nower, L. (2007). Self-exclusion: A proposed gateway to treatment model. International Gambling Studies, 7, 59-71.

Blaszczynski, A.P., & Nower, L. (2002). A pathways model of problem and pathological gambling. Addiction, 97, 487-499.

Blaszczynski, A.P., & Silove, D. (1995). Cognitive and behavioral therapies for pathological gambling. Journal of Gambling Studies, 11, 195-220.

Blaszczynski, A.P., & Steel, Z. (1998). Personality disorders among pathological gamblers. Journal of Gambling Studies, 14, 51-71.

Blaszczynski, A.P., Winters, S.W., & McConaghy, N. (1986). Plasma endorphin levels in pathological gambling. Journal of Gambling Behavior, 2, 3-14.

Bolen, D.W., & Boyd, W.H. (1968). Gambling and the gambler: A review and preliminary findings. Archives of General Psychiatry, 18, 617-630.

Boughton, R., & Falenchuk, O. (2007). Vulnerability and comorbidity factors of female problem gambling. Journal of Gambling Studies, 23, 323-334.

Brewer, J.A., Grant, J.E., & Potenza, M.N. (2008). The treatment of pathologic gambling. Addictive Disorders & their Treatment, 7, 1-13.

Brown, R.I.F. (1986). Arousal and sensation-seeking components in the general explanation of gambling and gambling addictions. International Journal of the Addictions, 21, 1001-1016.

Bujold, A., Ladouceur, R., Sylvain, C., & Boisvert, J.M. (1994). Treatment of pathological gambling: An experimental study. Journal of Behavior Therapy & Experimental Psychiatry, 25, 275-282.

Burns, D.D. (1989). The feeling good handbook: Using the new mood therapy in everyday life. New York: William Morrow & Co.

Callahan, J. (1996). Documentation of client dangerousness in a managed care environment. Health Social Work, 21, 202-207.

Campbell, F., & Lester, D. (1999). The impact of gambling opportunities on compulsive gambling. Journal of Social Psychology, 139, 126-127.

Carlton, P.L., & Manowitz, P. (1994). Factors determining the severity of pathological gambling in males. Journal of Gambling Studies, 10, 147-157.

Cavedini, P., Riboldi, G., Keller, R., D'Annucci, A., & Bellodi, L. (2002). Frontal lobe dysfunction in pathological gambling patients. Biological Psychiatry, 51, 334-341.

Clarke, D. (2004). Impulsiveness, locus of control, motivation and problem gambling. Journal of Gambling Studies, 20, 319-345.

Clarke, D. (2006). Impulsivity as a mediator in the relationship between depression and problem gambling. Personality & Individual Differences, 40, 5-15.

Collins, J., Skinner, W., & Toneatto, T. (2005). Beyond assessment: The impact of comorbidity of pathological gambling, psychiatric disorders and substance use disorders on treatment course and outcome. http://www.gamblingresearch.org/download.sz/025%20Final%20Report%20-%20posted%20version%2030May05.pdf?docid=6649.

Coman, G.J., Burrows, G.D., & Evans, B.J. (1997). Stress and anxiety as factors in the onset of problem gambling: Implications for treatment. Stress Medicine, 13, 235-244.

Comings, D.E., Rosenthal, R.J., Lesieur, H.R., Rugle, L.J., Muhleman, D., Chiu, C., Dietz, G., & Gade, R. (1996). A study of the dopamine D2 receptor gene in pathological gambling. Pharmacogenetics, 6, 223-234.

Cotler, S.B. (1971). The use of different behavioural techniques in treating a case of compulsive gambling. Behavior Therapy, 2, 579-584.

Coventry, K.R., & Brown, R.I.F. (1993). Sensation-seeking, gambling and gambling addictions. Addiction, 88, 541-554.

Coventry, K.R., & Constable, B. (1999). Physiological arousal and sensation-seeking in female fruit machine gamblers. Addiction, 94, 425-430.

Crisp, B.R., Thomas, S.A., Jackson, A.C., Thomason, N., Smith, S., Borrell, J., Ho, W., & Holt, T.A. (2000). Sex differences in the treatment needs and outcomes of problem gamblers. Research on Social Work Practice, 10, 229-242.

Custer, R.L. (1982). An overview of compulsive gambling. In P.A.Carone, S.F.Yoles, S.N. Kiefer, & L.Krinsky (Eds.),

Addictive disorders update: Alcoholism, drug abuse, gambling. New York: Human Sciences Press.

da Silva Lobo, D.S., Vallada, H.P., Knight, J., Martins, S.S., Tavares, H., Gentil, V., & Kennedy, J.L. (2007). Dopamine genes and pathological gambling in discordant sibpairs. Journal of Gambling Studies, 23, 421-433.

Dannon, P.N., Lowengrub, K., Gonopolski, Y., Musin, E., & Kotler, M. (2005a). Topiramate versus Fluvoxamine in the treatment of pathological gambling: A randomized, blindrater comparison study. Clinical Neuropharmacology, 28, 6-10.

Dannon, P.N., Lowengrub, K., Musin, E., Gonopolski, Y., & Kotler, M. (2005b). Sustainedrelease Bupropion versus Naltrexone in the treatment of pathological gambling: A preliminary blind-rater study. Journal of Clinical Psychopharmacology, 25, 593-596.

Dannon, P.N., Lowengrub, K., Shalgi, B., Sasson, M., Tuson, L., Saphir, Y., & Moshe, K. (2006). Dual psychiatric diagnosis and substance abuse in pathological gamblers: A preliminary gender comparison study. Journal of Addictive Diseases, 25, 49-54.

Davis, M., Eshelman, E.R., & McKay, M. (1982). The relaxation & stress reduction workbook (2nd ed.). Oakland, CA: New Harbinger Publications.

DeCaria, C.M., Hollander, E., Nora, R., Stein, D., Simeon, D., & Cohen, I. (1997). Gambling: biological/genetic, treatment, government, and gambling concerns: neurobiology of pathological gambling. Presented at the American Psychiatric Association Annual Meeting, San Diego, CA.

Dell'Osso, B., Allen, A., & Hollander, E. (2005). Comorbidity issues in the pharmacological treatment of pathological gambling: A critical review. Clinical Practice & Epidemiology in Mental Health, 10, 1-21.

Dickerson, M.G. (1984). Compulsive Gamblers. London: Longman.

Dickerson, M.G. (1993). Internal and external determinants of persistent gambling: Problems in generalising from one form of gambling to another. Journal of Gambling Studies, 9, 225-245.

Dickerson, M.G., & Weeks, D. (1979). Controlled gambling as a therapeutic technique for compulsive gamblers. Journal of Behavior Therapy & Experimental Psychiatry, 10, 139-141.

Dickson, L., Derevensky, J.L., & Gupta, R. (2008). Youth gambling problems: Examining risk and protective factors. International Gambling Studies, 8, 25-47.

Dickson-Gillespie, L., Rugle, L.J., Rosenthal, R.J., & Fong, T. (2008). Preventing the incidence and harm of gambling problems. Journal of Primary Prevention, 29, 37-55.

Diener, E., Emmons, R.A., Larsen, R.J., & Griffin, S. (1985). The satisfaction with life scale. Journal of Personality Assessment, 49, 71-75.

Doiron, J.P., & Nicki, R.M. (2007). Prevention of pathological gambling: A randomized controlled trial. Cognitive Behaviour Therapy, 36, 74-84.

Donald W., B., Stephan, A., Coryell, W.H., Argo, T., Forbush, K.T., Shaw, M.C., Perry, P., & Allen, J. (2007). Bupropion in the treatment of pathological gambling: A randomized, double-blind, placebo-controlled, flexible-dose study. Journal of Clinical Psychopharmacology, 27, 143-150.

Dowling, N., Smith, D., & Thomas, T. (2007). A comparison of individual and group cognitive-behavioural treatment for female pathological gambling. Behaviour Research & Therapy, 45, 2192-2202.

D'Zurilla, T.J., & Goldfried, M.R. (1971). Problem solving and behavior modification, Journal of Abnormal Psychology, 78, 107-126.

D'Zurilla, T.J., & Nezu, A. (1982). Social problem solving in adults. In P.C.Kendall (Ed.), Advances in cognitive-behavioral research and therapy (Vol. 1). New York: Academic Press.

Echeburúa, E. (2005). Challenges in the treatment for pathological gambling. Adicciones, 17, 11-16.

Echeburúa, E., Báez, C., & Fernández-Montalvo, J. (1996). Comparative effectiveness of three therapeutic modalities in the psychological treatment of pathological gambling: Long-term outcome. Behavioural & Cognitive Psychotherapy, 24, 51-72.

Echeburúa, E., & Fernández-Montalvo, J. (2002). Psychological treatment of slot machine pathological gambling: A case study. Clinical Case Studies, 1, 240-253.

Echeburúa, E., Fernández-Montalvo, J., & Báez, C. (1999). Relapse prevention in the treatment of pathological gambling: Comparative effectiveness of therapeutic modalities. Análisis y Modificacioñ De Conducta, 25, 375-403.

Echeburúa, E., Fernández-Montalvo, J., & Báez, C. (2000). Relapse prevention in the treatment of slot-machine pathological gambling: Long-term outcome. Behavior Therapy, 31, 351-364.

Echeburúa, E., Fernández-Montalvo, J., & Báez, C. (2001). Predictors of therapeutic failure in slot-machine pathological gamblers following behavioural treatment. Behavioural & Cognitive Psychotherapy, 29, 379-383.

Eisen, S.A., Lin, N., Lyons, M.J., Scherrer, J., Griffith, K., True, W.R., Goldberg, J., & Tsuang, M.T. (1998). Familial influences on gambling behavior: An analysis of 3,359 twin pairs. Addiction, 93, 1375-1384.

Eisen, S.A., Slutske, W.S., Lyons M.J., Lassman, J., Xian, H., Toomey, R., Chantarujikapong, S., & Tsuang, M.T. (2001). The genetics of pathological gambling. Seminars in Clinical Neuropsychiatry, 6, 195-204.

El-Guebaly, N., Patten, S.B., Currie, S.R., Williams, J.V. A., Beck, C.A., Maxwell, C.J., & Wang, J.L. (2006). Epidemiological associations between gambling behavior, substance use and mood and anxiety disorders. Journal of Gambling Studies, 22, 275-287.

Ellis, A., & Harper, R.A. (1961). A guide to rational living. Hollywood, CA: Wilshire Books.

Epstein, N., & Baucom, D.H. (1989). Cognitive-behavioral marital therapy. In A.Freeman, K.M.Simon, L.Beutler, & H.Arkovitz (Eds.), Comprehensive handbook of cognitive therapy. New York: Plenum.

Epstein, N., & Schlesinger, S.E. (1991). Marital and family problems. In W.Dryden, & R. Rentoul. Adult clinical problems: A cognitive-behavioural approach. New York: Routledge.

Fanning, P., & McKay, M. (2000). Family guide to emotional wellness: Proven self help techniques and exercises for dealing with common problems and building crucial life skills. Oakland, CA: New Harbinger Publishings Inc.

Fernández-Montalvo, J., & Echeburúa, E. (2004). Pathological gambling and personality disorders: An exploratory study with the IPDE. Journal of Personality Disorders, 18, 500-505.

Fong, T., Kalechstein, A.D., Bernhard, B., Rosenthal, R.J., & Rugle, L.J. (2008). A doubleblind, placebo-controlled trial of Olanzapine for the treatment of video poker pathological gamblers. Pharmacology, Biochemistry & Behavior, 89, 298-303.

Freeman, A., Pretzer, J., Fleming, B., & Simon, K.M. (1990). Clinical applications of cognitive therapy. New York: Plenum Press.

Friedland, N., Keinan, G., & Regev, Y. (1992). Controlling the uncontrollable: Effects of stress on illusory perceptions of controllability. Journal of Personality & Social Psychology, 63, 923-931.

Frisch, M.B. (1994). Quality of life inventory: manual and treatment guide. Minneapolis, MN: Pearson Assessments.

Gaboury, A., & Ladouceur, R. (1989). Erroneous perceptions and gambling. Journal of Social Behavior & Personality, 4, 411-420.

Gaboury, A., & Ladouceur, R. (1990). Correction of irrational thinking during American roulette. Canadian Journal of Behavioural Science, 22, 417-423.

Galdston, I. (1960). The gambler and his love. American Journal of Psychiatry, 117, 553-555.

Goldfried, M.R., & Davison, G.C. (1994). Clinical behavior therapy. New York: John Wiley & Sons.

Goldstein, L., Manowitz, P., Nora, R., Swartzburg, M., & Carlton, P.L. (1985). Differential EEG activation and pathological gambling. Biological Psychiatry, 20, 1232-1234.

Gooding, P., & Tarrier, N. (2009). A systematic review and meta-analysis of cognitivebehavioural interventions to reduce problem gambling: Hedging our bets? Behaviour Research & Therapy, 47, 592-607.

Goorney, A.B. (1968). Treatment of a compulsive horse race gambler by aversion therapy. British Journal of Psychiatry, 114, 329-333.

Gottman, J. (1976). A couples guide to communication. Champaign, IL: Research Press.

Grant, J.E., & Kim, S.W. (2001). Demographic and clinical features of 131 adult pathological gamblers. Journal of Clinical Psychiatry, 62, 957-962.

Grant, J.E., Kim, S.W., & Kuskowski, M. (2004). Retrospective review of treatment retention in pathological gambling. Comprehensive Psychiatry, 45, 83-87.

Grant, J.E., Kim, S.W., & Potenza, M.N. (2008). Psychopharmacological management of pathological gambling. In M.Zangeneh, A.Blaszczynski, & N.E.Turner (Eds.), In the pursuit of winning: Problem gambling theory, research and treatment (pp. 199-210). New York: Springer Science and Business Media.

Grant, J.E., Kim, S.W., Potenza, M.N., Blanco, C., Ibáñez, A., Stevens, L., Hektner, J.M., & Zaninelli, R. (2003). Paroxetine treatment of pathological gambling: A multi-centre randomized controlled trial. International Clinical Psychopharmacology, 18, 243-249.

Grant J.E., & Potenza, M.N. (2006). Escitalopram treatment of pathological gambling with co-occurring anxiety: an open-label pilot study with double-blind discontinuation. International Clinical Psychopharmacology, 21, 203-209.

Grant, J.E., & Potenza, M.N. (2007). Treatments for pathological gambling and other impulse control disorders. In P.E.Nathan, & J.M.Gorman (Eds.), A guide to treatments that work (3rd ed., pp. 561-577). New York: Oxford University Press.

Grant, J.E., Potenza, M.N., Hollander, E., Cunningham-Williams, R., Nurminen, T., Smits, G., & Kallio, A. (2006). Multicenter investigation of the opioid antagonist Nalmefene in the treatment of pathological gambling. American Journal of Psychiatry, 163, 303-312.

Grant, J.E., Schreiber, L., Odlaug, B.L., & Kim, S.W. (2010). Pathologic gambling and bankruptcy. Comprehensive Psychiatry, 51, 115-120.

Greenberg, H.R. (1980). Psychology of gambling. In H.Kaplan, A.Freedman, & B.Sadock (Eds.), Comprehensive textbook of Psychiatry (pp. 3274-3283). Baltimore, MA: Williams and Wilkins.

Greenson, R. (1948). On gambling. Yearbook of Psychoanalysis, 4, 110-123.

Griffiths, M.D. (1991). Psychobiology of the near miss in fruit machine gambling. The Journal of Psychology, 125, 347-357.

Griffiths, M.D. (1993). Fruit machine gambling: The importance of structural characteristics. Journal of Gambling Studies, 9, 101-120.

Hanna, S.B. (1995). Person to person: Positive relationships don't just happen. Englewood Cliffs, NJ: Prentice-Hall.

Hardoon, K.K., Gupta, R., & Derevensky, J.L. (2004). Psychosocial variables associated with adolescent gambling. Psychology of Addictive Behaviors, 18, 170-179.

Harris, H. (1964). Gambling addiction in an adolescent male. Psychoanalytic Quarterly, 34, 513-525.

Hawton, K., Salkovskis, P.M., Kirk, J., & Clark, D.M. (1989). Cognitive behaviour therapy for psychiatric problems. Oxford: Oxford University Press.

Henry, S.L. (1996). Pathological gambling: Etiologic considerations and treatment efficacy of eye movement

desensitization/reprocessing. Journal of Gambling Studies, 12, 395-405.
Hodgins, D.C., Currie, S.R., & El-Guebaly, N. (2001). Motivational enhancement and selfhelp treatments for problem gambling. Journal of Consulting & Clinical Psychology, 69, 50-57.
Hodgins, D.C., Currie, S.R., El-Guebaly, N., & Peden, N. (2004). Brief motivational treatment for problem gambling: A 24-month follow-up. Psychology of Addictive Behaviors, 18, 293-296.
Hodgins, D.C., & El-Guebaly, N. (2000). Natural and treatment-assisted recovery from gambling problems: A comparison of resolved and active gamblers. Addiction, 95, 777-789.
Hodgins, D.C., & El-Guebaly, N. (2004). Retrospective and prospective reports of precipitants to relapse in pathological gambling. Journal of Consulting & Clinical Psychology, 72, 72-80.
Hodgins, D.C., Makarchuk, K., El-Guebaly, N., & Peden, N. (2002). Why problem gamblers quit gambling: A comparison of methods and samples. Addiction Research & Theory, 10, 203-218.
Hodgins, D.C., Mansley, C., & Thygesen, K. (2006). Risk factors for suicide ideation and attempts among pathological gamblers. The American Journal on Addictions, 15, 303-310.
Hodgins, D.C., Shead, N.W., & Makarchuk, K. (2007). Relationship satisfaction and psychological distress among concerned significant others of pathological gamblers. Journal of Nervous & Mental Disease, 195, 65-71.
Hollander, E., Buchalter, A.J., & DeCaria, C.M. (2000). Pathological gambling. Psychiatric Clinics of North America, 23, 629-642.
Hollander, E., DeCaria, C.M., Finkell, J.N., Begaz, T., Wong, C.M., & Cartwright, C. (2000). A randomized double-blind Fluvoxamine placebo crossover trial in pathologic gambling. Biological Psychiatry, 47, 813-817.
Hollander, E., Pallanti, S., Allen, A., Sood, E., & Rossi, N.B. (2005). Does sustained-release lithium reduce impulsive gambling and affective instability versus placebo in pathological gamblers with bipolar spectrum disorders? American Journal of Psychiatry, 162, 137-145.
Hudak, C.J., Varghese, R., & Politzer, R.M. (1989). Family, marital, and occupational satisfaction for recovering pathological gamblers. Journal of Gambling Behavior, 5, 201-210.
Iancu, I., Lowengrub, K., Dembinsky, Y., Kotler, M., & Dannon, P.N. (2008). Pathological gambling: An update on neuropathophysiology and pharmacotherapy. CNS Drugs, 22, 123-138.
Ibáñez, A., Perez de Castro, I., Fernandez-Piqueras, J., Blanco, C., & Saiz-Ruiz, J. (2000). Pathological gambling and DNA polymorphic markers at MAO-A and MAO-B genes. Molecular Psychiatry, 5, 105-109.
Ingle, P.J., Marotta, J., McMillan, G., & Wisdom, J.P. (2008). Significant others and gambling treatment outcomes. Journal of Gambling Studies, 24, 381-392.
Jackson, P.R., & Oei, T.P.S. (1978). Social skills training and cognitive restructuring with alcoholics. Drug & Alcohol Dependence, 3, 369-374.
Jacques, C., Ladouceur, R., & Ferland, F. (2000). Impact of availability on gambling. A longitudinal study. Canadian Journal of Psychiatry, 45, 810-815.
Jacobs, D.G., Brewer, M., & Klein-Benheim, M. (1999). Suicide assessment: An overview and recommended protocol. In D.G.Douglas (Ed.), The Harvard Medical School Guide to suicide assessment and intervention. San Francisco, CA: Jossey-Bass Publishers.
Jacobsen, E. (1968). Progressive relaxation. Chicago, IL: University of Chicago Press.
Jacobson, N.S., & Margolin, G. (1979). Marital therapy: Strategies based on social learning and behavior exchange principles. New York: Brunner/Mazel.
Jakubowski, P., & Lange, A.J. (1978). The assertive option: Your rights and responsibilities. Champaign, IL: Research Press Co.
Johnson, E.H. (1990). The deadly emotions: The role of anger, hostility, and aggression in health and emotional well-being. New York: Praeger.
Jiménez-Murcia, S., Álvarez-Moya, E.M., Granero, R., Aymamí, M.N., Gómez-Peña, M., Jaurrieta, N., Sans, B., Rodriguez-Marti, J., & Vallejo, J. (2007). Cognitive-behavioral group treatment for pathological gambling: Analysis of effectiveness and predictors of therapy outcome. Psychotherapy Research, 17, 544-552.
Kadden, R., Carroll, K., Donovan, D.M., Cooney, N. Monti, P., Abrams, D., Litt, M., & Hester, R. (1995). Cognitive behavioral coping skills therapy manual: A clinical research guide for therapists treating individuals with alcohol abuse and dependence. Rockville, MA: National Institute on Alcohol Abuse and Alcoholism: Project Match.
Kalechstein, A.D., Fong, T., Rosenthal, R.J., Davis, A., Vanyo, H., & Newton, T.F. (2007). Pathological gamblers demonstrate frontal lobe impairment consistent with that of methamphetamine-dependent individuals. Journal of Neuropsychiatry & Clinical Neurosciences, 19, 298-303.
Kalischuk, R.G., Nowatzki, N., Cardwell, K., Klein, K., & Solowoniuk, J. (2006). Problem gambling and its impact on families: A literature review. International Gambling Studies, 6, 31-60.
Kanfer, F.H. (1977). Self-regulation and self-control. In H.Zeier (Ed.), The psychology of the 20th century (Vol. 4). Zurich: Kindler Verlag.
Kausch, O., Rugle, L.J., & Rowland, D.Y. (2006). Lifetime histories of trauma among pathological gamblers. The American Journal on Addictions, 15, 35-43.
Kazantzis, N., & Daniel, J. (2009). Homework assignments in cognitive behavior therapy. In G.Simos (Ed.), Cognitive

behaviour therapy: A guide for the practising clinician, vol 2. (pp. 165-186). New York: Routledge.

Kazantzis, N., Deane, F.P., Ronan, K.R., & L'Abate, L. (2005). Using homework assignments in cognitive behavior therapy. New York: Routledge.

Kim, S.W., & Grant, J.E. (2001). An open Naltrexone treatment study in pathological gambling disorder. International Clinical Psychopharmacology, 16, 285-289.

Kim, S.W., Grant, J.E., Adson, D.E., & Shin, Y.C. (2001). Double-blind Naltrexone and placebo comparison study in the treatment of pathological gambling. Biological Psychiatry, 49, 914-921.

Kim, S.W., Grant, J.E., Adson, D.E., Shin, Y.C., & Zaninelli, R. (2002). A double-blind placebo-controlled study of the efficacy and safety of Paroxetine in the treatment of pathological gambling. Journal of Clinical Psychiatry, 63, 501-507.

Kim, S.W., Grant, J.E., Eckert, E.D., Faris, P.L., & Hartman, B.K. (2006). Pathological gambling and mood disorders: Clinical associations and treatment implications. Journal of Affective Disorders, 92, 109-116.

Kirk, J. (1989). Cognitive-behavioural assessment. In K.Hawton, P.M.Salkovskis, J.Kirk, & D.Clark. (1989). Cognitive behaviour therapy for psychiatric problems. Oxford: Oxford University Press.

Korman, L.M., Collins, J., Dutton, D., Dhayananthan, B., Littman-Sharp, N., & Skinner, W. (2008). Problem gambling and intimate partner violence. Journal of Gambling Studies, 24, 13-23.

Korn, D.A., & Shaffer, H.J. (2004). Massachusetts Department of Public Health's Practice Guidelines for Treating Gambling-Related Problems. An Evidence-Based Treatment Guide for Clinicians. Toronto: Massachusetts Council on Compulsive Gambling.

Kraft, T. (1970). A short note on forty patients treated by systematic desensitization. Behavior Research & Therapy, 8, 219-220.

Kyngdon, A., & Dickerson, M. (1999). An experimental study of the effect of prior alcohol consumption on a simulated gambling activity. Addiction, 94, 697-707.

Ladouceur, R. (1991). Prevalence estimates of pathological gamblers in Quebec, Canada. Canadian Journal of Psychiatry, 36, 732-734.

Ladouceur, R. (2001). Diagnostic and treatment of pathological gamblers: A cognitive approach. Workshop presentation at National Association for Gambling Studies Conference. Sydney, Australia.

Ladouceur, R., Boisvert, J.M., Pepin, M., Loranger, M., & Sylvain, C (1994). Social costs of pathological gambling. Journal of Gambling Studies, 10, 399-409.

Ladouceur, R., Jacques, C., Ferland, F., & Giroux, I. (1999). Prevalence of problem gambling: a replication study 7 years later. Canadian Journal of Psychiatry, 44, 802-804.

Ladouceur, R., Jacques, C., Giroux, I., Ferland, F., & Leblond, J. (2000). Analysis of a casino's self-exclusion program. Journal of Gambling Studies, 16, 453-460.

Ladouceur, R., Sévigny, S., Blaszczynski, A.P., O'Connor, K., & Lavoie, M.E. (2003). Video lottery: Winning expectancies and arousal. Addiction, 98, 733-738.

Ladouceur, R., & Sylvain, C. (1999). Treatment of pathological gambling: A controlled study. Anuario de Psicologica, 30, 127-135.

Ladouceur, R., Sylvain, C., & Boutin, C. (2000). Pathological gambling. In M.Hersen, & M. Biaggio (Eds.), Effective Brief Therapies: A Clinician's Guide (pp. 303-318). New York: Academic Press.

Ladouceur, R., Sylvain, C., Boutin, C., Lachance, S., Doucet, C., & Leblond, J. (2003). Group therapy for pathological gamblers: A cognitive approach. Behaviour Research & Therapy, 41, 587-596.

Ladouceur, R., Sylvain, C., Boutin, C., Lachance, S., Doucet, C., Leblond, J., & Jacques, C. (2001). Cognitive treatment of pathological gambling. Journal of Nervous & Mental Disease, 189, 774-780.

Ladouceur, R., Sylvain, C., Duval, C., & Gaboury, A. (1989). Correction of irrational verbalizations among video poker players. International Journal of Psychology, 24, 43-56.

Ladouceur, R., Sylvain, C., & Gosselin, P. (2007). Self-exclusion program: A longitudinal evaluation study. Journal of Gambling Studies, 23, 85-94.

Ladouceur, R., Sylvain, C., Letarte, H., Giroux, I., & Jacques, C. (1998). Cognitive treatment of pathological gamblers. Behaviour Research & Therapy, 36, 1111-1119.

Langenbucher, J., Bavly, L., Labouvie, E., Sanjuan, P.M., & Martin, C.S. (2001). Clinical features of pathological gambling in an addictions treatment cohort. Psychology of Addictive Behavior, 15, 77-79.

Lange, A.J., & Jakubowski, P (1976). Responsible assertive behavior: Cognitive/behavioral procedures for trainers. Champaign, IL: Research Press Co.

Langer, E. (1975). The illusion of control. Journal of Personality & Social Psychology, 32, 311-328.

Leary, K., & Dickerson, M. (1985). Levels of arousal in high- and low-frequency gamblers. Behaviour Research & Therapy, 23, 635-640.

Leblond, J., Ladouceur, R., & Blaszczynski, A.P. (2003). Which pathological gamblers will complete treatment? British Journal of Clinical Psychology, 42, 205-209.

Ledgerwood, D.M., & Petry, N.M. (2006). Psychological experience of gambling and subtypes of pathological gamblers. Psychiatry Research, 144, 17-27.

Ledgerwood, D.M., Steinberg, M.A., Wu, R., & Potenza, M.N. (2005). Self-reported gambling-related suicidality among

gambling helpline callers. Psychology of Addictive Behaviors, 19, 175-183.
Lesieur, H.R., & Blume, S.B. (1987). The South Oaks Gambling Screen (SOGS): A new instrument for the identification of pathological gamblers. American Journal of Psychiatry, 144, 1184-1188.
Lesieur, H.R., & Blume, S.B. (1991). Evaluation of patients treated for pathological gambling in a combined alcohol, substance abuse and pathological gambling treatment unit using the Addiction Severity Index. British Journal of Addiction, 86, 1017-1028.
Lindner, R. (1950). The psychodynamics of gambling. Annals of American Academy of Political & Social Sciences, 269, 93-107.
Loo, J.M.Y., Raylu, N., & Oei, T.P.S. (2008). Gambling among the Chinese: A comprehensive review. Clinical Psychology Review, 28, 1152-1166.
Lorenz, V.C., & Yaffee, R.A. (1986). Pathological gambling: Psychosomatic, emotional, and marital difficulties as reported by the gambler. Journal of Gambling Behavior, 2, 40-49.
Lorenz, V.C., & Yaffee, R.A. (1988). Pathological gambling: Psychosomatic, emotional and marital difficulties as reported by the spouse. Journal of Gambling Behavior, 4, 13-26.
Lorenz, V.C., & Yaffee, R.A. (1989). Pathological gamblers and their spouses: Problems in interaction. Journal of Gambling Behavior, 5, 113-126.
Lorenz, V.C., & Shuttleworth, D.E. (1983). The impact of pathological gambling on the spouse of the gambler. Journal of Community Psychology, 11, 67-76.
Lovibond, S.H., & Lovibond, P.F. (1995). The structure of negative emotional states: Comparison of the Depression Anxiety Stress Scales (DASS) with the Beck Depression and Anxiety Inventories. Behaviour, Research & Therapy, 33, 335-343.
Loxton, N.J., Nguyen, D., Casey, L., & Dawe, S. (2008). Reward drive, rash impulsivity and punishment sensitivity in problem gamblers. Personality & Individual Differences, 45, 167-173.
Maccallum, F., & Blaszczynski, A.P. (2002). Pathological gambling and comorbid substance use. Australian & New Zealand Journal of Psychiatry, 36, 411-415.
Maccallum, F., & Blaszczynski, A.P. (2003). Pathological gambling and suicidality: An analysis of severity and lethality. Suicide & Life-Threatening Behavior, 33, 88-98.
Maccallum, F., Blaszczynski, A.P., Ladouceur, R., & Nower, L. (2007). Functional and dysfunctional impulsivity in pathological gambling. Personality & Individual Differences, 43, 1829-1838.
Makarchuk, K., Hodgins, D.C., & Peden, N. (2002). Development of a brief intervention for concerned significant others of problem gamblers. Addictive Disorders & their Treatment, 1, 126-134.
Manowitz, P., Amorosa, L.F., Goldstein, H.S., & Carlton, P.L. (1993). Uric acid level increases in humans engaged in gambling: A preliminary report. Biological Psychology, 36, 223-229.
Marazziti, D., Dell'Osso, M.C., Conversano, C., Consoli, G., Vivarelli, L., Mungai, F., Nasso, E.D., & Golia, F. (2008a). Executive function abnormalities in pathological gamblers. Clinical Practice & Epidemiology in Mental Health, 4, 7.
Marazziti, D., Golia, F., Picchetti, M., Pioli, E., Mannari, P., Lenzi, F., Conversano, C., Carmassi, C., Dell'Osso, M.C., Consoli, G., Baroni, S., Giannaccini, G., Zanda, G., & Dell'Osso, L. (2008b). Decreased density of the platelet serotonin transporter in pathological gamblers. Neuropsychobiology, 57, 38-43.
Marlatt, G.A. (1988). Matching clients to treatment: Treatment models and stages of change. In D.M.Donovan, & G.A Marlatt (Eds.), Assessment of addictive behaviors. New York: The Guilford Press.
Marlatt, G.A., & Donovan, D.M. (2005). Relapse prevention: Maintenance strategies in the treatment of addictive behaviours (2nd ed.). New York: The Guilford Press.
Marlatt, G.A., & Gordon, J.R. (1985). Relapse prevention: Maintenance strategies in the treatment of addictive behaviors. New York: Guilford Press.
Masters, J.C., Burish, T.G., Hollon, S.D., & Rimm, D.C. (1987). Behavior therapy: Techniques and empirical findings (3rd ed.). Orlando, FL: Harcourt Brace Jovanovich.
McConaghy, N., Armstrong, M.S., Blaszczynski, A.P., & Allcock, C.C. (1983). Controlled comparison of aversive therapy and imaginal desensitization in compulsive gambling. British Journal of Psychiatry, 142, 366-372.
McConaghy, N., Armstrong, M.S., Blaszczynski, A.P., & Allcock, C.C. (1988). Behavior completion versus stimulus control in compulsive gambling: Implications for behavioural assessment. Behavior Modification, 12, 371-384.
McConaghy, N., Blaszczynski, A.P., & Frankova, A. (1991). Comparison of imaginal desensitisation with other behavioural treatments of pathological gambling: A two- to nine-year follow-up. British Journal of Psychiatry, 159, 390-393.
Meichenbaum, D. (1977). Cognitive behavior modification: An integrative approach. New York: Plenum Press.
Meyers, R.J., Smith, J.E., & Miller, E.J. (1998). Working through the concerned significant other. In W.R.Miller, & N.Heather (Eds.), Treating addictive behaviors (2nd ed., pp. 149-161). New York: Plenum Press.
Miller, W.R. (1989). Matching individuals with interventions. In R.K.Hester, & W.R. Miller (Eds.), Handbook of alcoholism treatment approaches: Effective alternatives (pp. 261-271). Elmsford, NY: Pergamon Press.
Miller, W.R., & Rollnick, S. (1991). Motivational interviewing: Preparing people to change addictive behaviours. New York: Guilford.
Milton, S., Crino, R., Hunt, C., & Prosser, E. (2002). The effect of compliance-improving interventions on the cognitive-

behavioural treatment of pathological gambling. Journal of Gambling Studies, 18, 207-229.

Miu, A.C., Heilman, R.M., & Houser, D. (2008). Anxiety impairs decision-making: Psychophysiological evidence from an Iowa gambling task. Biological Psychology, 77, 353-358.

Molde, H., Ingjaldsson, J., Kvale, G., Pallesen, S., Stoylen, I.J., Prescott, P., & Johnsen, B.H. (2004). Pathological gambling—assessment, prevalence, aetiology and treatment. Tidsskrift for Norsk Psykologforening, 41, 703-722.

Moodie, C., & Finnigan, F. (2006). Association of pathological gambling with depression in Scotland. Psychological Reports, 99, 407-417.

Moran, E. (1970). Varieties of pathological gambling. British Journal of Psychiatry, 116, 593-597.

Moskowitz, J.A. (1980). Lithium and lady luck: Use of lithium carbonate in compulsive gambling. New York State Journal of Medicine, 80, 785-788.

Muelleman, R.L., DenOtter, T., Wadman, M.C., Tran, T.P., & Anderson, J. (2002). Problem gambling in the partner of the emergency department patient as a risk factor for intimate partner violence. Journal of Emergency Medicine, 23, 307-312.

Myrseth, H., Pallesen, S., Molde, H., Johnsen, B.H., & Lorvik, I.M. (2009). Personality factors as predictors of pathological gambling. Personality & Individual Differences, 47, 933-937.

Najavits, L.M. (2005). Substance abuse. In N.Kazantzis, F.P.Deane, K.R.Ronan & L L'Abate. Using homework assignments in cognitive behavior therapy (pp. 263-282). New York: Routledge.

Newman, S.C., & Thompson, A.H. (2007). The association between pathological gambling and attempted suicide: Findings from a national survey in Canada. The Canadian Journal of Psychiatry, 52, 605-612.

NSW Young Lawyers (2004). The Debt Handbook. Retrieved May 23, 2009 from http://www.lawsociety.com.au/idc/groups/public/documents/internetyounglawyers/027208.pdf.

Oei, T.P.S., & Gordon, L.M. (2008). Psychosocial factors related to gambling abstinence and relapse in members of gamblers anonymous. Journal of Gambling Studies, 24, 91-105.

Oei, T.P.S., & Jackson, P.R. (1980). Long-term effects of group and individual social skills training with alcoholics. Addictive Behaviors, 5, 129-136.

Oei, T.P.S., & Jackson, P.R. (1982). Social skills and cognitive behavioral approaches to the treatment of problem drinking. Journal of Studies on Alcohol, 43, 532-547.

Oei, T.P.S., & Jackson, P.R. (1984). Some effective therapeutic factors in group cognitivebehavioral therapy with problem drinkers. Journal of Studies on Alcohol, 45, 119-123.

Oei, T.P.S., Lin, C.D., & Raylu, N. (2007a). Validation of the Chinese version of the Gambling Related Cognitions Scale (GRCS-C), Journal of Gambling Studies, 23, 309-322.

Oei, T.P.S., Lin, C.D., & Raylu, N. (2007b). Validation of the Chinese version of the Gambling Urges Scale (GUS-C). International Gambling Studies, 7, 101-111.

Oei, T.P.S., Lin, C.D., & Raylu, N. (2008). The relationship between gambling cognitions, psychological states, and gambling: A cross-cultural study of Chinese and Caucasians in Australia. Journal of Cross-Cultural Psychology, 39, 147-161.

Oei, T.P.S. & Raylu, N. (2003). Parental influences on offspring gambling cognitions and behaviour: Preliminary findings. Journal of the National Association for Gambling Studies, 15, 8-15.

Oei, T.P.S., & Raylu, N. (2004). Familial influence on offspring gambling: A possible mechanism for transmission of gambling behaviour in families. Psychological Medicine, 34, 1279-1288.

Oei, T.P.S., & Raylu, N. (2007). Gambling and problem gambling among the Chinese. Brisbane: Behaviour Research and Therapy Centre.

Oei, T.P.S., & Raylu, N. (2009). Factors associated with the severity of gambling problems in a community gambling treatment agency. International Journal of Mental Health & Addiction, 7, 124-137.

Oei, T.P.S., & Raylu, N. (2010). Gambling behaviors and motivations: A cross-cultural study of Chinese and Caucasians in Australia. International Journal of Social Psychiatry, 56, 23-34.

Oei, T.P.S., Raylu, N., & Casey (in press). Group versus individual cognitive behavioral treatment for problem gambling: A randomized controlled trial. Behavioural and Cognitive Psychotherapy.

Oei, T.P.S., Raylu, N., & Grace, R. (2008). Self help program for problem gamblers. Brisbane: Behaviour Research and Therapy Centre.

O'Neil, M., Whetton, S., Dolman, B., Herbert, M., Giannopolous, V., O'Neil, D., & Wordley, J. (2003). Part A Ð Evaluation of self-exclusion programs in Victoria and Part B— Summary of self-exclusion programs in Australian States and Territories. Melbourne: Gambling Research Panel.

Pallanti, S., Quercioli, L., Sood, E., & Hollander, E. (2002). Lithium and Valproate treatment of pathological gambling: A randomized single-blind study. Journal of Clinical Psychiatry, 63, 559-564.

Pallanti, S., Rossi, N.B., Sood, E., & Hollander, E. (2002). Nefazodone treatment of pathological gambling: A prospective open-label controlled trial. Journal of Clinical Psychiatry, 63, 1034-1039.

Pallesen, S., Mitsem, M., Kvale, G., Johnsen, B.H., & Molde, H. (2005). Outcome of psychological treatments of pathological gambling: A review and meta-analysis. Addiction, 100, 1412-1422.

Pallesen, S., Molde, H., Arnestad, H.M., Laberg, J.C., Skutle, A., Iversen, E., Stoylen, I.J., Kvale, G., & Holsten, F. (2007). Outcome of pharmacological treatments of pathological gambling: A review and meta-analysis. Journal of Clinical Psychopharmacology, 27, 357-364.

Perez de Castro, I., Ibáñez, A., Saiz-Ruiz, J., & Fernandez-Piqueras, J. (1999). Genetic contribution to pathological gambling: Association between a functional DNA polymorphism at the serotonin transporter gene (5-HTT) and affected males. Pharmacogenetics, 9, 397-400.

Perez de Castro, I., Ibáñez, A., Torres, P., Saiz-Ruiz, J., & Fernandez-Piqueras, J. (1997). Genetic association study between pathological gambling and a functional DNA polymorphism at the D4 receptor. Pharmacogenetics, 7, 345-348.

Petry, N.M. (2002). Psychosocial treatments for pathological gambling: Current status and future directions. Psychiatric Annals, 32, 192-196.

Petry, N.M. (2003). Patterns and correlates of Gamblers Anonymous attendance in pathological gamblers seeking professional treatment. Addictive Behaviors, 28, 1049-1062.

Petry, N.M., Ammerman, Y., Bohl, J., Doersch, A., Gay, H., Kadden, R., Molina, C., & Steinberg, K. (2006). Cognitive-behavioral therapy for pathological gamblers. Journal of Consulting & Clinical Psychology, 74, 555-567.

Petry, N.M., Stinson F.S., & Grant, B.F. (2005). Comorbidity of DSM-IV pathological gambling and other psychiatric disorders: results from the National Epidemiologic Survey on Alcohol and Related Conditions. Journal of Clinical Psychiatry, 66, 564-574.

Potenza, M.N., Steinberg, M.A., McLaughlin, S.D., Wu, R., Rounsaville, B.J., & O'Malley, S.S. (2001). Gender-related differences in the characteristics of problem gamblers using a gambling helpline. American Journal of Psychiatry, 158, 1500-1505.

Powell, J., Hardoon, K.K., Derevensky, J.L., & Gupta, R. (1999). Gambling and risk-taking behavior among university students. Substance Use & Misuse, 34, 1167-1184.

Prochaska, J.O., & DiClemente, C.C. (1982). Transtheoretical, therapy: Toward a more integrative model of change. Psychotherapy: Theory, Research, & Practice, 19, 276-288.

Prochaska, J.O., & DiClemente, C.C. (1986). Toward a comprehensive model of change. In W.R.Miller, & N.Heather (Eds.), Treating addictive behaviors: Processes of change. New York: Plenum Press.

Prochaska, J.O., DiClemente, C.C., & Norcross, J.C. (1992). In search of how people change: Applications to addictive behaviors. American Psychologist, 47, 1102-1114.

Productivity Commission Report (1999). Australia's Gambling Industries: Final Report. Canberra: Government Press.

Rankin, H. (1982). Control rather than abstinence as a goal in the treatment of excessive gambling. Behaviour Research & Therapy, 20, 185-187.

Ravindran, A.V., Telner, J., Bhatla, R., Cameron, C., Horn, E., Horner, D., Cebulski, L., & Davis, S. (2006). Pathological gambling: treatment correlates. European Neuropsychopharmacology, 16, S506.

Rawson, R.A., & Obert, J.L. (2002). Relapse prevention groups in outpatient substance abuse treatment. In D.W.Brook, & H.I.Spitz (Eds.), The group therapy of substance abuse (pp. 121-138). New York: Haworth Press.

Raylu, N., & Oei, T.P.S. (2002). Pathological gambling: A comprehensive review. Clinical Psychology Review, 22, 1009-1061.

Raylu, N., & Oei, T.P.S. (2004a). Role of culture in gambling and problem gambling. Clinical Psychology Review, 23, 1087-1114.

Raylu, N. & Oei, T.P.S. (2004b). The Gambling Related Cognitions Scale (GRCS): Development, confirmatory factor validation and psychometric properties. Addiction, 99, 757-769.

Raylu, N. & Oei, T.P.S. (2004c). The Gambling Urge Scale (GUS): Development, confirmatory factor validation and psychometric properties. Psychology of Addictive Behaviors, 18, 100-105.

Raylu, N., & Oei, T.P.S. (2007). Factors that predict treatment outcomes in a community treatment agency for problem gamblers. International Journal of Mental Health & Addiction, 5, 165-176.

Raylu, N., & Oei, T.P.S. (2009). Testing the validity of a cognitive behavioral model for gambling behavior. (Manuscript submitted for publication).

Raylu, N., Oei, T.P.S., & Loo, J.M.Y. (2008). The current status and future direction of self-help treatments for problem gamblers. Clinical Psychology Review, 28, 1372-1385.

Redd, W.H., Porterfield, A.L., & Andersen, B.L. (1979). Behavior Modification: Behavioral approaches to human problems. New York: Random House.

Reuter, J., Raedler, T., Rose, M., Hand, I., Gläscher, J., & Büchel, C. (2005). Pathological gambling is linked to reduced activation of the mesolimbic reward system. Nature Neuroscience, 8, 147-148.

Roca, M., Torralva, T., Lopez, P., Cetkovich, M., Clark, L., & Manes, F. (2008). Executive functions in pathologic gamblers selected in an ecologic setting. Cognitive & Behavioral Neurology, 21, 1-4.

Rollnick, S., Heather, N., & Bell, A. (1992). Negotiating behaviour change in medical settings: The development of brief motivational interviewing. Journal of Mental Health, 1, 25-37.

Rollnick, S., Kinnersley, P., & Stott, N. (1993). Methods of helping patients with behavior change. British Medical Journal, 307, 188-190.

Rosecrance, J. (1988). Gambling without guilt: The legitimisation of an American pastime. California: Brooks/Cole.

Roy, A., Adinoff, B., Roehrich, L., Lamparski, D., Custer, R.L., Lorenz, V.C., Barbaccia, M., Guidotti, A., Costa, E., & Linnoila, M. (1988). Pathological gambling: A psychobiological study. Archives of General Psychiatry, 45, 369-373.

Rugle, L.J., & Melamed, L. (1993). Neuropsychological assessment of attention problems in pathological gamblers. Journal of Nervous & Mental Disease, 181, 107-112.

Rush, B.R., Bassani, D.G., Urbanoski, K.A., & Castel, S. (2008). Influence of co-occurring mental and substance use disorders on the prevalence of problem gambling in Canada. Addiction, 103, 1847-1856.

Russo, A.M., Taber, J.I., McCormick, R.A., & Ramirez, L.F. (1984). An outcome study of an inpatient treatment program for pathological gamblers. Hospital & Community Psychiatry, 35, 823-827.

Saiz-Ruiz, J., Blanco, C., Ibáñez, A., Masramon, X., Gómez, M.M., Madrigal, M., & Diez, T. (2005). Sertraline treatment of pathological gambling: A pilot study. Journal of Clinical Psychiatry, 66, 28-33.

Saunders, J.B., Aasland, O.G., Babor, T.F.; de la Puente, J.R., & Grant, M. (1993). Development of the Alcohol Use Disorders Screening Test (AUDIT). WHO collaborative project on early detection of persons with harmful alcohol consumption. II. Addiction, 88, 791-804.

Scherrer, J.F., Xian, H., Shah, K.R., Volberg, R., Slutske, W.S., & Eisen, S.A. (2005). Effect of genes, environment, and lifetime co-occurring disorders on health-related quality of life in problem and pathological gamblers. Archives of General Psychiatry, 62, 677-683.

Schultz, J.H. (1932). Superior degree of autogenic training and raya-yoga. Zeitschrift Für Die Gesamte Neurologie Und Psychiatrie, 139, 1-34.

Schwarz, J., & Lindner, A. (1992). Inpatient treatment of male pathological gamblers in Germany. Journal of Gambling Studies, 8, 93-109.

Seager, C.P. (1970). Treatment of compulsive gamblers by electrical aversion. British Journal of Psychiatry, 117, 545-553.

Shaffer, H.J., Hall, M.N., & Vander Bilt, J. (1997). Estimating the prevalence of disordered gambling behavior in the United States and Canada: A meta-analysis. Boston: Harvard University.

Shah, K.R., Eisen, S.A., Xian, H., & Potenza, M.N. (2005). Genetic studies of pathological gambling: A review of methodology and analyses of data from the Vietnam era twin registry. Journal of Gambling Studies, 21, 179-203.

Sharpe, L. (1998). Cognitive behavioural treatment of problem gambling. In V.E. Caballo (Ed.). International handbook of cognitive and behavioural treatments for psychological disorder (pp. 393-416). Oxford: Pergamon.

Sharpe, L. (2002). A reformulated cognitive-behavioral model of problem gambling: A biopsychosocial perspective. Clinical Psychology Review, 22, 1-25.

Sharpe, L., & Tarrier, N. (1993). Towards a Cognitive-Behavioural Theory of Problem Gambling. British Journal of Psychiatry, 162, 407-412.

Siever, L. J. (1987). Role of noradrenagic mechanisms in the etiology of the affective disorders. In H. Y. Meltzer (Ed.), Psychopharmacology: Third generation of progress (pp. 493-504). New York: Raven Press.

Simmons, J. & Griffiths, R. (2009). CBT for Beginners. New York: Sage Publications.

Skinner, B. F. (1953). Science and human behavior. New York: Macmillan.

Slutske, W. S., Caspi, A., Moffitt, T. E., & Poulton, R. (2005). Personality and problem gambling: A prospective study of a birth cohort of young adults. Archives of General Psychiatry, 62, 769-775.

Smith, J. E., & Meyers, R. J. (2004). Motivating substance abusers to enter treatment: Working with family members. New York: Guilford Press.

Smith, M. (1985). When I say no, I feel guilty. Toronto: Bantam.

Specker, S. M., Carlson, G. A., Edmonson, K. M., Johnson, P. E., & Marcotte, P. E. (1996). Psychopathology in pathological gamblers seeking treatment. Journal of Gambling Studies, 12, 67-81.

Steel, Z., & Blaszczynski, A. P. (1996). The factorial structure of pathological gambling. Journal of Gambling Studies, 12, 3-20.

Steel, Z., & Blaszczynski, A. P. (1998). Impulsivity, personality disorders and pathological gambling severity. Addiction, 93, 895-905.

Ste-Marie, C., Gupta, R., & Derevensky, J. L. (2006). Anxiety and social stress related to adolescent gambling behavior and substance use. Journal of Child & Adolescent Substance Abuse, 15, 55-74.

Stewart, R. M., & Brown, R. I. F. (1988). An outcome study of gamblers anonymous. British Journal of Psychiatry, 152, 284-288.

Stinchfield, R., & Winters, K. C. (1996). Effectiveness of Six State-Supported Compulsive Gambling Treatment Programs in Minnesota. Saint Paul, MN: Compulsive Gambling Program, Minnesota Department of Human Services.

Stinchfield, R., & Winters, K. C. (2001). Outcome of Minnesota's gambling treatment programs. Journal of Gambling Studies, 17, 217-245.

Stucki, S., & Rihs-Middel, M. (2007). Prevalence of adult problem and pathological gambling between 2000 and 2005: An update. Journal of Gambling Studies, 23, 245-257.

Sunderwirth, S. G., & Milkman, H. (1991). Behavioral and neurochemical commonalities in addiction. Contemporary Family Therapy: An International Journal, 13, 421-433.

Sylvain, C., Ladouceur, R., & Boisvert, J. M. (1997). Cognitive and behavioural treatment of pathological gambling: A controlled study. Journal of Consulting & Clinical Psychology, 65, 727-732.

Symes, B. A., & Nicki, R. M. (1997). A preliminary consideration of cue-exposure, responseprevention treatment for pathological gambling behaviour: Two case studies. Journal of Gambling Studies, 13, 145-157.

Taber, J. I., McCormick, R. A., Russo, A. M., Adkins, B. J., & Ramirez, L. F. (1987). Follow-up of pathological gamblers after treatment. American Journal of Psychiatry, 144, 757-761.

Tannen, D. (1986). That's not what I meant! How conversational style makes or breaks your relations with others. New York: William Morrow & Co.

Tavares, H., Zilberman, M. L., & El-Guebaly, N. (2003). Are there cognitive and behavioural approaches specific to the treatment of pathological gambling? The Canadian Journal of Psychiatry, 48, 22-27.
Toneatto, T. (1999). Cognitive psychopathology of problem gambling. Substance Use & Misuse, 34, 1593-1604.
Toneatto, T., Blitz-Miller, T., Calderwood, K., Dragonetti, R., & Tsanos, A. (1997). Cognitive distortions in heavy gambling. Journal of Gambling Studies, 13, 253-266.
Toneatto, T., & Dragonetti, R. (2008). Effectiveness of community-based treatment for problem gambling: A quasi-experimental evaluation of cognitive-behavioral vs. twelvestep therapy. The American Journal on Addictions, 17, 298-303.
Toneatto, T., & Ladouceur, R. (2003). Treatment of pathological gambling: A critical review of the literature. Psychology of Addictive Behaviors, 17, 284-292.
Toneatto, T., & Millar, G. (2004). Assessing and treating problem gambling: Empirical status and promising trends. Canadian Journal of Psychiatry, 49, 517-525.
Toneatto, T., & Sobell, L. C. (1990). Pathological gambling treated with cognitive behavior therapy: A case report. Addictive Behaviors, 15, 497-501.
Treatment Protocol Project (1997). Management of mental disorders (2nd ed.). Sydney: World Health Organization collaborating centre for mental health and substance Abuse.
Tremblay, N., Boutin, C., & Ladouceur, R. (2008). Improved self-exclusion program: Preliminary results. Journal of Gambling Studies, 24, 505-518.
Vachon, J., Vitaro, F., Wanner, B., & Tremblay, R. E. (2004). Adolescent gambling: Relationships with parent gambling and parenting practices. Psychology of Addictive Behaviors, 18, 398-401.
Victor, R., & Krug, C. (1967). 'Paradoxical intention' in the treatment of compulsive gambling. American Journal of Psychotherapy, 21, 808-814.
Vitaro, F., Brendgen, M., Ladouceur, R., & Tremblay, R. E. (2001). Gambling, delinquency, and drug use during adolescence: Mutual influences and common risk factors. Journal of Gambling Studies, 17, 171-190.
Wallisch, L. S. (1998). Determinants of gambling and problem gambling: Three theories. Dissertation Abstracts International Section A: Humanities & Social Sciences, 58, 4094. Abstract retrieved April 5, 2008 from PsychInfo database.
Walker, M. B. (1992). Irrational thinking among slot machine players. Journal of Gambling Studies, 8, 245-261.
Walker, M. B., Milton, S., & Anjoul, F. (1999). The assessment of pathological gambling: SOGS, DSM-IV, SCIP and SCID. Paper presented at the State of Play Conference, Perth, Western Australia.
Walker, M. B., Milton, S., Anjoul, F., Scheftsik, M., Allcock, C. C., Amey, O., & Grant, E. (1999). Reliability issues in the use of DSM-IV criteria to diagnose pathological gambling. Paper presented at the Developing Strategic Alliances Conference, Adelaide, South Australia.
Welte, J. W., Barnes, G. M., Wieczorek, W. F., Tidwell, M. O., & Parker, J. (2002). Gambling participation in the U.S.—Results from a national survey. Journal of Gambling Studies, 18, 313-337.
Welte, J. W., Wieczorek, W. F., Barnes, G. M., & Tidwell, M. O. (2006). Multiple risk factors for frequent and problem gambling: Individual, social, and ecological. Journal of Applied Social Psychology, 36, 1548-1568.
Westphal, J. R., & Johnson, L. J. (2007). Multiple co-occurring behaviours among gamblers in treatment: Implications and assessment. International Gambling Studies, 7, 73-99.
Williams, W. A., & Potenza, M. N. (2008). The neurobiology of impulse control disorders. Revista Brasileira de Psiquiatria, 30, S24-S30.
Winters, K. C., & Rich, T. (1998). A twin study of adult gambling behavior. Journal of Gambling Studies, 14, 213-225.
Witkiewitz, K., & Marlatt, G. A. (2009). Relapse prevention for alcohol and drug problems: That was zen, this is tao. Washington, DC: American Psychological Association.
Wolpe, J. (1958). Psychotherapy by reciprocal inhibition. Oxford: Stanford University Press.
Wulfert, E., Blanchard, E. B., Freidenberg, B. M., & Martell, R. S. (2006). Retaining pathological gamblers in cognitive behavior therapy through motivational enhancement: A pilot study. Behavior Modification, 30, 315-340.
Wulfert, E., Blanchard, E. B., & Martell, R. S. (2003). Conceptualizing and treating pathological gambling: A motivationally enhanced cognitive behavioral approach. Cognitive & Behavioral Practice, 10, 61-72.
Xian, H., Scherrer, J. F., Slutske, W. S., Shah, K. R., Volberg, R., & Eisen, S. A. (2007). Genetic and environmental contributions to pathological gambling symptoms in a 10-year follow-up. Twin Research & Human Genetics, 10, 174-179.
Yip, P. S. F., Yang, K. C. T., Ip, B. Y. T., Law, Y. W., & Watson, R. (2007). Financial debt and suicide in Hong Kong SAR. Journal of Applied Social Psychology, 37, 2788-2799.
Zangeneh, M., Grunfeld, A., & Koenig, S. (2008). Individual factors in the development and maintenance of problem gambling. In M. Zangeneh, A. Blaszczynski, & N. E. Turner (Eds.), In the pursuit of winning: Problem gambling theory, research and treatment (pp. 83-94). New York: Springer Science and Business Media.
Zimmerman, M., Breen, R. B., & Posternak, M. A. (2002). An open-label study of Citalopram in the treatment of pathological gambling. Journal of Clinical Psychiatry, 63, 44-48.
Zion, M. M., Tracy, E., & Abell, N. (1991). Examining the relationship between spousal involvement in Gam-Anon and relapse behaviors in pathological gamblers. Journal of Gambling Studies, 7, 117-131.
Zuckerman, M. (1999). Vulnerability to psychopathology: A biosocial model. Washington, DC: American Psychological Association.

索　引

【A-Z】
STARTテクニック・シート　77, 80, 140, 222

【あ】
アサーション・スキル訓練　166-173
アサーティブ　164-166
アセスメント　43-64
　素因と先行要因　45, 48-49, 55, 59
　増悪要因　45, 48, 55, 59
　予後要因　45, 52, 59
維持要因　71-77
イネイブリング　52, 183, 185, 187, 191
陰性感情　50, 68, 70, 82, 102, 116, 135-145, 148, 167, 173, 182, 187, 197, 200 [→不安] [→抑うつ]
　─ワークシート　138, 167, 234-235

【か】
回避　73
ギャンブル行動
　─の動機づけ要因　19
　─の引き金　70-71
ギャンブル衝動　74
　─のコーピング　75-77
ギャンブルに特有の思考の誤り　83-86, 89
　解釈バイアス　84-85, 89, 113
　ギャンブル行動に関する期待　85, 89
　ギャンブル行動をやめたり，コントロールしたりすることの不可能感　85-86, 89
　─の特定　91-98
　コントロール可能性の錯覚　22-23, 84, 89, 95, 104, 107, 112-113
　予測可能性の錯覚　84, 89, 111
ギャンブル行動の沈静化　70-80
ギャンブル行動の引き金 [→ギャンブル行動]
　─のコーピング [→代替活動] [→回避]
ギャンブル行動モニタリング・シート　62-64, 215
ギャンブルの制限　209-210
ギャンブルの引き金の特定と防御手段の設定ワークシート　71, 216-217
ギャンブルへの動機づけ [→ギャンブル行動]
ギャンブルへの動機づけワークシート　69, 215
ケース・フォーミュレーション　55-59
　─と治療計画シート　211
行動リハーサルに関するガイドライン [→ロールプレイ・行動リハーサル]
コミュニケーション・スキル [→アサーティブ] [→アサーション・スキル訓練]

【さ】
時間制限 [→回避]
思考の誤り [→ギャンブルに特有の思考の誤り] [→その他の一般的な思考の誤り]
思考の修正 [→思考の誤り] [→心理学的治療]
自殺　23, 47, 56, 179 [→自殺の危険性のあるクライエント]
自殺の危険性のあるクライエント
　─のアセスメント　199
　─の対処　200-201
借金　14-15, 23, 46, 55-57, 75, 149
　─の返済　174-177
　返済ワークシート　238
宿題
　─シート　79, 88, 96, 114, 124, 133, 144, 153
　─のガイドライン　195-197
心理学的治療　29
　ギャンブラーズ・アノニマス　31-32
　行動療法　32-34
　精神力動・精神分析療法　29
　多面的治療　30-31
　認知行動療法　35-39
　認知療法　34
　ラポール形成　44-45 [→アセスメント]
心理教育　91-92, 94-98
スケジュール　73-74, 218 [→代替活動]
ストレス　23, 33, 38, 48, 50-51, 56, 60-61, 69, 71, 82, 85, 111, 118-122, 136-137, 139, 142, 148, 150, 155, 157, 160, 179-180, 187, 190, 195, 227
想像エクスポージャー　118-125
　─・ワークシート　229
その他の一般的な思考の誤り　100-103, 108-110
　誤ったレッテル貼り　102, 116
　過小評価　101-102, 116
　過度の一般化　100-101, 104, 111, 115, 142, 159
　感情的理由づけ　102, 113, 116, 142
　結論への飛躍　101, 104, 107, 111-112, 115, 142, 167-168
　個人化　102-103, 112, 116, 137
　誇大視　101-102, 112, 116, 137, 141-142, 159
　すべき思考　101, 113, 115-116, 137, 142
　精神的フィルター　101, 111, 115
　全か無か思考　100, 104, 107, 111, 115, 141, 159-160
　─の特定　103-117
　破局視　101-102, 116, 159, 167-168
　偏向された思考　102, 116
　レッテル貼り　102, 111, 116

【た】

代替活動　12, 73-74, 143, 146-151, 179, 184, 189-190, 192-193
　　―ワークシート　74-76, 78-80, 219-221
楽しめる活動［→代替活動］
治療
　　―計画　55-61, 211-212
　　―の構成要素　61
　　―の理論的背景　60-61
治療プログラム
　　―の活用に関するガイドライン　14-17
　　―の構造　13-14
　　―の内容と目標　11-13
　　―を完了するための契約書　60-62, 213
治療プロトコール・プロジェクト　200-201
動機づけ面接法　12, 53-54, 196, 202, 205-208

【な】

望ましくない影響　18-19

【は】

ハイリスク状況　154-157［→ラプスやリラプス］
バランスの取れたライフスタイル　146-153
　　―のためのワークシート　151-152, 236-237
非合理的思考記録Ａ　223
非合理的思考記録Ｂ　224
病的／問題ギャンブル　18, 67-69
不安　14, 19, 23, 27-28, 32, 35-36, 38, 44, 48, 50, 57, 60, 69, 118-122, 136-137, 156, 158, 181, 187, 227［→陰性感情］
米国精神医学会　18, 45, 67, 85
変化の段階　183-184, 202
　　維持期　53, 55, 184, 186, 193, 204
　　決断期　203
　　熟考期　53, 55, 183, 185, 192, 203
　　準備期　53, 183, 185, 192, 203
　　前熟考期　67, 183, 185, 191, 202-203
　　―のアセスメント　53, 55
　　―の促進　184-187, 191-193, 202-204
　　変化へのレディネス／準備　52-53, 180, 184-187
　　リラプス　184, 186, 193, 204

【ま】

目標設定
　　―スキルの練習　126, 130-131, 134
　　―ワークシート　232-233
問題解決　126-129, 134, 139, 145, 160, 163, 166, 173, 189
　　―ワークシート　230-231
問題ギャンブラーの重要な他者
　　コーピング方策　184-190
　　―と問題行動が消失するまでの段階について話し合う　183-184［→変化の段階］
　　―に及ぼす影響　178-180
　　―のアセスメント　180-182
　　―への心理教育　182-183
問題ギャンブルの治療　60-62［→薬物治療］［→心理学的治療］
問題ギャンブルの発展と維持に影響を及ぼす要因
　　家族的要因　20
　　個人的要因　20-25
　　認知　22-23
　　ネガティブな心理状態　23
　　生物学・生化学要因　24-25
　　社会学的要因　25-26

【や】

薬物療法
　　オピオイド受容体拮抗　27
　　気分安定薬／抗けいれん薬　27-28
　　選択的セロトニン再取り込み阻害薬（SSRI）　26-27
　　比較試験　28
　　ブプロピオン　28
　　要約　28
有病率　18
抑うつ　19, 23, 36, 38-39, 44, 48, 55, 69, 71, 73, 82, 100, 102, 136, 138, 142, 156, 178-179, 187, 199［→陰性感情］
予算計画を立てる　176, 238［→借金の返済］

【ら】

ラプスやリラプス　22-23, 30, 37, 46, 60-61, 66-67, 71, 73, 77, 80, 82-83, 100-103, 118, 121, 136-137, 165, 180, 183-187, 203-204［→リラプス・プリベンション］
リラクセーション　118-120
　　自律訓練法　227-228
　　漸進的筋弛緩法　225-227
　　想像による―　227
　　腹式呼吸　225
リラプス・プリベンション　30, 35, 37-39, 146-153
レスキュー行動　52, 181-183, 187, 191
ロールプレイ・行動リハーサルに関するガイドライン　198

◎監訳者略歴

原田隆之（はらだ・たかゆき）

目白大学人間学部心理カウンセリング学科准教授。東京大学大学院医学系研究科客員研究員。一橋大学大学院，カリフォルニア州立大学大学院修了。法務省法務専門官，国連薬物犯罪事務所アソシエート・エキスパート等を経て，現職。

著書
『入門 犯罪心理学』（著・筑摩書房［2015］）
『認知行動療法・禁煙ワークブック── Re-Fresh プログラム』（著・金剛出版［2014］）
『性依存症の治療』（共著・金剛出版［2014］）
『認知行動療法実践レッスン──エキスパートに学ぶ12の極意』（分担執筆・金剛出版［2014］）
『薬物政策への新たなる挑戦──日本版ドラッグ・コートを越えて』（共著・日本評論社［2013］）
『カウンセリング実践ハンドブック』（共著・丸善［2011］）
『健康行動科学』（共著・共栄出版［2010］）
Drug Dependence Treatment : Interventions for Drug Users in Prison（共著・United Nations［2009］）

訳書
G・アラン・マーラット＋デニス・M・ドノバン＝編『リラプス・プリベンション──依存症の新しい治療』（訳・日本評論社［2011］）
D・J・トーガーソン＋C・J・トーガーソン『ランダム化比較試験（RCT）の設計──ヒューマンサービス，社会科学領域における活用のために』（共監訳・日本評論社［2011］）

◎訳者一覧

原田隆之（はらだ・たかゆき）［担当章：日本語版への序，セッション7～10］
監訳者略歴参照。

神村栄一（かみむら・えいいち）［担当章：選択セッション1～3］
新潟大学人文社会・教育科学系教授。

主著
『認知行動療法 実践レッスン──エキスパートに学ぶ12の極意』（編・金剛出版［2014］）
『学校でフル活用する認知行動療法』（著・遠見書房［2014］）
『認知行動療法』（共著・放送大学振興会［2014］）
『レベルアップしたい実践家のための事例で学ぶ認知行動療法テクニックガイド』（共著・北大路書房［2012］）

横光健吾（よこみつ・けんご）［担当章：第1・2章，セッション1～4］
公益財団法人たばこ総合研究センター。

主著
「嗜好品を摂取することで得られる4つの心理学的効果」（著・TASC monthly 471 ; 13-17［2015］）
「Development and validation of the Japanese version of the Gambling Related Cognitions Scale（GRCS-J）」（共著・Asian Journal of Gambling Issues and Public Health 5 ; 1［2015］）
「メタアナリシスによる病的ギャンブリングに対する認知行動療法の効果の検討」（共著・行動療法研究 40 ; 95-104［2014］）

野村和孝（のむら・かずたか）［担当章：セッション5・6］
千葉大学社会精神保健教育研究センター。早稲田大学人間総合研究センター。医療法人社団祐和会大石クリニック。

主著
「累犯刑務所における薬物依存離脱指導が覚せい剤使用者の再使用リスクに及ぼす影響──集団認知行動療法，self-help ミーティング，および waiting list の比較を通して」（共著・犯罪心理学研究 52-1 ; 1-15［2014］）
「病的賭博に対するセミオープン形式の集団認知行動療法プログラムの取り組み──ドロップアウト率と参加者の相互作用の観点から」（共著・日本アルコール関連問題学会雑誌 14 ; 95-100［2012］）
「嗜癖の問題に対するストレスマネジメント介入」（共著・臨床心理学 12-6 ; 815-817［2012］）

ギャンブル依存のための
認知行動療法ワークブック

2015年7月5日 印刷
2015年7月15日 発行

著 者　ナムラタ・レイルー ＋ ティアン・ポー・ウィー
監訳者　原田隆之
訳 者　神村栄一 ＋ 横光健吾 ＋ 野村和孝
発行人　立石正信
発行所　株式会社 金剛出版
　　　　〒112-0005　東京都文京区水道1-5-16
　　　　電話 03-3815-6661　振替 00120-6-34848

装　丁　小林剛（UNA）
組　版　志賀圭一
印刷製本　シナノ印刷

ISBN978-4-7724-1436-4　C3011　　　　Printed in Japan ⓒ2015

好評既刊

Ψ金剛出版　〒112-0005 東京都文京区水道1-5-16　Tel. 03-3815-6661　Fax. 03-3818-6848
e-mail eigyo@kongoshuppan.co.jp　URL http://kongoshuppan.co.jp/

認知行動療法・禁煙ワークブック
Re-Freshプログラム
［著］原田隆之

「わかっちゃいるけどやめられない」喫煙の驚くべき科学的解決！　ニコチン依存を含む依存症一般への治療効果が実証された認知行動療法の再発予防モデル（リラプス・プリベンション・モデル）に従って，強い意志や精神力に頼ることなくステップ・バイ・ステップで禁煙を確実に実行するための8週間8ステップ禁煙プログラム。確かな治療効果を備えたさまざまな科学的テクニックで，タバコの紫煙に今こそ別れを告げよう！　禁煙外来への通院とも無理なく併用できる，認知行動療法で取り組む8ステップ禁煙セルフワークブック。　　　　　　　　　　　　　　　　　　　　　本体2,000円＋税

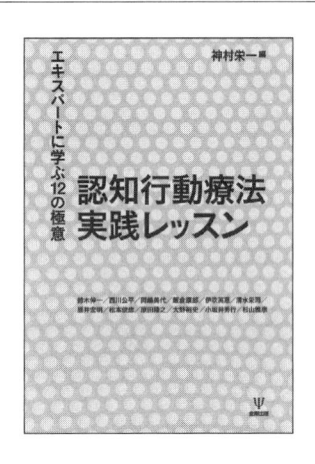

認知行動療法 実践レッスン
エキスパートに学ぶ12の極意
［編］神村栄一

対応が難しいクライエントを支援するための12の秘訣を，認知行動療法のエキスパートが伝授する。自然な解消・治癒に至るきっかけ，生活リズムと行動活性化，アグレッシブな環境調整，エクスポージャーと儀式妨害，治療停滞要因の検討，社交不安障害のためのプロトコル遵守，文献検索サイトによるケースフォーミュレーション，モニタリングと置換スキル，臨床的エビデンスの検証，行動分析学，不登校支援のための漸次的接近，強化と罰の使用法――「CBTのマニュアル化」が進む今こそ求められる，中上級レベルのCBTを目指すセラピストのための必読テキスト！　　　本体3,200円＋税

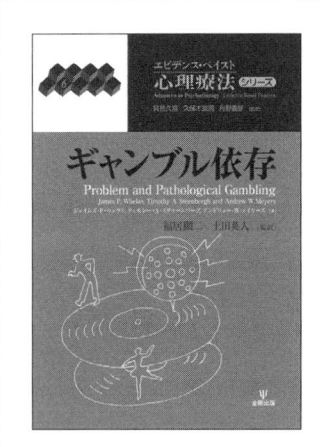

エビデンス・ベイスト心理療法シリーズ 6
ギャンブル依存

［著］ジェイムズ・P・ウェランほか　［監修］貝谷久宣　久保木富房　丹野義彦
［監訳］福居顯二　土田英人　［訳］土田英人　水原祐起　正木大貴　和田良久

ギャンブルへの過度ののめりこみは，本人のみならず，家族や職場などに大きな影響をもたらす「問題ギャンブル」「病的ギャンブル」に至る。この「ギャンブル依存」について，定義および理論的基礎を概観し，認知行動療法・動機づけ面接に基づいた治療の実際を述べ，問題ギャンブルと病的ギャンブルに関する背景知識と最新のモデル，評価や治療に有用な情報を提供し，ギャンブル問題に関する筆者らの独自の治療"ギャンブル行為に関する指導による自己変革（GSCG）"を詳解する。　　　　　本体2,400円＋税